소금 인간

건강혁명이 시작된다
소금혁명! 환자의 반란

저자 **박주용**

건강혁명이 시작된다
소금혁명! 환자의 반란

초판 1쇄 발행 2024년 4월 5일
   2쇄 발행 2025년 10월 15일

지 은 이	박주용
발 행 인	권선복
편 집	권보송
디 자 인	서보미
전 자 책	서보미
발 행 처	도서출판 행복에너지
출판등록	제315-2011-000035호
주 소	(07679) 서울특별시 강서구 화곡로 232
전 화	0505-613-6133
팩 스	0303-0799-1560
홈페이지	www.happybook.or.kr
이 메 일	ksbdata@daum.net

값 25,000원
ISBN 979-11-93607-25-1(13510)

Copyright ⓒ 박주용, 2025

* 이 책은 저작권법에 따라 보호받는 저작물이므로 무단전재와 무단복제를 금지하며, 이 책의 내용을 전부 또는 일부를 이용하시려면 반드시 저작권자와 〈도서출판 행복에너지〉의 서면 동의를 받아야 합니다.

소금 인간

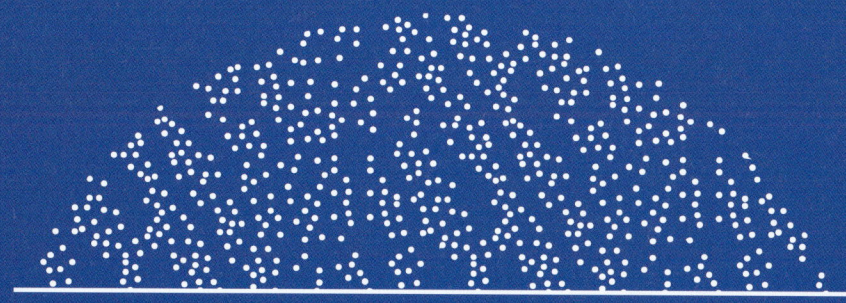

건강혁명이 시작된다
소금혁명! 환자의 반란

저자 **박주용**

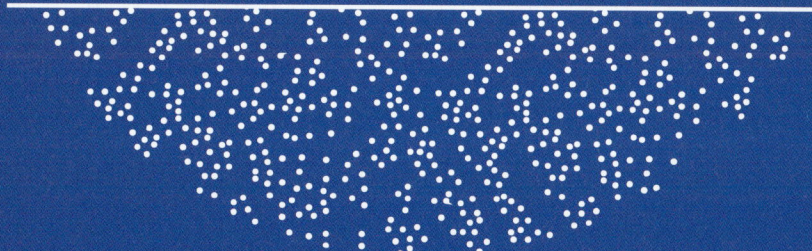

머리말

혼돈의 세상, 잘못된 지식과 정보와 편견에 맞선 반란이 시작되었다.

반란이 성공하면 혁명이 된다….
소금혁명! 환자의 반란!
아직 반란은 진행 중이다, 아직 성공하지 못했기 때문에 미완의 혁명이다. 그러기에 반란은 오늘도 계속되어야 한다….
코페르니쿠스적인 변화! 모두가 지구는 평평하다고 할 때, 지구는 둥글다고 말하는 용기, 개인의 체질 변화, 몸의 구조 변화, 환경의 변화, 먹거리의 변화로 치유의 기적을 만들고 우리 몸을 더 건강하게 할 수 있다는 믿음과 실천이 바로 반란의 시작이다.
보잘것없이 흔하디 흔한 소금이지만 거기에서 건강의 씨앗을 찾아 튼튼한 거목으로 키워나가는 열정이 바로 반란의 시작이다….
이 세상은 그렇게 반란을 일으킨 사람들에 의해 변화해 왔다.
반란은 때로는 성공했지만 많은 경우 실패로 끝이 났다.
하지만 반란은 그들의 주장과 대의가 달랐을 때 외에는 결코 실패하지 않는다. 당장은 실패해도 언젠가 진실이 밝혀지고 사람들은 무엇이 올바른지를 결국 알게 되기 때문이다.

과거 수많은 노예의 반란이 있었다. 만인은 평등하다. 자유를 달라는 외침과 함께 시작한 수많은 반란은 대부분 실패하였다. 하지만 결코 실패가 아니다. 그들의 외침과 노력이 쌓여 오늘날 민주 국가가 탄생한 것이다.

우리가 알고 있는 수많은 민간의학, 대체의학, 기능 의학은 수많은 반란이 쌓인 결과물인 것이다. 서양의학 역시 마찬가지이다. 과거의 수많은 오류와 실패를 딛고 반란이 성공한 결과물인 것이다.

반란의 성공은 혁명이 된다.
혁명은 어제까지 옳다고 한 것이 틀린 것이 되고, 조금 전까지 거짓이었던 것이 참이 되는 세상을 말한다. 저염식을 하던 사람들이 건강을 위해 좋은 소금을 찾게 되는 변화, 병으로 고통받던 사람이 독한 약을 더는 먹지 않아도 되는 세상을 말한다.
사람의 생각과 생활방식이 완전하게 바뀌는 것을 우리는 혁명이라 부른다….

이 땅의 금과옥조였던 동의보감에 의존하던 시대를 밀어내고 서양의학이 주류로 자리 잡은 지 100년이 되어 간다.

의술은 발달하고 약은 종류를 알 수 없을 정도로 늘어났지만 아픈 사람은 기하급수적으로 늘어나고 있고 완치의 길은 멀기만 하다.
맨손에 한 줌의 소금을 거머쥐고 일어선 환자의 반란이 건강혁명으로 성공하는 세상은 언제쯤일까?

소금혁명!
그 시작은 죽염이었다.
소금이 약이 될 수 있다는 주장, 아니 약이라는 주장을 하면서 반란이 시작된 것이다. 이에 호응하듯 환자의 반란도 시작되었다. 병이 소금을 통해 치유되고 각종 질환이 소금을 통해 예방될 수 있음을 알아차린 환자들이 반란의 대열에 동참하기 시작한 것이다.

그로부터 30여 년의 세월이 흐른 지금 죽염을 이용한 반란은 여전히 제자리이다. 죽염에 기대 일어선 환자의 반란 역시 먼 거리를 진군하지 못하고 있다.

소금혁명은 죽염을 넘어서는 새로운 소금을 통해 재점화되고 있다. 미네랄이 부족한 죽염이 아닌 바다의 미네랄을 몽땅 품은 새로운 소금을 통해 다시 시작되고 있다.

소금혁명을 통한 환자의 반란이 성공하려면 5가지가 충족되어야 한다. 좋은 소금, 다양한 미네랄, 깨끗한 물, 소금에 대한 믿음 그리고 삶에 대한 바른 몸가짐이다.

소금 즉 염화나트륨을 먹어야 하고, 바다가 품고 있는 바닷물 속 천연미네랄인 칼슘, 마그네슘, 칼륨, 황, 염소, 철, 요오드, 구리, 바나듐 등을 그대로 먹어야 하고, 여기에 더하여 깨끗한 물을 먹어야 한다. 그리고 좋은 소금에 대한 믿음이 있어 꾸준하게 섭취해야 한다. 또한 바른 몸가짐을 가져야 한다. 몸에 해로운 행동을 하지 말아야 하며, 술, 담배, 과로, 삐뚤어진 자세를 하지 말아야 한다.

생명의 시작이 바다였기에 우리 몸은 바다의 구성을, 바다의 움직임을 그대로 간직하고 있다. 따라서 그것들을 섭취하여 원래의 상태로 우리 몸을 돌려놓지 않고서는 건강을 지켜나갈 수가 없다.

현대인이 겪고 있는 수많은 질병이 바로 소금 부족, 미네랄 부족, 수분 부족에 기인하고 있다. 바보들은 소금 따로 미네랄 따로 수분 따로 먹는다. 아니 이 중에 몇 가지만 먹는다. 그러기 때문에 불균형이 발생하고, 불충분이 발생한다. 어떤 것은 많고, 어떤 것은 적으므로 더 건강을 망치게 된다.

환자의 반란은 근원으로, 자연으로 돌아가는 것에서 출발한다. 자연식만 먹자는 것이 아니다, 산속에서만 살자는 것이 아니다. 자연상태와 유사하게라도 환경을 유지하고 자연 그대로의 것을 먹고 마시고 또 그 속에서 움직이자는 것이다. 그 중심에 소금이 있다. 자연상태의 성분비 그대로의 소금, 바닷물 성분비 그대로의 소금을 먹는 것이 그 출발점이 되어야 한다.

지구는 수십억 년의 세월을 걸쳐 바다를 만들고, 바다는 생명체를 만들고, 그 생명체는 인간을 만들었다. 건강한 소금인간은 인간을 만든 그 바닷물 속 소금과 미네랄을 가지고 반란을 시작해야 비로소 건강혁명에 성공할 수 있다. 소금을 가지고 끝끝내 건강혁명을 완수해야 한다.

소금혁명, 환자의 반란이 건강혁명으로 완성되기 위해서는 우리의 삶을 그리고 소금을 바꾸어야 한다.

소금인간은 좋은 소금으로 건강혁명을 완수할 때 건강하게 125세를 살아갈 수 있다.

건강혁명이 성공하는 그날을 기다리며
소금 전문가 **박주용**

Content

머리말　　　　　　　　　　　　　　　　　　　　　　　　　004

I. 소금혁명

1절. 소금, 그 찬란한 혁명의 시작

1. 소금 – 그 찬란한 혁명의 시작　　　　　　　　　　　014
2. 유황불 지옥 – 유황불 지옥을 끝낸 소금　　　　　　　017
3. 동의설화 – 황제의 딸과 무면허 의원　　　　　　　　021
4. 건강혁명 – 그 승리의 조짐들　　　　　　　　　　　025

2절. 소금혁명, 나트륨을 넘어서

1. 소금 – 소금은 나트륨이 아니다　　　　　　　　　　034
2. 생명줄 – 링거액의 실패　　　　　　　　　　　　　043
3. 간수 – 버려지는 미네랄, 간수의 진실　　　　　　　049
4. 저염 – 그 비극의 시작　　　　　　　　　　　　　057

3절. 소금혁명, 전쟁의 시작

1. 중국의 소금 전쟁 – 가짜 소금, 진짜 소금　　　　　062
2. 일본의 소금 전쟁 – 정제염, 자연 해염　　　　　　068
3. 한국의 소금 전쟁 – 천일염, 정제염, 죽염　　　　　075
4. 세계의 소금 전쟁 – 요오드 소금　　　　　　　　　086

4절. 소금혁명

1. 소금 – 엉터리 소금 전문가　　　　　　　　　　　093
2. 무식 – 소금을 연구하지 않는 사람들　　　　　　　100
3. 무지 – 소금 그리고 질병에 대한 무지　　　　　　　105
4. 착각 – 소금은 만병통치약이 아니다　　　　　　　　111
5. 혁명 – 소금혁명　　　　　　　　　　　　　　　　117

II. 환자의 반란

1절. 반란으로 내몰리는 환자들

1. 환자 – 반란으로 내몰리는 환자들   124
2. 의사 – 내가 아픈 이유를 의사는 알까?   130
3. 병원 – 병원은 왜 환자들이 넘쳐날까?   136
4. 전문가 – 난치병을 치유하는 전문가들   143

2절. 소금이라는 반란의 무기

1. 문제 – 지금까지 소금의 문제점   149
2. 진짜 – 진짜 소금을 찾아서   155
3. 도전 – 미네랄 소금 만들기   162
4. 법 – 법을 바꾸어야 만들 수 있는 소금   172

3절. 미네랄이라는 반란의 무기

1. 소금 – 미네랄 없는 소금   183
2. 생명 – 미네랄로 움직이는 생명   190
3. 기술 – 소금 가공기술이 발달한 이유   195
4. 미네랄 – 엠큐눈소금 제조 기술   200

4절. 반란의 시작

1. 사용법 – 먹는 법, 사용하는 법   212
2. 구별법 – 좋은 소금을 구별하는 법   222
3. 공부법 – 소금 미네랄의 가치   227
4. 반란군 – 환자의 반란   232
5. 선각자 – 이건희 회장님 너무 늦어 죄송합니다   238

III. 건강혁명

1절. 반란! 그 성공의 경험

1. 환자 – 환자로부터 온 편지   245
2. 건강 – 소금으로 건강을 찾은 사람들   253
3. 경험 – 공장을 찾는 사람들   260
4. 전파 – 소금과 빛   265

2절. 반란! 그 혁명을 꿈꾸며

1. 반란 – 소금혁명, 환자의 반란   272
2. 성공 – 혁명! 성공을 위한 조건   277
3. 혁명 – 혁명은 전사가 많아야!   281
4. 실천 – 가족 건강은 내가   286

3절. 건강혁명 – 질병과의 전쟁

1. 암과의 전쟁   292
2. 당뇨와의 전쟁   299
3. 고혈압과의 전쟁   306
4. 신장 질환과의 전쟁   316
5. 치매와의 전쟁   321

4절. 내가 꿈꾸는 건강혁명

1. 나 – 자의 설염 이야기   331
2. 희망 – 환자들에게 보내는 희망가   337
3. 바이오 – 소금으로 시작하는 바이오 혁명   342
4. 꿈 – 오늘도 나는 혁명을 꿈꾼다   347

IV. Q & A (질문과 대답)

엠큐눈소금에 대한 궁금증 모든 것   355

에필로그   370
참고문헌   373
출간후기   374

I

소금혁명

1. 소금, 그 찬란한 혁명의 시작
2. 소금혁명, 나트륨을 넘어서
3. 소금혁명, 전쟁의 시작
4. 소금혁명

1절

소금, 그 찬란한 혁명의 시작

1. 소금 – 그 찬란한 혁명의 시작

모든 것이 그렇듯 반란과 혁명은 늘 충격적이다….

중국 당나라를 멸망으로 이끈 황소의 난, 소금세 가벨gabelle로 촉발된 유럽 프랑스 혁명, 거대한 인도 독립의 기폭제가 된 간디의 소금제조 행진, 그렇게 역사의 고비마다 소금은 반란과 혁명의 중심에 있었다.

소금! 지금 모든 생명을 살아있게 하는 그 소금을 놓고 양극단의 세력이 가열차게 충돌하고 있다.

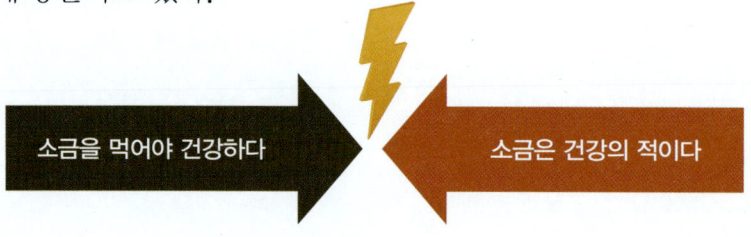

매일 일상적으로 먹어온 소금을 놓고 발생한 두 갈래의 화려한 대립의 불꽃.

한쪽은 해로우니까 줄여야 건강해진다고 주장하며, 소금 적게 먹기 운동을 제창하고 그것을 실천하고 있다.

다른 한쪽은 좋은 소금은 건강에 도움이 되니까 잘 챙겨 먹어야 건강해진다고 믿고 소금을 먹고 있다.

양 갈래의 전쟁이 시작되어 수십 년의 세월이 흐른 지금 그 결과는 어떨까?

결과를 보면 아직도 진행 중이고 소금이 해롭다는 주장이 우위를 점하고 있는 것으로 보인다.

소금이 해롭다고 주장하는 쪽은 의사, 영양학자, 식약청, 병·의원이 중심을 이루고 있다. 거대 매스컴과 정부도 이에 동조하고 적극적으로 앞장서고 있다.

  소금을 챙겨 먹는 사람을 이상한 사람 취급하고, 각종 저염 식품, 저염 요리가 넘쳐나고 있으며, 국 적게 먹기 운동, 국그릇 줄이기 운동까지 펼쳐지고 있다.

  그런데도 병원은 환자로 넘쳐나고 완치를 기약할 수 없는 병은 지속해서 늘어만 가고 있다. 희귀질환들은 왜 그렇게도 많아지는지 알 수가 없다. 짜게 먹어서 걸린다고 주장한 암, 고혈압, 당뇨, 심장질환 등은 대대적인 저염 운동에도 불구하고 걷잡을 수 없는 수준으로까지 늘어나고 있다.

  저염을 주장하는 목소리가 커지면 커질수록 아픈 사람은 증가하고 있는 아이러니가 펼쳐지고 있다.

〈 뇌 질환 환자 증가 및 심장질환 진료비 증가 〉

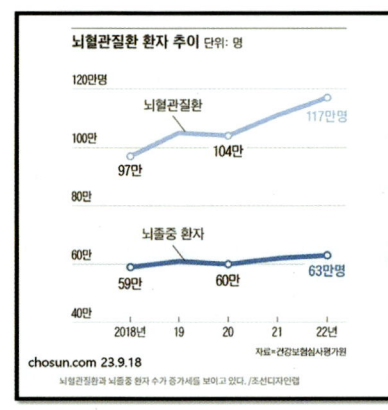
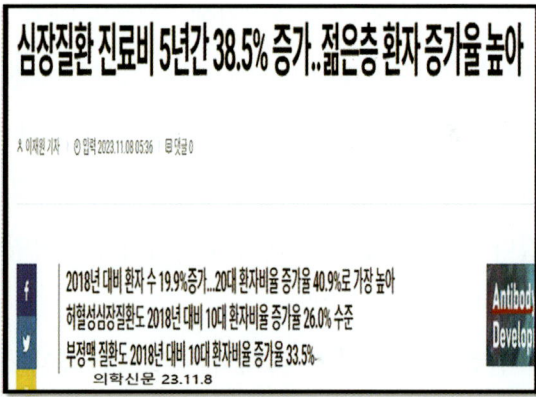

  반면에 소금이 건강에 중요한 역할을 한다고 주장하는 쪽은 해롭다는 주장에 밀려 힘을 잃은 것처럼 보이지만 소금은 사람들의 건강 증진에 있어서 많은 성과를 내고 있다.

질병이 고쳐지고, 혈압이 내려가고, 당뇨가 사라지고, 피부질환이 사라지는 현상이 일어나고 있다. 위장병이 낫고, 변비가 해결되고, 생리통이 줄어들고 있다. 통풍이 사라지고, 각종 통증이 사라지고 있다.

단지 소금을 바꾸었을 뿐인데. 소금을 조금 더 먹었을 뿐인데. 좀 더 미네랄이 풍부한 소금을 먹었을 뿐인데 절망이 희망으로 바뀌는 일들이 매일매일 전국 곳곳에서 일어나고 있다.

저염을 택해 건강을 잃어버린 수많은 사람이 소금을 다시 찾고 있는 진기한 현상이 일상적으로 벌어지고 있다.

숨어서 먹던 소금을 이제는 드러내 놓고 먹고 타인에게 권하는 사람들이 늘어가고 있다.

반란은 이제 시작이다.

소금을 죄악시하는 기존의 기득권 세력에, 미네랄 없이 그저 싸게만 소금을 만드는 소금 제조업자에, 소금을 단지 NaCl 즉 염화나트륨 덩어리로 정의하는 잘못된 지식인들에, 기존 가설을 맹신하여 무조건 싱겁게 드시라고 강권하는 저염 맹신주의자들에 대한 반란은 서서히 소리 없이 퍼져가고 있다.

그렇다고 소금이 무조건 만병통치약이라고 주장하는 돌팔이들, 소금은 다 똑같다고 주장하는 소금 광신도들까지 건강혁명의 대열에 한편이 될 수는 없다.

반란이 성공하기 위해서는 무조건적인 소금 옹호론이 아니라 소금에 대해 올바른 이론을 정립하고, 좋은 소금을 만들어 내고, 수많은 임상 사례를 모으고, 처방전을 구체화하는 일들이 들불처럼 일어나야 한다.

그렇게 해야 넓고도 깊게 뿌리박힌 소금에 대한 불신, 잘못된 이론, 논리, 시스템을 무너뜨리고 건강 세상을 만들어 갈 수 있는 것이다.

소금혁명은 이제 시작이다!

2. 유황불 지옥 – 유황불 지옥을 끝낸 소금

지구!

45억 년 전 이 땅이 처음 만들어지고 나서 수억 년의 시간 동안 지구는 유황불로 가득한 지옥과 같았다.

불타고 있는 지구, 수많은 별이 계속해서 충돌하고, 화산이 폭발하고 유황불이 난무하는 모습, 각종 종교에서 묘사하는 지옥의 모습 그대로였다.

그런 유황불이 난무하던 지구에 비가 내리면서 변화의 조짐이 만들어졌다.

그러나 비가 내리면서 바다는 만들어졌지만, 그 바다는 유황불의 유황이 녹은 유황 즉 황산의 바다, 염산의 바다였다. 고온으로 끓어 오르는 황산이, 염산이 넘치는 곳이 바다의 생생한 모습이었다. 그 어떤 생명체도 살 수 없는 지옥의 모습, 독극물의 바다가 지구의 모습이었다.

물이 있지만 마실 수도 없는, 생명체가 빠지면 바로 타버리는 죽음의 바다가 초기 지구 수억 년의 모습이었다. 그 어떤 생명체도 살 수 없는 곳 그런 곳이 바로 지구였다.

그런 바다에 기적이 일어났다. 땅에는 유황불이 난무하고 바다에는 황산이 넘실거리는 지옥 같은 지구의 모습을 바꿔줄 신의 물질이 탄생한 것이다.

바로 소금이다.

그 바다를 생명의 바다로 바꾼 것이 바로 소금이다.

황산으로 염산으로 끓어오르던 바다의 바닷물이 증발해서 다시 비로 내리기를 수없이 반복하면서 땅속, 바위 속의 미네랄을 끊임없이 녹여내었다. 나트륨, 칼슘, 칼륨, 마그네슘, 아연, 리튬, 게르마늄, 셀레늄, 망간, 규소,

요오드를 비롯하여 이름조차 알 수 없는 수많은 미네랄이 물과 함께 녹아 바다로 모여들었다.

〈 수많은 육지의 미네랄을 끊임없이 바다로 운반하는 강 〉

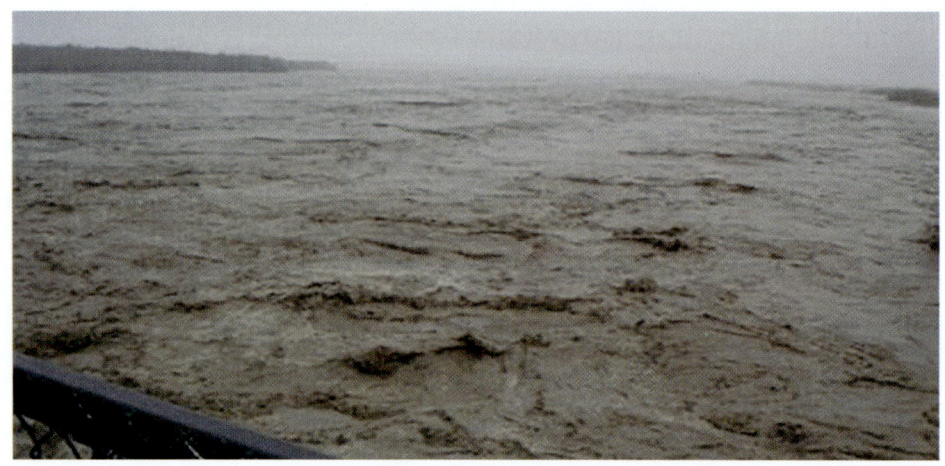

지구, 이 땅에 숨어 있던 수많은 미네랄이 비를 타고, 개천이 되고, 강물이 되어 바다로 그렇게 모여든 것이다. 어느덧 바다에 미네랄들이 가득하게 되었다. 지금껏 없었던 미네랄의 바다가 만들어진 것이다.

〈 미네랄로 가득 찬 희망과 생명의 바다 탄생 〉

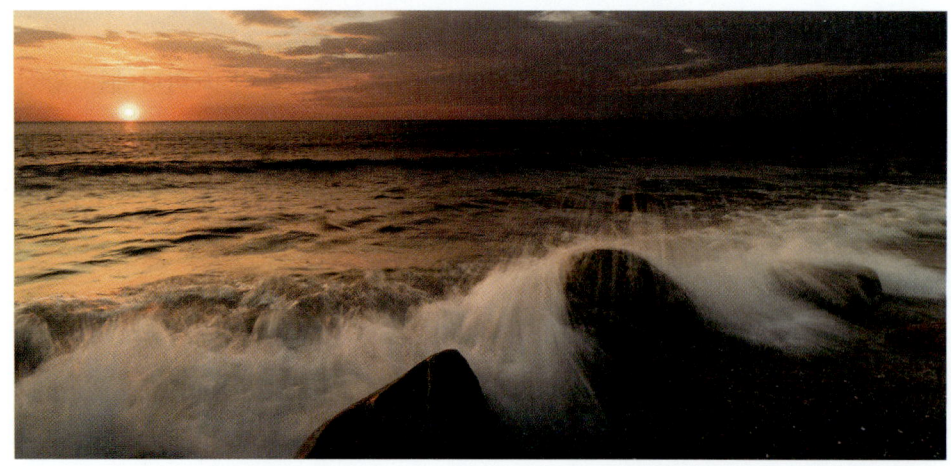

이렇게 바다에 모인 수많은 미네랄이 죽음의 바다를 생명의 바다로 바꾸어 나가기 시작했다. 이들 미네랄이 바다의 황산, 염산을 만나서 생명의 물질 소금을 만들어 낸 것이다.

염산과 나트륨이 만나서 염화나트륨NaCl 즉 소금이 탄생한 것이다. 황산과 나트륨이 만나서 황산나트륨, 염산과 칼륨이 만나서 염화칼륨, 칼슘과 황산이 만나서 황산칼슘, 칼슘과 염산이 만나서 염화칼슘, 마그네슘과 염산이 만나서 염화마그네슘, 황산과 마그네슘이 만나서 황산마그네슘…….

HCL(염산) + Na(나트륨) = $NaCl$(염화나트륨 즉 소금)

H_2SO_4(황산) + Mg(마그네슘) = $MgSO_4$(황산마그네슘)

HCL(염산) + K(칼륨) = KCl(염화칼륨)

HCL(염산) + Mg(마그네슘) = $MgCL_2$(염화마그네슘)

H_2SO_4(황산) + Ca(칼슘) = $CaSO_4$(황산칼슘)

수많은 미네랄들이 황산, 염산을 만나 그들의 독성을 죽이고 우리에게 꼭 필요한 미네랄의 모습으로 바뀌면서 지구의 바다를 생명의 바다, 미네랄의 바다로 바꾸어 나갔다.

염산과 황산은 생명이 있는 것이 닿으면 그대로 태워버린다. 맹독성의 물질이다. 그런데 나트륨을 만나면 우리에게 꼭 필요한 신의 물질로 착하게 바뀌어 버린다. 우리가 먹고 있는 소금이 바로 염산과 나트륨이 만나 만든 염화나트륨NaCl인 것이다.

황산의 바다, 염산의 바다가 소금염화나트륨-NaCl이 가득한 미네랄의 바다로 바뀌게 된 것이다. 그러면서 바닷물 온도도 내려가고 그 미네랄을 바탕으로 생명이 탄생하게 된 것이다.

유황불 지옥의 이 땅을 생명이 넘치는 곳으로 만든 것이 바로 미네랄이고 그렇게 탄생한 것이 소금이다….

소금의 탄생으로 유황불 지옥의 지구가 종말을 고하고 생명이 넘치는 생명의 천국 지구가, 바다가 만들어지게 된 것이다.

이 땅 생명의 시작은 미네랄이고 소금이다!

이 땅에 불지옥의 역사를 끝내고 그 어떤 생명체도 살 수 없었던 바다를 생명이 살아 숨 쉬는 천국으로 바꾼 것이 바로 소금이다!

〈 생명의 탄생 기적을 만든 소금 〉

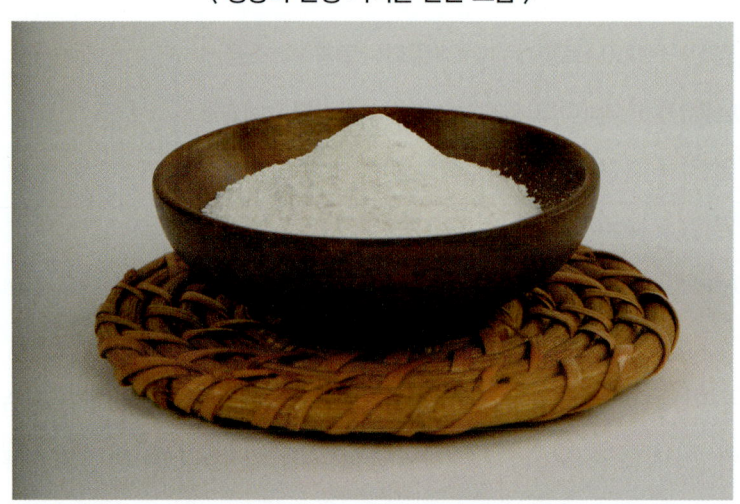

환경파괴로 괴질이 난무하고, 고령화 시대로 접어들면서 수많은 사람이 완치 없는 질병으로 고통을 받고 있다. 그중에 많은 분은 하루하루 지옥 같은 삶을 살고 있다. 이들의 지옥 같은 삶을 생명의 천국으로 바꿔줄 물질은 무엇일까.

전 인류가 기다리는 생명의 물질, 그것은 혹여 초기 지구의 지옥의 모습을 끝낸 미네랄은 아닐까?

소금은 아닐까!

3. 동의설화東醫說話─황제의 딸과 무면허 의원

민간의학 야사野史에 전해오는 전설 같은 이야기가 있다.

조선 중기라고는 하나 확실하지는 않다. 하여간 중국 황제의 외동딸 즉 공주가 아파 눕게 되었다고 한다. 온갖 의사와 의술이 동원되었지만, 차도가 없자 급기야 조선에 의원을 보내라는 연락을 했다고 한다. 가서 고치면 미래가 보장되지만 아니면 죽음을 면치 못하는 곳이라 다들 가기를 꺼렸다고 한다.

그래서 묘수를 낸 것이 면허 없이 의원 노릇을 하다 잡혀 온 돌팔이 의원을 대신 보내기로 했다고 한다. '중국의 의원들도 못 고치는 것을 우리가 어떻게 고치겠어? 가봐야 죽을 수밖에 없겠지.' 하는 판단에 따라 의원들이 짜고 무면허 의원을 중국으로 보낸 것이다.

무면허 의원은 어차피 여기에 있어 봐야 별 볼 일도 없고, 지은 죄로 인해 잘못하면 처형이 될 수도 있으니 이판사판이라는 생각에 가겠다고 자원하고 중국으로 길을 떠났다고 한다⋯.

드디어 중국에 도착해서 황제의 딸을 진료하고 처방을 내려야 하는 상황에 다다랐다. 의원면허도 없는 사람이니 마땅한 치료법이 있을 리가 없고, 약이 있을 수도 없는 상황이었다. 명색이 조선을 대표하는 의원으로 온지라 아무것도 안 할 수도 없고 해서 무엇이라도 해야 하는 절박한 상황이 되었다.

조선에서 중국에 오는 내내 궁리에 궁리를 거듭했지만 뾰족한 방법을 찾을 수가 없었다.

마침내 입궁 전날 저녁 밥상을 받았지만 밥이 넘어갈 리 없었다. 내일이면 죽을 수도 있다고 생각하니 답답한 마음에 눈물까지 흘렸다. 흘러내린 눈물을 삼키려던 중 눈물의 짭짤한 기운이 하나의 방법을 생각하게 해주었다.

짭짤한 기운, 소금이 생각이 난 것이다. 고국에서 귀하게 챙겨 가지고 온 소금을 떠올렸다.

의원은 밥을 조금 덜어 소금을 듬뿍 넣고 주물럭거려 작은 환 크기의 덩어리를 수십 개 만들었다. 그리고는 방바닥에 깔린 자리를 걷어 올렸다. 잘 마른 황토흙이 드러났다. 의원은 소금이 섞인 작은 밥 덩어리를 흙바닥에 대고 굴리기 시작하였다. 누런 둥근 환이 수십 개 만들어졌다. 당시의 방바닥은 황토 위에 자리만 깐 형태였다.

소금에 절인 밥알에 누런빛 황토흙이 묻어서 그럴듯한 환이 된 것이다. 이렇게 환을 육십세 개를 만들어서 한지 종이에 곱게 포장하였다.

〈 다양한 환 제품들 〉

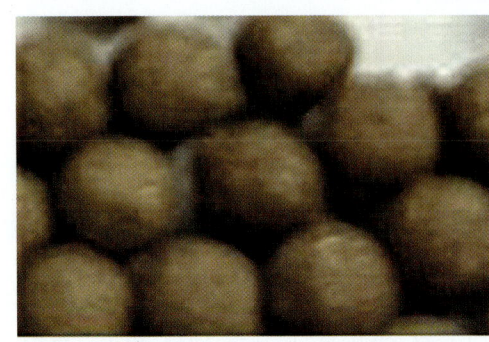 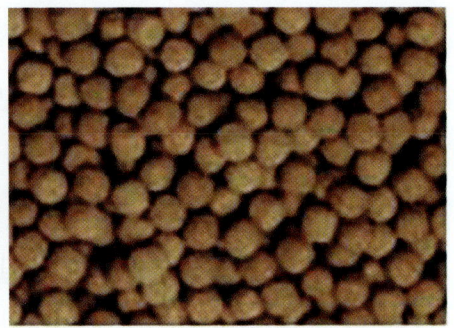

다음날 의원은 황궁으로 향했다.

황제를 알현한 후 공주를 만나 진맥을 하고는 공주의 병은 바다와 땅과 하늘의 기운이 부족해서 생긴 병이라고 그럴듯하게 진단한 후 조심스럽게 환을 꺼내어 앞으로 끼니때마다 세 알씩 7일을 먹으면 나을 것이라고 처방을 일러 주었다고 한다.

무슨 근거가 있는 것도 아니고 방법이 없으니 그렇게 한 것이다. 그리고 7일 동안 잘 대접을 받으면서 의원 노릇을 계속하였다.

진맥 후 이야기한 바다의 기운은 소금을, 땅의 기운은 흙을, 하늘의 기운은 쌀을 떠올려 그리 떠들어댄 것이다.

하지만 3일 만에 공주가 기력을 찾고, 약속한 1주일이 되자 공주가 거동할 수 있게 되는 기적이 일어났다.

돌팔이 무면허 의원은 큰 상과 함께 황제의 딸을 살린 명의로 알려졌고, 황제는 동의東醫- 동쪽 나라에서 온 명의라는 칭호를 내려 주었다. 황제가 하사한 동의東醫라는 이름을 가지고 금의환향하게 된 것이다. 조선의 의원들은 이 사실을 알고 자신들의 무능과 거짓 의원을 보낸 죄상이 드러날까 두려워 무면허 의원을 죽이려 하였다. 이에 돌팔이 무면허 의원은 강원도 산골로 도망을 쳐서 강원도 산골, 재야에 묻혀 살았다는 이야기이다.

그렇게 전해진 무면허 의원의 이야기가 동의설화東醫說話이다. 혹자는 동의설화東醫雪花라고 하기도 한다. 아마도 숨겨진 소금의 하얀 색을 떠올렸는지도 모른다….

공주는 왜 병이 났을까? 그리고 어떻게 치유가 된 것일까?
따져보면 공주의 병은 공주가 너무나 곱게 길러졌기 때문에 생긴 것이다. 모든 음식은 최상으로, 껍질은 깎고 또 깎아 알맹이만, 먹는 것은 입에 좋은 단것만, 그렇게 먹다 보니 소금 부족, 미네랄 부족이 온 것이다. 공주를 둘러싼 생활습관이 질병을 만들어 낸 것이다. 그것을 모르고 또 좋은 것들만으로 치료하려고 하니 병이 낫지 않고 악화한 것이다.

무면허 의원은 소금에다가 황토를 묻힌 진짜 미네랄 덩어리를 만들어서 공주에게 먹인 결과 질병이 치료된 것이다.

현대병은 생활습관병으로 불리고 있다.
생활습관의 잘못에서 오는 병이라는 것이다. 생활습관병은 공주가 병에 걸린 것처럼 좋은 것, 단것만 먹고 소금과 미네랄은 안 먹고, 운동 안 해서 걸리는 병이라는 것이다. 흡연, 음주, 불규칙한 수면습관, 단 음식, 과식을 반복하면서 진짜 중요한 소금과 미네랄은 적게 먹기 때문에 병에 걸리게 된다는 것이다.

이런 전설 같은 이야기가 생명력을 가지고 전해지는 것은 그 이야기가 나름 타당성과 설득력이 있기 때문이다.
누구나 다 '아 그렇겠구나, 그렇구나.' 하는 생각이 들게 된다는 것이다.

지금 나는 공주병에 걸린 것은 아닌지 돌아보아야 한다. 공주병에 걸린 수많은 사람이 있지만, 불행하게도 우리 주변에는 공주병을 치료해줄 돌팔이 무면허 의사가 없다.
병원에 모여 있는 가운 입은 의사들만 있다.

4. 건강혁명-그 승리의 조짐들

조짐 1

문자 메시지가 울린다….

소금 주문이요. 엠큐눈소금 50만 원 결제하였습니다. 확인 부탁드립니다.

1년 새 천만 원 가까이 주문한 고객이 또 주문했다. 대리점도 아니고 개인이….

궁금하다. 그렇다고 물어볼 수도 없는 일 사연이 있겠지 하고 기다렸다. 어느 날 그분에게서 전화가 왔다. 제가 누군지 궁금하지 않으세요? 하고 묻는다. 네 궁금합니다. 개인이 쓰기에는 너무 많은 소금을 사기 때문이다. 그제야 사연을 털어놓으신다. 본인에게 지병이 있어 그 어떤 것도 듣지를 않았는데 엠큐눈소금 먹고 해결이 되어 혹시나 하는 마음에 아들에게 먹도록 했다는 것이다. 그 아드님은 피부질환이 있어 오랫동안 약을 먹었고, 약과 스트레스로 인해 젊은 나이임에도 탈모가 무척이나 심했다고 하였다. 엠큐눈소금을 먹고 거짓말처럼 좋아졌다는 것이다. 피부도 좋아지고, 머리카락도 새로이 나고….

이 이야기를 주변 분들에게 했더니 너도, 나도 사달라고 해서 그렇게 되었다는 것이다. 아들에게 새로운 삶을 주어서 너무너무 고맙다고 하신다.

조짐 2

문자 메시지가 울린다. 아이에게 소금물을 먹도록 해도 되나요…?

문자로 답을 하기에는 뭔가 마음에 여운이 남아서 전화를 드렸다. 무슨 일이신가요. 별일은 아닙니다. 그냥 물어보는 것입니다. 아이도 소금물이 필요한 것은 어른이나 똑같습니다. 다만 작고 어리니 그 양을 조절하여 먹도록 해야 합니다. 그렇게 상식적인 답변을 드렸다.

전화를 끊고 조금 후 문자 메시지가 다시 온다. 사실은 아이가 자폐증 증상을 보이는 것 같아서 병원에 갔다 왔다고 하신다. 의사 선생님은 조짐이 있지만 조금 더 지켜보자고 했다는 것이다. 그러면서 이어진 문자는 본인이 당뇨 증상이 있어 엠큐눈소금을 먹고 효과가 있어, 혹시나 해서 아이에게 소금물을 먹도록 했다는 것이다. 그러자 아이의 눈의 초점이 돌아오고 눈을 맞추기 시작을 했다는 것이다. 너무 놀라서 나에게 전화를 했다는 것이다. 며칠 후 다시 병원에 가볼 예정이라고 했다.

그리고 며칠 후 전화를 드렸다. 아이는 어떤가요? 병원에서는 뭐라고 하시던가요? 병원에서는 이제 걱정을 안 해도 될 것 같다고 했다는 것이다. 아이 부모는 너무나 놀라고 고마워서 만나는 사람마다 엠큐눈소금을 권하고 있다고 하신다….

조짐 3
전화벨이 울린다. 유튜브 영상 올라온 것 보셨어요 하는 전화다. 무슨 영상?

어떤 분이 소금 인간이라는 책을 리뷰해서 영상으로 올렸다는 것이다. 그래서 검색을 해보니 내가 쓴 책이지만 나보다 더 잘 요약을 해서 설명을 해주시는 영상이 올라와 있다.

〈 소금인간 책을 리뷰해주는 유튜버 〉

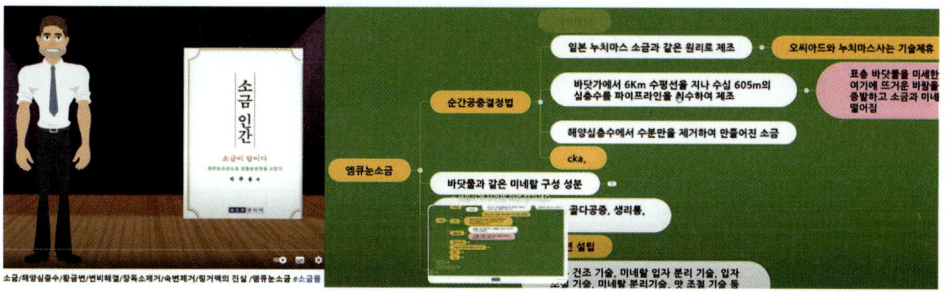

책 내용 리뷰도 리뷰이지만 이분은 본인이 엠큐눈소금을 먹고 본인을 오랫동안 괴롭힌 피부질환이 나은 사례를 들어가며 설명을 하고 있었다. 저자인 나에게는 말도 없이 책을 홍보해주고, 엠큐눈소금 경험사례를 전파해주고 있었다. 생각지도 못한 일이었다.

조짐 4

아침 8시에 한 분이 공장을 찾아오셨다. 소금을 사러 왔다는 것이다. 직원들이 출근하는 9시가 되려면 한참을 기다려야 하는 상황이다. 멀리 강릉에서 왔다는 것이다. 사는 곳은 수도권인데 지금 강릉에 일이 있어 왔다가 새벽에 차를 몰고 왔다는 것이다. 신장 질환이 있어 투석 전의 상황이었는데 엠큐눈소금을 먹고 좋아졌다는 것이다.

가족들이 다들 신장 질환이 있는데 먹고 좋아져서 본인도 먹어보았는데 바로 효과가 있어 수도권의 집으로 가기 전에 더 사려고 공장으로 직접 왔다는 것이다. 그러면서 이런 소금을 만든 분은 국가에서 훈장을 주어야 한다고 말씀을 하신다. 그렇게 소금을 구매하여 가셨다.

조짐 5

공장을 방문해도 되냐는 전화가 왔다. 네 가능합니다. 그렇게 그분은 공장에 왔다. 그러나 집에 가지를 않는다. 저녁이 되어도 갈 생각을 안 한다. 직원들은 퇴근하도록 했다. 그러자 그분은 내일 다시 오겠다고 하면서 공장을 나섰다….

그리고 다음 날 아침 공장에 다시 나타났다. 이곳저곳을 둘러보고, 꼬치꼬치 물어본다.

도대체 왜…. 무엇을 하려는 것일까? 그렇다고 가라고 쫓아낼 수도 없고 그렇게 만 하루가 지나서야 이야기를 꺼내면서 한 장의 사진을 보여주신다. 그것은 피의 혈구를 찍은 사진이었다.

〈 혈구 사진 〉

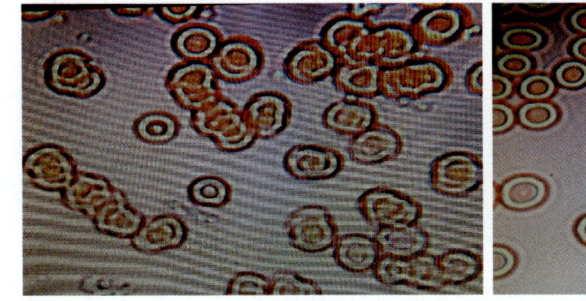 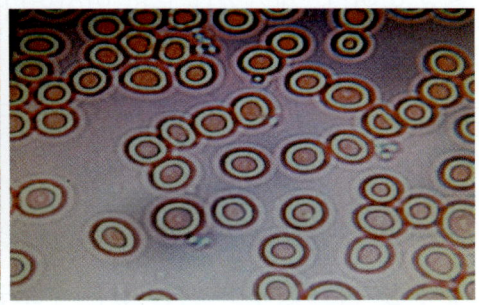

2장의 사진….

이것 때문에 왔다는 것이다. 엠큐눈소금을 먹기 전과 먹은 후의 자신의 혈액 사진이라고 했다. 왜 이런 기적이 일어나는지를 알고 싶어서 왔다는 것이다.

이제야 그것을 알겠다고. 왜 그런 기적이 일어나는지를…. 그러면서 엠큐눈소금을 판매하게 해달라고 부탁하였다.

혈구들이 뭉치고 찌그러진 사진이, 엠큐눈소금을 물에 타 먹고 난 후 혈구들이 둥글고 건강한 모습의 사진으로 변한 것을 확인할 수 있다. 그리고 그분은 지금도 열정적으로 엠큐눈소금을 판매하고 있다.

조짐 6

지인 집을 방문을 했다. 차를 끓여서 내오신다. 그래서 가지고 간 엠큐눈소금을 타서 먹는 것이 더 좋다고 하면서 가지고 있던 엠큐눈소금을 조금씩 타 드렸다. 그렇게 마시면서 이야기를 했다. 그런데 부인 되시는 분이 그러신다. 여보 당신 기침 안 하네….

그러게….

그분은 잔기침을 아주 자주 하신다. 오래전부터의 일이다. 잔기침은 독실한 신자이신 부부의 기도 제목으로 올라갈 만큼 절실한 문제였다. 그런데 그것이 그 순간 멈춘 것이다. 이야기하면서 차를 마시던 내내 기침은 없었다. 그렇게 그분은 엠큐눈소금을 드시게 되었다. 그 후로 어떻게 되었을까? 이제는 기침하지 않고 사신다. 소금 덕분이라고 이야기를 하면 그분의 부인 되시는 분은 그 후 금식 기도 후 완전하게 안 하시게 되었다고 하시면서 하느님의 도움으로 돌리신다. 아무러면 어쩌랴. 그렇게 기침은 멎었다. 엠큐눈소금을 쭉 드시고 계신다.

조짐 7

엠큐눈소금 대리점을 하고 싶은데 가능하나요 하고 물어본다.

네 가능은 합니다만 조건이 좀 있습니다.

대략적인 이야기를 나눈 후 만남을 약속하고 약속장소로 가서 만났다

대리점에 대한 것은 별 문제가 없이 마무리되었다. 이야기를 나누면서 어떻게 엠큐눈소금을 드시게 되었는지 그리고 어떤 효능을 보셨길래 대리점을 하시겠다고 결심을 하게 되었는지 여쭈어보았다.

같이 일하는 분의 남편분이 암에 걸리셨다고 한다. 항암치료를 받으면서

밀려오는 통증과 근육의 마비증세로 인해 부인 되시는 분이 온몸을 주물러 주어야 했고 통증 호소를 감당해야 했다고 한다….

그런데 엠큐눈소금을 드시고부터는 통증이 사라지고 마비증세도 사라졌다고 한다. 편안한 잠을 잘 수 있게 되었다고 하신다. 그 외 다양한 효능을 경험하면서 이 효능을 나누고 널리 알리고 싶어서 대리점을 하시겠다고 하셨다는 것이다.

엠큐눈소금이 어떤 작용을 해서 그렇게 되었는지는 알 수가 없다. 하지만 항암치료를 받으러 가는 날은 엠큐눈소금을 조금 더 드신다는 말에서 확신을 얻을 수 있었다. 통증에서 해방된다는 것은 대단한 일이다. 항암치료를 잘 받고 있으니 암까지 완치되어 건강한 삶을 꾸려나가길 바라 본다.

조짐 8

소금을 좀 많이 사면 가격 인하가 되나요 하고 전화로 묻는다. 얼마만큼 사려고 하시는지요, 구입해서 무엇을 하시려고 하나요 하고 물었더니 가게에 오는 손님들에게 판매도 하고 드리기도 하려고 한다는 것이다. 그러시면 대리점을 하시면 될 것 같은데요 했더니 대리점 조건은 어떤가요 그렇게 많이 팔지는 못할 거 같은데 하신다. 상관없습니다. 형편에 맞추어서 하시는 것이지요….

그렇게 해서 대리점을 하시기로 하고 제품을 보내고 방문을 하였다. 엠큐눈소금은 언제 알게 되셨나요 하니 한 4년이 넘었을 것입니다. 하신다. 그때부터 쭉 먹어오고 있다는 것이다. 먹으면서 그 진가를 알게 되어 이제는 손님들에게 권하신다고 하신다. 대리점을 하기로 했으니 본격적으로 판매를 하겠다고 하신다. 가게는 마사지 숍이다. 미용이 목적이 아닌 건강을 위한 마사지, 체형교정, 자세 교정, 지압, 통증 관리 등등을 하는 것으로 보인다. 마사지 일을 하면서 외부자극만으로는 몸의 문제를 해결하는 것에는 한계가 있어서 먹는 것을 바꾸어야 한다는 것을 절실하게 깨닫고 있다고 했다.

마사지와 자세 교정 그리고 엠큐눈소금을 먹어야 몸이 원하는 모습으로 돌아오게 된다고 한다. 손님들이 건강한 모습을 찾아가는 것을 볼 때 보람을 느낀다고 하신다. 엠큐눈소금이 그중에 핵심역할을 하고 있다고 말씀하시면서 판매에 열중하고 있다.

조짐 9

○○ 한의원에서 추천해서 전화드렸습니다. 엠큐눈소금을 구매하고 싶습니다. ○○ 한의원이라고요? 네 원장님이 전화번호를 주면서 추천해주셨습니다. 네 감사합니다. 그렇게 소금 주문이 있어서 한의원 전화번호를 찾아 전화를 드렸다. 어찌 된 일인가요 하고 여쭈어보니 엠큐눈소금이 효과가 좋아서 환자에게 권하고 있습니다. 하신다. 그러시면 직접 판매를 하시는 것은 어떨까요 하니 판매까지 하면 일이 많아지니 저렴하게 주시면 환자분들에게 드리고 많이 필요한 분에게는 회사로 연락을 해서 구매하라고 하겠습니다 하신다. 그렇게 알지 못하는 사이에 엠큐눈소금을 홍보해주고 처방해주고 계신다.

조짐 10

회사를 방문하고 싶다는 연락이 왔다.

언제든지 오시라는 말에 알겠다고 하시면서 방문을 하셨다. 그런데 차에서 내리는 것이 힘겹다. 다리를 다치신 모양이다. 다리에 깁스하고 있다. 깁스한 상태에서 회사를 방문하신 것이다. 더 늦으면 안 될 것 같아서 서둘러 왔다고 병원에서 퇴원하자마자 깁스한 상태로 달려오신 것이다. 다양한 이야기들이 오고 간다. 제품에 관한 이야기, 판매에 관한 이야기….

결론은 오씨아드 엠큐눈소금에 대한 책을 쓰고 싶다는 것이었다. 자기가 먹고 변화된 체험과 소금의 효능, 엠큐눈소금의 효능을 담은 건강 서적을 집필하고 싶다고 하셨다. 엠큐눈소금을 소개하는 소금 인간이라는 책이 있다고 했더니 보았다고 하면서 그것과는 다른 책이 될 것이라고 했다. 소금 자체보다는 소금과 소금물이 우리 인체를 우리 삶을 어떻게 바꾸어 줄 수 있는지를 중심으로 집필을 하겠다고 하셨다.

물론 나로서는 마다할 일이 없는 요청이었다. 그렇게 그분은 집필에 착수하셨고, 마침내 책이 출판되었다.
엠큐눈소금에 반해서 300페이지에 달하는 책(『물 100 소금 1의 기적- 쏠트엔피플』)을 쓰시고 출판을 하신 것이다. 이 책은 저명한 의사분들이 감수하고 추천하였다.

그 외 조짐들은 수없이 많다. 구매자들이 직접 작성한 수천 개의 후기가 잘 나타내 주고 있다. 그 어떤 소금보다 뜨거운 반응을 보여주고 있다. 의사, 약사, 한의사분들 역시 뜨거운 반응을 보내주고 있고 홍보의 대열에 동참하고 있다.
만나다 보면 저도 엠큐눈소금 전도사입니다. 좋은 소금 만들어주어 정말 고맙습니다. 하는 이야기를 참 많이 듣게 된다. 고맙다고 선물을 보내주시는 고객분들도 많이 계신다.
누구나 오랜 지병이, 가족의 질환이 해결되었을 때 느끼는 마음은 같으리라 생각한다.

아파본 사람들은 안다….

2절 소금혁명, 나트륨을 넘어서

1. 소금 – 소금은 나트륨이 아니다

우리는 수박은 물이 대부분이라는 것을 안다. 90% 이상이 수분이다. 그렇다고 우리는 수박을 물이라고 하지 않는다. 이는 수박은 물이 주성분이지만 물 이상의 어떤 것이 들어 있기 때문에 수박이라고 부르는 것이다.

소금에 염화나트륨은 어느 정도 들어 있을까?

바닷물을 증발시켜 남는 것을 우리는 소금이라 부른다. 이 소금에서 염화나트륨은 몇 % 일까.

답은 78% 정도이다. 그럼 나머지 22%는 무엇일까? 칼슘, 칼륨, 마그네슘, 황 등이 나머지를 차지한다. 이들 총합이 바로 소금이다. 염화나트륨 78% + 다른 미네랄 22% = 소금 100%.

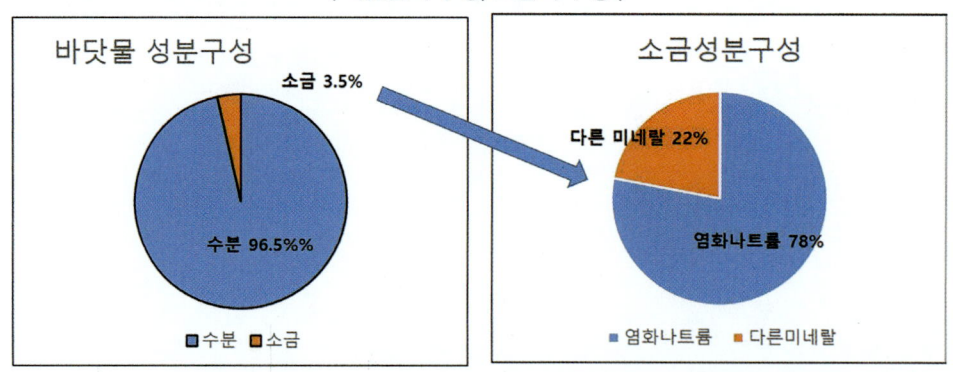

〈 바닷물의 구성, 소금의 구성 〉

우리는 소금을 그렇게 알고 먹어 왔다. 이것이 우리가 알고 있는 소금의 진실인 것이다.

하지만 이온교환막을 이용한 정제염 등은 22%를 차지하는 미네랄들을 완전히 제거한 후 염화나트륨만의 소금을 만들어 이를 소금이라고 이야기하고 사용하라고 하고 있다.

우리가 소금이라고 부르는 염화나트륨은 염소이온과 나트륨이온의 결합체이다. 6:4의 비율로 결합을 한다. 바닷물 속 미네랄의 78%가 염화나트륨이고 이것을 염소이온과 나트륨이온의 결합비인 6:4 비율로 계산하면 나트륨은 31 정도, 염소이온은 47 정도가 된다. 우리가 소금 100을 먹으면 나트륨을 고작 31을 먹게 된다. 물론 이것은 바닷물을 그대로 증발시켰을 경우를 말한다. 실제 시중에서 구입해 먹는 소금은 나트륨 39, 염소이온 58 정도로 된다.

만약 여러분이 엠큐눈소금을 먹는다면 이 수치는 더 떨어져서 29로 된다. 29%에 지나지 않은 나트륨양을 가지고 100인 양 이야기를 한다. 제대로 만들었다면 미네랄 덩어리인 소금을 단순하게 그냥 나트륨이라고 이야기를 하고 있다. 엄청난 잘못이 아닐 수 없다. 소금은 나트륨이 아니라 미네랄 덩어리인 것이다. 물론 나트륨도 미네랄 중의 하나이다.

나트륨을 포함한 다양한 90여 가지의 미네랄이 골고루 들어 있는 것이 바로 진짜 소금이다. 바다의 미네랄이 다 들어 있어야 소금이다. 그렇지 않으면 그냥 염화나트륨 덩어리라고 하는 것이 맞다.

수박에서 물이 가장 많다고 90%에 이르는 물만을 뽑아낸 후 이 물이 바로 수박이라고 주장을 하면 다들 미친 사람이라 할 것이다. 수박은 물이 아니기 때문이다.

그럼 바닷물 속 미네랄 중에서 78%에 불과한 염화나트륨만을 뽑아내서 이것이 소금이라고 주장하는 사람을 우리는 무엇이라고 불러야 할까? 고작 31%에 지나지 않은 나트륨을 가지고 소금 전체가 나트륨인 것처럼 이야기하는 잘못을 우리는 저지르고 있다.

소금에 대한 정의가 바뀌어야 한다. 소금은 염화나트륨 덩어리 NaCl이 아니라 바닷물 속 미네랄의 총합이어야 한다….
바닷물 속에 녹아 이온화되어 있는 90여 가지의 미네랄의 총합을 바로 소금이라고 해야 한다….

1930년 4월 6일 인도의 간디는 수천 명의 지지자와 함께 사바르마티를 떠나 400km가 넘는 거리에 있는 단디 해안을 향한 소금 행진을 시작하였다.
인도를 식민지화한 영국은 인도인들이 소금을 제조 판매하는 것을 금지하였다. 자기들이 생산한 소금, 자기들이 허가한 소금을 비싼 가격을 받고 팔았다.
인도인들은 채식 중심이다. 결국, 칼륨 섭취가 많게 되고 이를 배출하기 위해서는 나트륨이 절대적으로 필요하다. 또 인도는 더운 나라이다. 땀을 많이 흘리다 보니 소금을 더 필요로 한다. 생존을 위해 절대적으로 필요한 소금의 제조를 막고 자기들만의 소금을 비싼 가격에 독점 판매를 한 것이다.
간디는 지지자들과 함께 우리 손으로, 우리가 먹는 소금을 스스로 만들겠다고 선언했다. 영국인이 만든 소금을 거부하고 스스로 직접 바다에 가서 바닷물로 소금을 만들어서 먹겠다고 선언하고 행진을 시작하였다.
400Km가 넘는 길을 걷고 또 걸었다. 그 과정에 참가자는 늘어나서 수만 명이 되었다. 대한민국을 생각하면 서울에서 부산까지를 걸었다고 보면 된다. 그렇게 그들은 먼 거리를 행진하여 단디 해안에 이르렀고 각자 소금을 만들었다. 물론 그 바닷가에서 기다리고 있던 영국군의 무차별적인 방

해와 폭력이 있었고 수많은 사람이 잡혀 감옥에 갔다. 그런 과정을 거쳐 소금의 독립, 인도의 독립이 이루어졌다.

소금은 그런 것이다. 삶이고 목숨줄이고, 자유이고 생명 그 자체다.

우리는 지금 누구나 소금을 만들 수 있다. 다만 판매를 하고자 하면 허가와 관련 규정을 따라 만들어야 한다.

식약청 식품공전에 정해진 기준이 있어 그 기준을 벗어나 자신만의 소금을 만들어 판매할 수는 없다. 소금은 만들 수는 있지만, 기준을 벗어난 소금은 소금으로 인정하지 않고 판매를 허가해 주지도 않는다.

(주)오씨아드가 처음 소금을 만들려고 하였을 때 소금의 기준은 지금과 달랐다. 오씨아드가 만들고자 하는 소금은 미네랄이 너무 많다는 이유로 소금으로 인정받지 못하였다. 미네랄은 많고 나트륨은 너무 적어서 소금이지만 소금이 아니라는 것이었다. 생산해도 판매를 할 수 없는 불법, 무법 소금이었다.

당시 법률은 염화나트륨 함량이 80% 이상만 소금이었다. 그것도 천일염만 그렇고 다른 소금은 염도가 88%, 심지어 99%가 되어야 소금으로 인정을 하였다. 염도가 높을수록 좋은 제품이고 염도가 낮아 나트륨은 적고 미네랄이 많으면 소금이 아니었다. 불법 제품이었다.

아비를 아비라 부르지 못하는 홍길동 같은 그런 상황이 벌어진 것이었다. 식약청, 산자부, 해수부와의 20년이 넘는 지난한 투쟁의 시간이 흘러 법이 바뀌었다.

작은 이름 없는 중소기업이 법 만들기에, 법 바꾸기에 도전한다는 것은 계란으로 바위 치기보다 더한 어려움이 있었다. 불가능해 보이는 일이었다. 그런데도 도전했고 수많은 사람의 도움을 받아서 열매를 맺을 수가 있었다. 물론 오씨아드의 눈물겨운 노력이 있었다. 법이 개정되거나 신설되지 않으면 생산도 판매도 할 수 없는 제품을 끌어안고 개발해나가는 심정은 아무도 모를 것이다.

바닷물을 졸이면 만들어지는 것이 소금이다. 바닷물의 성분비 그대로 만든, 미네랄 풍부한 소금을 소금이 아니라고 하면서 생산과 판매를 못 하게 막아왔다. 소금은 염화나트륨이라는 서양식 규격 기준을 그대로 받아들인 결과인 것이다.

소금이 몸에 좋고, 소금의 유래가 어떻고, 우리 몸이 필요로 하는 것이 무엇이고 하는 것은 다 필요 없고, 소금은 염화나트륨이라는 서양식 표준을 막무가내로 받아들인 결과였다.

소금은 바다의 영양, 바다의 정精, 바다의 미네랄의 합이 되어야 한다. 그것을 다 살려 소금을 만들 수 있느냐 그러지 못하느냐의 기술의 차이일 뿐이다. 기술의 부족이 선일 수는 없다. 어떻게 과거의 기술 수준에 맞춘 소금의 나트륨 함량이 금과옥조의 지침이 될 수 있는가!

소금에 대한 정의는 새롭게 바뀌어야 한다….

〈 표1: 2002년 개정 고시 (과거의 소금 기준) 〉

구분	식염				비식염
	재제소금 (꽃소금)	가공소금		정제소금	천일염
		태움 용융 소금	기타 가공소금		
염화나트륨(%)	88 이상	88 이상	93 이상	95 이상	80 이상

표 1의 2002년 개정 고시를 보면 이때도 천일염은 식염이 아니었다. 지금 정부나 지자체에서 미네랄 운운하면서 권장하는 천일염은 먹어서는 안 되는 소금이었다.

정부의 정책은 그렇게 변화해 왔다. 그것을 바꾸는 과정은 쉽지 않은 과정이었고, 정부의 태도는 그때그때 달라져 왔다. 천일염이 먹어도 되는 소금으로, 해양심층수 소금이 정식 소금으로 자리를 잡는 과정도 쉽지 않았다.

〈 표 2 : 2023년 현행 고시에는 모두가 식염(바뀐 지금의 기준) 〉

구분	천일염	재제염	태움용 융소금	정제염	기타염		가공소금
					기타염	해양심층수염	
염화 나트륨(%)	70이상	88이상	88이상	95이상	88이상	70이상	35이상

지난한 과정을 거쳐 천일염이 식염이 되고, 해양심층수 소금이 소금의 범주에 들어오고, 염도가 70% 이상으로 기준이 낮아진 법이 만들어지면서 오씨아드의 엠큐눈소금이 비로소 소금으로 인정받고 제조 판매가 가능하게 된 것이다.

법 개정, 식약청 기준 개정의 과정은 길고 지루하였다. 관련 부처인 산자부, 해수부, 식약청, 국회 이 모든 기관을 설득하고 설득하는 시간을 보내야 했다. 그렇게 20여 년의 투쟁의 긴 과정을 거쳐서 비로소 미네랄 풍부한 엠큐눈소금을 생산 판매할 수 있게 되었고 소비자는 구매해서 먹을 수 있게 된 것이다.

법이 정한 소금 염도 기준을 염화나트륨 70% 이상이라고 정한 것은 나머지 30% 다른 미네랄의 존재를 인정한 것이다. 그 30%를 무엇으로 채우는가에 의해 소금이 차별화가 된다. 수분으로 채울 수도 있고, 다른 미네랄로 채울 수도 있고, 그냥 염화나트륨으로 다 채울 수도 있다.

물론 100% 염화나트륨인 소금은 만들 수가 없다. 우리가 순도 100%의 금을 만들 수 없는 이유와 같다. 그렇다고 염화나트륨 제로인 소금을 만들 수도 없다. 기술적으로도 안 되고, 법이 소금으로 인정하지도 않는다.

엠큐눈소금은 그 30%의 공간을 칼슘, 칼륨, 마그네슘 같은 우리 몸에 필요한 미네랄로 자연스럽게 꽉꽉 채웠다.

하여간 바닷물로 미네랄을 살린 소금을 만들면 우리는 염화나트륨 + α미네랄인 소금을 먹게 된다는 뜻이 된다.

그러면 염도 70% 이상이면 되는 천일염, 염도 88% 이상이면 되는 태움용융염, 염도 95% 이상인 정제염 소금은 실제 어떨까?

실제 판매되는 제품을 보면 염도가 대부분 95% 이상이다. 염도 99% 이상이 되는 소금도 많이 있다. 기준이 염도 70% 이상, 88% 이상이라는 뜻은 염화나트륨을 그 이상으로 넣으라는 것이다. 그 이하로 넣으면 처벌을 하겠다는 것이다. 왜 그냥 일률적으로 70% 이상이라고 하면 될 그것을 왜 차등을 둔 것일까?

그 이유는 소금을 만드는 방법의 차이에 기인한다.

만드는 방법이 다르면 소금의 성분, 수분함량, 성상이 모두 달라진다. 따라서 A 제조방법을 사용하게 되면 A 제조방법에 맞는 염도와 미네랄을 함유한 제품이 나오게 된다는 뜻이다.

정제염을 염도 기준 95% 이상이 아닌 염도 기준 70% 이상에 맞추어 생산하면 어떻게 될까. 그러면 정제염은 염화나트륨 70에 수분함량 30의 소금, 아니 걸쭉한 소금 죽 형태의 제품이 된다….

소금에 그 정도 수분이 들어가면 결국 죽이 되어서 제품화를 할 수가 없게 된다. 제조 공정상 염화나트륨 이외의 다른 미네랄을 넣을 방법이 없으므로 수분 30%의 죽소금이 되는 것이다.

천일염 역시 마찬가지이다. 한국의 천일염은 염도가 70% 이상이면 되지만 천일염을 염도 70%를 갖는 상태로 만들면 물이 줄줄 흐르는 상태의 소금이 된다. 시판되는 천연 천일염은 수분함량이 10%가 넘는다. 그러므로 자루에 천일염을 넣어 쌓아두면 수분을 빨아들여서 물이 줄줄 흘러내리는 것이다. 수분 이외의 다른 미네랄을 담을 여지가 거의 없으므로 염도 기준이 그렇게 설정되어 있는 것이다.

앞장의 표2에서 소금의 염도 기준은 기준이 그렇다는 이야기이다. 그 이하이면 안 되지만 이상이면 소금 제품으로 인정하겠다는 것이다. 따라서 모든 제품은 실제 염도와 미네랄 함량을 표기하고 공개하지 않는 한 미네랄 양을 알 길이 없다.

천일염의 실제 염도는 얼마가 될까?

알 수가 없다. 제품에 표시하지 않기 때문이다. 얼마 이상으로만 표시가 되어있다. 그 이유는 생산할 때마다 그때그때 염도가 달라지기 때문이 아닐까 하는 생각이 든다. 포장 포대에는 인쇄를 해두었는데 그때그때 제품의 염도가 달라지면 문제가 되니 하한선만 표시를 해두고 있다. 봄에 나온 천일염, 여름에 나온 것, 가을에 나온 것이 다르고 1년 묵은 것, 3년 묵은 것의 염도는 다르다. 그러니 정확한 표기를 할 수 없는 것이다.

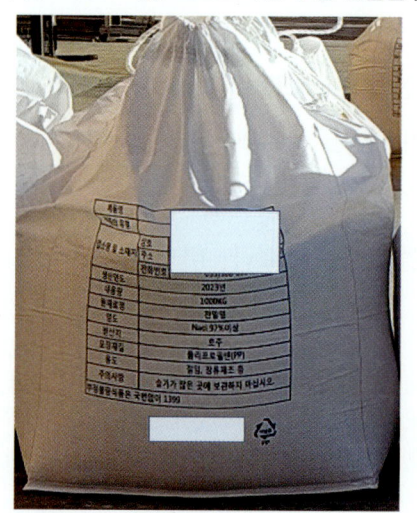

〈 염도 97% 이상으로 표기된 수입 천일염 〉

왼쪽의 사진은 수입 천일염의 염도를 알려주고 있다. 염도가 97% 이상이라고 적혀 있다. 100에서 염화나트륨 97을 제하면 3%가 남는다. 이것도 97 이상이라고 했으니 98도 될 수 있고 99도 될 수가 있다. 여기에 수분을 다시 제거하면 칼슘이나 칼륨, 마그네슘 같은 미네랄은 1% 이하가 될 수밖에 없다. 미네랄이 많다는 천일염의 실제 모습이다. 그런데도 위 제품에는 미네랄 제품이라는 제품명이 붙어 있다.

이와 달리 모든 것이 공개된 엠큐눈소금의 염도는 75%이다. 그럼 나머지 25%는 무엇일까? 엠큐눈소금의 수분함량은 0.03% 정도이다. 이론상으로는 24.97%가 염화나트륨 이외의 미네랄이라는 뜻이 된다. 바닷물 속 염화나트륨은 78% 정도가 된다. 소금을 만드는 과정에서 염화나트륨 일부가 수분과 함께 날아가서 줄어들어 상대적으로 다른 미네랄 함량이 늘어난 것이다.

수박을 먹어야지 물만 먹어서는 안 되는 것처럼, 소금을 먹어야지 염화나트륨만 먹어서는 안 되는 것이다. 우리가 먹는 모든 것 즉 쌀, 고기, 채소, 과일…. 모두 마찬가지이다. 특정 성분만으로 이루어진 것은 없다. 특정 성분만을 위해 먹는 것은 없다.

그런데 왜 소금의 경우 염화나트륨만 먹으려고 애를 써야 하는가. 과거에는 기술적으로 다른 미네랄을 모두 소금에 포함한 소금을 만드는 것이 어려웠다. 하지만 지금은 가능하다.

따라서 소금에 관한 생각을 바꾸어야 한다. 탄수화물만 있는 쌀, 단백질만 있는 고기, 수분만 있는 과일 이런 것은 없다. 그리고 있다고 해도 사람들이 배척한다. 그러면서 왜 소금만은 염화나트륨 99% NaCl이어야 한다고 주장을 할까?

염화나트륨 이외의 미네랄이 풍부하게 들어 있는 소금, 바다의 모든 미네랄이 그대로 들어 있는 소금 그것이 진짜 우리가 먹어야 할 소금이다.

소금은 나트륨이 아니다. 미네랄이다.

나트륨을 넘어서야 진짜 소금이 보인다.

2. 생명줄 – 링거액의 실패

오늘날 병원에서 가장 중요하게 쓰이는 링거액은 의료산업의 핵심물질이다. 증류수에 염화나트륨과 서너 가지 미네랄을 첨가한 0.9%짜리 소금물 그것이 링거액이다. 링거액은 병원에 입원하거나 응급실에 도착하면 누구나 맞게 된다. 그것이 병원에 입원하는 절차처럼 되어있다. 입원은 링거 주삿바늘을 꼽는 것이고, 퇴원은 그 링거 주삿바늘을 뽑는 것으로 시작한다….

왜 병원은 링거액에 목을 매는 것일까?
링거액은 혈액을 늘려주고 몸에 필요한 수분, 최소한의 미네랄을 보충해주고, 전해질 균형을 맞추어준다. 이것이 공급되어야 피를 흘리거나 기력이 쇠한 환자, 몸의 전해질 균형이 깨어진 환자, 몸의 영양이 부족한 환자, 수분이 부족한 환자가 목숨을 연장해나갈 수가 있게 된다. 이것이 공급된 다음에 영양물질이든, 치료의약품이든 몸에 들어갈 수가 있고 그 효과를 발휘할 수가 있다.

이처럼 중요한 링거액은 물에다 소금을 타면 쉽게 만들 수가 있고, 전 세계 수많은 병원과 진료현장에서 매일, 매 순간 사용되지만, 그 개발은 그리 오래되지 않은 현대에 들어와서였다.

왜 그 간단한 것이, 진작 개발이 되었으면 살릴 수많은 생명이 죽어갔음에도 개발이 늦게 되었을까?
이유는 간단하다. 소금에 대해서 미네랄에 대해서 무지했기 때문이다. 소금과 미네랄을 하찮게 생각했기 때문이다.

고대 서양의 치료법을 보면, 뱀껍질, 도마뱀, 약초, 거북껍질, 짐승의 뿔 등 좀 기이한 것, 구하기 어려운 것들 위주로 되어있었다. 소금 같은 하찮은 것들이 끼어들 여지가 없었다. 소금으로 치료의 효과가 나타난다면 너도나도 소금을 사용하지 의사들을 찾지 않을 것이기 때문이다.

동양의 의학을 보아도 마찬가지이다. 소금이 사용되기는 하였지만, 호염胡鹽 중국 소금을 어찌어찌 사용하라고 되어있지 한국에서 생산한 자염을 가지고 하라는 이야기는 없다. 서민들이 중국 소금을 어찌 사서 약으로 사용한다는 말인지…. 불가능한 일이다.

소금에 대한 동서양의 인식이 그러하니 소금이 치료물질이라는 인식에 도달하기까지는 많은 시간이 걸릴 수밖에 없었다.

링거액은 1882년 영국의 의학자 링거에 의해 개구리 심장을 뛰게 하는 실험을 통해 발명되었다.

동물의 심장을 계속 뛰게 하고 살아있게 하려는 물질의 개발을 위해 수많은 실험이 이루어졌지만 계속 실패하였다.

동물의 체액, 혈액에 들어 있는 소금의 양을 계산하여 만들었지만, 효과가 없었다. 초기 연구에는 개구리 심장을 가지고 실험을 진행하였는데 그렇게 소금을 넣어 만든 액체로는 심장이 뛰지를 않았다. 분명히 체액이나 혈액에 들어 있는 소금의 양을 계산해서 넣었는데 실험이 실패한 것이다.

그러던 어느 날 조교가 교수가 자리를 비운 날 실험을 했더니 개구리 심장이 뛰었다. 그 보고를 받은 교수는 놀라서 다시 실험을 해보았지만, 개구리 심장은 뛰지 않았다

같은 소금양을 가지고 몇 번이고 실험했지만, 개구리 심장은 뛰지 않았다.

왜 조교가 실험할 때는 뛰었는데 교수가 실험하니 뛰지 않았을까?

검토에 검토를 거듭하고 그 과정을 확인해보니 그것은 물의 미네랄 차이에 있었다.

교수는 실험을 순수한 물 증류수를 가지고 했다.

순수한 증류수 물에 염화나트륨만을 넣어서 농도를 맞추어서 실험했더니 번번이 실패한 것이었다.

반면에 조교는 그날따라 순수한 물을 만들기가 귀찮아서 수돗물을 가지고 실험을 한 것이다. 수돗물에 일정량의 염화나트륨을 넣었더니 개구리 심장이 뛰었다는 것이다.

〈 영국의 수돗물 주요 성분구성 〉

영국의 수돗물에 함유된 미량원소의 함유량 (단위 mg/L)

원소명	함유량
칼슘 (calcium)	38.3
마그네슘 (magnesium)	4.5
소듐 (sodium)	23.3
포타슘 (potassium)	7.1
결합탄산 (combined carbonic acid)	78.2
황산염 (sulfate)	55.8
염소 (chlorine)	15.0
실리카 (silica)	7.1
유리탄산 (free carbonic acid)	54.2

* 소금의 진실과 건강 인용— 조기성 지음

수돗물과 증류수의 차이에 주목하고 수돗물을 분석하니 칼슘, 칼륨 같은 미네랄이 검출되었다. 차이를 확인하고 칼슘과 칼륨을 첨가해서 실험했더니 개구리 심장이 비로소 뛰었다.

그렇게 해서 링거액이 탄생하게 된 것이다.
소금이 제일 많이 들어가지만, 소금만으로는 안 되고 미네랄이 첨가되어야만 심장이 뛴다는 것을 알게 된 것이다. 그렇게 링거액은 조교의 게으름으로 인해 탄생하게 된 것이다.

왜 처음에 소금만을 넣어서 실험했을까? 그것은 다른 미네랄에 대한 무지이고, 다른 미네랄의 효능에 대한 무지 때문이었다. 그리고 그 소량의 미네랄이 무슨 영향이 있겠어 하는 안일함 때문이다. 하지만 수돗물에 포함된 소량의 미네랄이 들어 있고 없고가 그런 차이를 만들어 낸 것이다. 그 몇 가지 미네랄을 첨가함으로써 링거액이 제대로 된 모습, 의약품으로서, 생명 물질로서의 모습을 갖추게 된 것이다.

혈액은 혈액형이 맞아야만 수혈할 수 있지만, 링거액은 아무나 모든 사람에게 투여할 수가 있다. 소금과 미네랄은 인간 모두에게 필요한 것이기 때문이다. 링거액은 사람에게만 투여하는 것은 아니다. 다른 동물도, 어류에게도 링거액은 성분을 조금씩 달리해서 투여된다. 그렇게 링거액은 모든 생명체에게 필요불가결한 물질이 되었다.

〈 표: 링거액의 성분표 〉

구분	NaCl	KCl	$CaCl_2$	$NaHCO_3$	$MgCl_2$	$MgSO_4$	대상
링거액	0.85	0.02	0.02	0.02			온혈동물
링거액	0.65	0.014	0.012	0.02			양서류
로자스액	2.73	0.076	0.12	0.02	0.24	0.34	해산동물
해수	2.75	0.074	$CaSO_4$ 0.14		0.34	0.22	해산동물

하지만 문제는 여전히 남아있다.

링거액은 수많은 미네랄 중 단 몇 가지만을 넣는다. 그 이유는 완벽한 링거액을 만들려면 수많은 미네랄을 넣어야 하는데 지금까지 어떤 종류의 미네랄을, 얼마의 양을, 어떤 상태로 넣어야 하는지를 알지 못하기 때문이다.

또한 몇 가지 미네랄만으로 문제는 없는데 다른 미량미네랄까지는 신경

〈 해양심층수에 들어 있는 이온화된 미네랄 함량 〉

원소	(존재형태)	평균농도(ng/해양심층수 1L)	원소	(존재형태)	평균농도(ng/해양심층수 1L)
Cl	염소(Cl-)	19,360,000,000	W	텅스텐(WO 2-)	10
Na	나트륨(Na+)	10,780,000,000	He	헬륨(He)	6.8
S	유황(SO,2-)	2,710,000,000	Ti	티탄(Ti OH)	6.2
Mg	마그네슘(Mg2-)	1,280,000,000	La	란탄(La2+)	2.6
Ca	칼슘(Ca 2-)	417,000,000	Ge	게르마늄(H GeO)	5.1
K	칼륨(K+)	399,000,000	No	니오브(No OH-)	5
Br	브롬(Br-)	67,000,000	Nd	네오디뮴(NdCO-)	3.6
C	탄산(CO2-)	26,000,000	Hf	하프늄(Hf OH)	3.4
N	질소(N,NO-)	48,270,000	Ag	은(AgCl+)	3.2
Sr	스트론튬(Sr+)	7,800,000	Pb	납(PbCO2)	2.5
B	붕소(BOH)	4,500,000	Ta	탄탈	2.5
Si	규소(SiO)	15,100,000	Er	에르븀(ErCO-)	1.3
O	산소(용존산소)	2,800,000	Dy	디스포르슘(DyCO-)	1.3
F	플루오르(F-)	1,300,000	Gd	가돌리늄(GdCO+)	1.3
Ar	아르곤(Ar)	480,000	Ce	세륨(CeCO-)	1.3
Li	리튬(Li+)	170,000	Co	코발트(Co2+)	1.2
Rb	루비듐(Rb+)	120,000	Yb	이테르븀(YbCO+)	1.2
P	인(HPO4-)	182,000	Ga	갈륨(GaOH-)	1.0
I	요오드(IO-)	58,000	Pr	프라세오디뮴(PrCO+)	0.8
Ba	바륨(Ba2+)	16,000	Te	텔루르(Te O+)	0.7
Mo	몰리브덴(MoO2-)	11,000	Sc	스칸듐(SCOH-)	0.7
U	우라늄(UO CO, 4-)	3.200	Sm	사마륨(SmCO-)	0.6
V	바나듐(H,VO4-)	2,000	Ho	홀뮴(HoCO+)	0.6
As	비소(HAsO2-)	1,700	Sn	주석(Sn OH-)	0.5
Ni	니켈(Ni+)	470	Hg	수은(HgCl4-)	0.3
Zn	아연(Zn2-)	390	Lu	루테튬(LuCO-)	0.4
Cs	세슘(Cs+)	310	Tm	툴륨(TmCO+)	0.3
Cr	크롬(CrO2-)	260	Tb	테르븀(TbCO-)	0.24
Sb	안티몬(Sb OH-)	240	Pt	백금(Pt)	0.2
Kr	크립톤(Kr)	230	Be	베릴륨(BeOH+)	0.2
Sc	셀렌(SeO 2-)	160	Eu	유로퓸(EuCO-)	0.18
Ne	네온(Ne)	140	Rh	로듐(Rh)	0.08
Cu	구리(Cu OH)	130	Pd	팔라듐(Pd)	0.06
Cd	카드뮴(CdCl)	70	Th	토륨(Th)	0.05
Xe	크세논(Xe)	66	Bi	비스무트(BiO+)	0.03
Fe	철(FeOH)	24	Au	금(AuCl-)	0.03
Al	알루미늄(AlOH)	27	In	인듐(InOH)	0.02
Tl	탈륨(Tl)	25	Ru	루테늄(Ru)	0.005
Re	레늄(ReO4-)	19	Os	오스뮴(Os)	0.025
Zr	지르코늄(ZrOH)	18	Ir	이리듐(Ir)	0.00013
Mn	망간(Mn2-)	16	Ra	라듐(Ra)	0.00013
Y	이트륨(YCO+)	13			

을 쓰지 말자는 어정쩡한 타협을 한 것이 현재의 미네랄 액 바로 링거액이다. 우리 몸속 체액, 혈액 속에 들어 있는 수십 가지 미네랄이 모두 다 들어 있는 링거액은 아직 존재하지 않는다. 불완전한 제품이라는 뜻이다.

〈 현재 사용하고 있는 소금물 0.9% 링거액 〉

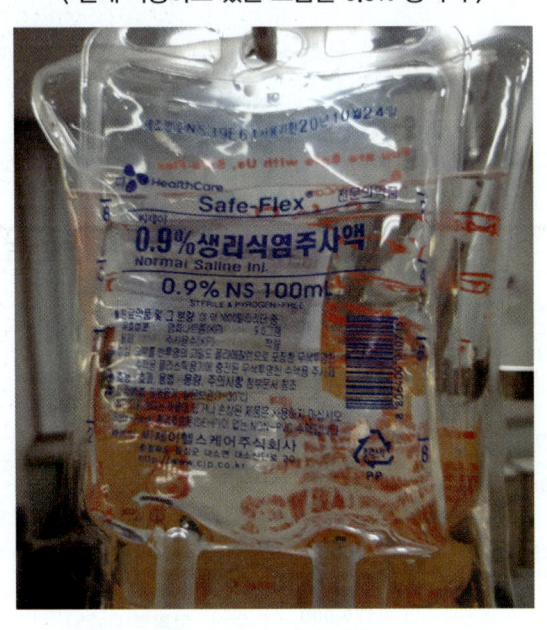

바다가 간직한 수많은 미네랄의 효용과 그들을 어떻게 담아낼 수 있을지에 관한 연구는 너무나 부족하다.

  그러기 때문에 진정한 링거액은 아직도 탄생하지 않았다고 할 수 있다.

  생명 물질 링거액은 여전히 미완의 제품이다….

3. 간수 – 버려지는 미네랄, 간수의 진실

많은 분이 물어본다.
엠큐눈소금도 간수를 빼나요?

간수! 간수에 대해 어떤 사람이, 어떤 주장을 언제 적부터 했는지 모르지만, 한국 사람들은 소금은 간수를 빼야 맛있다고 생각하고 그렇게 살아간다.

다른 나라 사람들은 어떨까? 미국 사람, 중국사람, 일본사람, 유럽 사람들도 다 그렇게 생각을 할까?

조사된 결과를 보면 간수에 대해 한국 사람처럼 심각하고 중요하게 생각하는 사람들이 거의 없다. 간수라는 말조차 모르는 경우가 대부분이다. 그들 소금은 간수라는 성분이 애초에 소금 만들 때 없거나 제조 과정에서 다 제거를 하기 때문에 일반 소비자는 그런 것에 신경을 거의 쓰지 않는다.

얼마 전 한 유럽 스위스의 지인에게서 카톡이 왔다. 두부 만들때 간수를 사용한다고 하는데 간수가 뭐냐고 하는 문의이다. 한참 설명을 해도 이해가 잘 안 가는 눈치다. 결국, 일본의 니가리라는 제품으로 이해를 하고 그것을 시장에서 구입해서 두부를 만들겠다고 하신다. 아마도 마트에서 니가리라는 이름으로 판매를 하는 것 같다. 엠큐눈소금으로 해도 된다고 했더니 알겠다고 하신다. 이처럼 간수라는 개념을 이해하지 못하는 경우가 대부분이다….

왜 그럴까?

유럽의 경우는 암염을 식용 소금으로 사용한다. 그 암염을 캐내거나 녹여 내어서 거른 후, 농축 소금물을 만든 후 그 물을 증발 관에 넣어 나머지 수분을 증발시켜서 소금을 만들어 식용으로 한다. 그런 소금은 간수 성분이 전혀 없는 염화나트륨 95%, 99%의 소금이다.

암염은 그 생성과정에서 이미 염화나트륨 이외의 다른 미네랄이 제거되었기 때문에 그 암염을 녹인 후 불순물을 제거한 농축수에는 간수 성분이 거의 없다. 그리고 그 암염을 녹여서 소금을 제조하는 과정에서 조금 남아 있는 것까지 거의 완전하게 제거한 후 거의 순수 염화나트륨 소금으로 제조한다. 그러니 간수라는 성분이 소금에 들어갈 여지가 전혀 없고, 그런 순수 염화나트륨에 가까운 소금이 식용 소금이라는 형태로 판매되고 소비된다.

물론 해수를 가지고 직접 소금을 만드는 곳이 전혀 없는 것은 아니지만 그 양이 얼마 안 되고 그 소금도 제조한 후 쌓아두고 자연 탈수 과정을 거치면서 간수 성분을 대부분 제거한 후 제품화한다.

일본의 경우도 예전에는 염전방식과 결합한 제염 방식으로 소금을 만들어 간수 성분이 일부 포함된 소금이 있었지만, 염전을 전부 없애고 정제염만을 만들게 하면서 대부분 사라졌었다. 최근 들어 소금산업이 자유화되면서 소규모 업체들이 생산해서 판매하고 있지만, 소금에서는 간수 성분을 분리하여 소금과 간수를 따로 판매하고 있으므로 소금에는 간수 성분이 거의 없다.

미국도 마찬가지이다. 미국은 암염, 호수 염을 중심으로 하여 식용 소금을 제조한다. 이들 소금 역시 처음부터 간수 성분이 제거된 것을 사용해서 소금을 제조하기 때문에 간수 성분을 일반 소비자가 고민할 필요가 전혀 없다. 암염 등을 가공하여 공장에서 만들어진 순수 소금에 가까운 제품을 사서 먹으면 되기 때문이다.

그럼 한국에서는 왜 간수 성분이 문제가 되고 제거해야 한다고 이야기를 하는 것일까?

간수는 1910년 한국에 천일염이 등장하면서 생겨난 말이다.
그전까지 한국에는 자염이 생산되어 판매되었다. 자염은 바닷물을 끓여 만든 소금이다. 바닷물을 끓여서 수분을 증발시키면 소금이 만들어진다. 그 소금을 건져내어 수분이 빠질 때를 기다린 후 제품화한 것이 자염이다. 자염은 천일염보다는 입자가 작아서 탈수가 잘 이루어지지 않는다. 그러므로 제조 과정에서 많은 기술이 필요하다. 입자가 너무 작게 만들어지면 소금 형태도 이상하고 탈수가 무척 어려워지기 때문이다. 그렇게 만들어진 자염을 쌓아놓고 일정 시간 동안 탈수한 후 유통한다. 이때 탈수를 하는 과정에서 간수 성분이 분리되어 나온다. 그 간수 성분은 두부 제조용으로 별도로 판매하였다. 일반 소비자들이 구입한 자염은 간수 성분이 별로 들어 있지 않았고, 자염 제조 과정에서 맛이 순하게 되는 현상도 있어서 간수가 가진 쓴맛은 그렇게 중요한 문제가 아니었다. 소금 자체가 귀해서 그 사용량이 적었던 것도 있었을 것이다.

간수 문제는 이 땅에 천일염이 등장하면서 본격화되었다. 1910년 일본에 의해 천일염 제조기술이 한국에 들어오면서 천일염이 대량생산되게 되었다.
천일염은 나무를 불태워서 제조하는 소금과 달리 태양열을 에너지로 사용하기 때문에 에너지 비용을 절감할 수 있고 넓은 면적에서 제조되기 때문에 그 생산량이 자염과는 비교할 수 없을 정도로 많았다. 일본은 대륙침략을 위한 병참 물자로 한국의 천일염을 육성하였다. 평안도와 함경도 일대에 대규모 염전이 만들어졌다. 값싼 천일염은 순식간에 자염을 밀어내고 중심 소금이 되었다.

〈 자염 제조 공정, 천일염 염전 〉

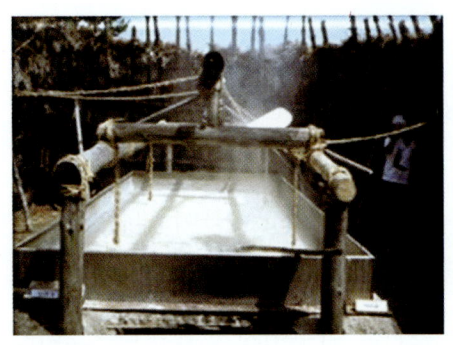
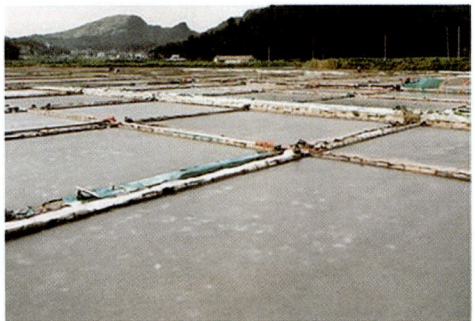

그런데 천일염의 문제는 쓴맛이 난다는 것이었다. 자염의 입맛에 오랫동안 길들여져 온 한국인의 입맛에는 맞지 않았다. 천일염의 제조 과정에서 소금에 묻은 간수 성분이 문제였다. 쓴맛이 강하게 났고, 가져다가 두면 공기 중의 수분을 빨아들여 물이 줄줄 흘러내렸다. 소금에 묻은 진흙뻘 성분도 문제가 되었다. 결국, 소금에 묻은 간수 성분이 문제라고 판단을 하고 그 제거에 나서게 되었다. 3년 정도 쌓아두면 쓴맛을 내는 대부분의 간수 성분은 공기 중의 수분 성분과 결합 하여 제거가 된다. 결국 순수한 소금 즉 염화나트륨$_{NaCl}$만이 남게 되어 쓴맛은 사라지고 깔끔한 짠맛만이 남게 되어 맛의 문제는 해결의 실마리를 찾게 되었다.

원래는 제조업자가 제조한 천일염을 3년 동안 쌓아두어서 간수 성분을 제거한 후 판매하거나, 물로 씻은 후 판매를 하거나 해야 하지만 제조업자로서는 그것이 경제적으로 어려운 일이었기에 그냥 유통해버렸다. 애써 생산한 소금을 3년씩이나 쌓아두고 팔지 못하면 당장의 생계가 어려워지기 때문이었다. 간수 제거는 결국 소비자의 몫이 되었다. 소비자가 천일염을 사서 집에 쌓아두고 간수를 제거한 후 사용하는 것이 일반화 되었다.

그렇게 너도나도 간수는 제거해야 할 대상으로 생각하게 되었다. 천일염은 간수를 제거해야 하는 소금, 간수를 제거한 소금이 좋은 소금이라는 생각이 한국 내에 널리 퍼지게 된 것이다.

그럼 간수는 무엇일까?
바닷물을 농축해서 소금을$_{NaCl}$ 추출하고 남은 물질, 쓴맛을 내는 물질이다. 학문적으로 정의를 하면 염화마그네슘이 주성분인 액체쯤 된다.

하지만 많은 사람이 이해하고 있는 실상은 진실과 아주 다르다. 어떤 분은 단백질을 굳게 한다고 하면서 먹으면 우리 몸의 단백질이 굳어서 죽게 된다고 하기도 하고, 어떤 분은 독성물질이라고 하면서 간수를 탄 물에 물고기를 넣어서 죽는 실험장면을 보여주기도 한다. 하여간 간수를 제거하지 않은 소금은 나쁜 소금이라고 주장하는 사람들 또한 많다.
이런 주장은 한마디로 간수의 간자도 모르는 바보 엉터리 주장들이다.

간수는 논리적으로 말하면 바닷물을 증발시켜서 농축시킨 결과 염화나트륨이 결정화되어 가라앉으면 그것을 끄집어낸 후 남는 물이다. 한마디로 그냥 바닷물을 농축한 물이다. 그중에 소금이라고 하는 염화나트륨을 제거하고 남은 물이 바로 순수한 간수이다.

그리고 그 주성분은 마그네슘이다. 물론 마그네슘만으로 되어있는 것은 아니고 나트륨과 칼슘, 칼륨을 비롯한 수많은 미네랄이 녹아 있는 미네랄

농축수가 바로 간수이다. 그렇기 때문에 간수에는 생명체에게 필수적인 미네랄과 미량미네랄이 수없이 많이 들어 있다. 그래서 일본에서는 이들 간수 – 일본어로는 니가리 – 를 비싸게 사서 물에 타 먹는 것이 한때 유행처럼 번지기도 하였다.

간수는 그렇게 미네랄의 총합이라고 할 수 있다.

바닷물에는 생명체에게 필요한 이 지구상의 모든 미네랄이 이온 상태로 녹아 있다. 그 미네랄을 기반으로 하여 생명체가 탄생하였고, 살아가고 있다. 그러므로 인간은 수많은 미네랄을 골고루 먹어야 살아간다. 하지만 육상의 식물에는 그런 미네랄 함량이 점점 줄어들고 있다. 결국, 우리가 선택할 수밖에 없는 것은 바다의 미네랄이다. 그 미네랄이 농축된 것이 바로 간수다.

〈 제조방법별 간수 성분 〉

함유 성분 (단위g/L)	해수	자염 간수	정제염 간수
나트륨	10.06	38.09	14.83
마그네슘	1.24	63.92	58.08
칼슘	0.39	0.08	38.03
칼륨	0.63	17.75	24.54
염화물이온	19.1	206.62	281.82
황산이온	1.87	74.28	0.00
합계	33.20	400.74	417.30

* 출처 : 염과 니가리- 玉井惠

따라서 간수 = 미네랄농축수라고 하는 것이 맞다.

그럼 왜 간수는 그런 오명을 쓰게 된 것일까?

첫째는 쓴맛 때문이다.

무지하게 쓰다. 그래서 영어로는 비턴bitterns- 쓴맛 나는 것이라고 쓴다. 한자로는 고토苦土라고 쓰고 쓴맛 나는 흙이라고 표현한다. 한국어로는 간수라고 쓰고 마그네슘이 주성분인 액체라고 한다. 결국, 쓴맛이 간수의 모든 것을 대표한다고 할 수 있다.

쓰기 때문에 음식에 사용하면 음식의 맛을 버리게 된다. 소금의 주 사용처가 음식인데 쓴맛이 나니 제거할 수밖에 없는 것이다. 그래서 제거의 대상이 된 것이다.

둘째는 습기를 빨아들이는 능력 때문이다.

간수 성분은 습기를 빨아들이는 능력이 뛰어나다. 공기 중의 수분을 빨아들여 스스로 녹아내린다. 그래서 천일염 소금을 쌓아놓으면 밑으로 수분이 내려 고인다. 그때 천일염의 불순물, 뻘 성분까지 같이 흘러내리기 때문에 지저분해 보이기까지 하고 색도 맑지 않다. 그러니 소금을 안전하게 보관하려면 간수 성분을 제거해야만 한다. 그렇지 않으면 간수 성분이 흘러내리고 잘못하여 간수가 고인 곳의 소금을 음식에 넣었다간 음식 전부를 버려야 하는 상황에 이르기 때문이다.

그럼 간수는 나쁜 것일까 제거해야만 하는 것일까? 간수가 가진 큰 문제는 쓴맛이다. 그 쓴맛을 제어할 수 있다면 더할 나위 없이 소중한 미네랄 덩어리이다. 하지만 천일염에 조금 묻어있는 간수 성분도 음식을 쓰게 하는 마당에 바닷물이 간직한 간수 성분 전부를 소금에 포함시킬 경우 그 맛은 상상을 초월한 쓴맛을 내게 된다. 그래서 지금까지 그런 바다의 미네랄인 간수 성분까지 전부 포함한 소금은 존재할 수가 없었다. 그래서 순수 소금 즉 간수 성분을 모두 제거해버리고 염화나트륨 중심의 소금을 만들고 사용해 온 것이다.

간수를 나쁘게 말하고 멀리한 것은 기술의 부족, 소금의 미네랄에 대한 인식의 부재, 미네랄의 효능에 대한 무지가 만들어 낸 비극이다. 그렇게 간수를 멀리하면서 부족해진 미네랄은 약국에서 칼슘, 철분, 마그네슘, 아연 등을 구입해서 먹는 것으로 겨우겨우 충족시켜온 것이다.

간수는 바다의 미네랄이 농축된 물이다. 지금 시중에 유통되고 있는 먹는 해양심층수는 탈염한 바닷물에 소량의 간수를 탄 것이다. 해양심층수 간수 즉 해양심층수 미네랄농축수는 먹는 해양심층수를 비롯하여 화장품, 식품에 이미 광범위하게 사용이 되고 있다.

그렇다고 바닷물로 만든 모든 간수가 식용으로 사용되는 것은 아니다. 해양심층수같은 깨끗한 바닷물로 만들고 식품기준을 통과해야 식용으로 사용가능하다.

하지만 해양심층수의 모든 미네랄을 포함한 제품은 엠큐눈소금이라는 제품밖에는 현재 없다.

바다의 모든 미네랄을 살려 소금에 담았지만, 쓴맛을 잡은 특별한 제품이다.

간수는 소금을 제조하고 남아서 버려지는 물이 아니라 생명을 살리는 미네랄의 총합이다. 깨끗한 바닷물로 만들어진 제품이라면 더할 나위 없다.

지금도 버려지고 있는 간수의 진실은 간수는 바다의 모든 미네랄이 농축된 미네랄농축수라는 것이다.

4. 저염 - 그 비극의 시작

　미네랄 소금을 찾는 사람 중에 저염식을 하다가 몸이 망가진 후에 오시는 분들이 많다.

　저염식을 시작하시는 분들은 대부분 몸이 안 좋은 분들이 많다. 몸이 좋지 않으니 지푸라기라도 잡는 심정으로 저염식을 시작한다. 병원을 방문하면 의사들을 비롯하여 많은 분이 저염식을 권한다.
　처음 저염식을 하면 몸이 좋아지는 것처럼 보이는 경우가 많다. 체중이 내려가고, 혈압이 내려가고, 다양한 증상들이 나타나면서 몸이 가벼워지는 것 같고, 이런저런 작은 긍정적인 변화들이 나타난다.
　하지만 딱 거기까지인 경우가 대부분이다.

　기력이 떨어지고, 피부가 안 좋아지고, 몸의 활력들이 사라지는 경우가 많아진다. 속을 들여다보면 혈액이 탁해지고 몸의 기관들이 약해진다.
　저염식은 필수적으로 채식을 동반한다. 과일과 채소에 의존한다. 그러면 몸에 칼륨이 쌓이는 증상이 일어난다. 고칼륨증 같은 질병도 나타난다. 칼륨이 몸에 쌓이는 것이다. 칼륨의 배출은 나트륨에 달려 있는데 저염식을 하다 보니 나트륨보다 칼륨을 더 많이 먹게 되어 균형이 깨어지게 되는 것이다.

　몸은 점점 더 약해지고, 병원과 약에 점점 더 의지하게 되고, 그러면서 부족한 미네랄을 별도로 약국에서 구입하여 먹게 된다. 건강해지려고 시작한 저염식이 몸을 더 망가뜨리게 된다.

혈압이 내려가는 것도 결국은 몸의 기력이 쇠하기 때문에 나타나는 현상이 된다. 몸에는 염증이 쌓여간다. 그렇게 몸이 망가진 후에야 저염식을 포기하고 소금을 다시 찾게 된다.

저염식은 또 물의 섭취를 줄인다. 물이 아닌 음료를 찾게 되고 이는 이뇨작용을 통해 탈수로 연결되게 되어 몸의 수분 함유량을 줄이게 된다. 물과 소금이 있어야 우리 몸이 작동을 잘하는데 그렇지 못하니 많은 문제를 발생시키게 되는 것이다. 그렇게 몸이 망가진 후에야 이 산이 아닌가 봐요 하면서 미네랄 소금을 찾게 된다. 저염식을 끝내게 된다.

하지만 한번 망가진 몸은 그리 쉽게 회복되지를 않는다. 저염식의 환상에 한 번 빠진 사람은 다시 돌아오기도 힘이 든다. 요요 현상이 발생하는 것이다. 저염식으로 망가진 몸을 고치려고 소금을 먹기 시작했는데 그 소금이 미네랄 없는 소금이면 다시 문제가 된다. 미네랄 없는 소금에 몸이 조금 이상하게 반응하면 두려움에 다시 저염식으로 돌아가는 사람들도 있다. 우리가 먹는 소금은 간을 맞추기 위한 짠맛의 용도도 있지만 가장 근본적인 것은 미네랄이다. 칼슘과 마그네슘을 음식 간을 맞추려고 먹는 것이 아닌 것처럼 소금도 미네랄이고 소금에 같이 포함된 수많은 미네랄도 우리가 반드시 먹어야 할 생명 필수 물질이다.

운동하거나 몸을 쓰는 사람치고 저염식을 하는 사람들은 별로 없다. 연예인들의 경우는 간혹 있지만 땀을 많이 흘리면 우리 몸에서 염분이 많이 배출된다. 우리가 흘리는 땀의 양은 상상을 초월할 정도로 많다. 하루에 1L는 기본이고 2L 되는 경우도 많다. 그 땀에 소금이 섞여 배출된다. 그런데 소금 섭취를 줄이면 어떻게 될까. 우리 몸은 그러면 소금의 배출을 극도로 제한을 한다. 신장에 명령을 주어 나트륨의 배출을 못 하게 하고 모두 걸러서 재사용을 하라고 한다. 그 과정에서 신장에 무리가 발생하기도 한다. 땀 배출이 억제되거나, 소금이나 독소 배출 없는 물만의 억지 땀이 흘러나온다. 자연스럽게 먹고 자연스럽게 배출이 되도록 해야 하는데 그것을 인위적으로 가로막다 보니 문제가 발생하고 몸에 과부하가 걸리게 된다. 무리하게 미네랄의 재사용을 강요당하고 어떤 곳에서는 소금이 어떤 곳에서는 미네랄이 부족해서 난리가 나는 현상이 벌어지는 것이다. 그래서 저염식을 하면 신장이 먼저 망가지는 경우가 많다. 이어서 위, 간, 심장, 폐 질환으로 연결이 되기도 한다….

물론 소금의 과잉섭취 역시 몸에 부담을 준다. 그러기에 우리 몸은 섭취한 소금을 포함한 미네랄 중에 남거나 불필요한 것은 배설기관을 통해 자연스럽게 배설시킨다. 그렇게 우리 몸은 진화해 왔다. 땀을 흘릴 때 소금이 같이 배출되는 것은 땀이 배출되는 그 과정에서 노폐물도 같이 배출되도록 하기 때문이다.

혈액, 체액은 물론 각종 장기가 움직이고 살아서 활동하게 하려면 소금이 필요하다. 아기가 자라난 양수의 성분이 소금인데 소금이 부족하면 우리 몸은 어떻게 되겠는가?

소금과 미네랄은 우리 몸을 움직이는 거의 모든 임무를 수행한다. 음식을 먹게 하고, 소화액을 만들고, 소화를 시키고, 산성을 중화시키고, 흡수하게 하고, 배설하게 하고, 체액, 혈액을 만들고, 우리 몸의 전해질 균형을 맞추고, 각종 호르몬을 만들고, 신호체계를 작동시키고, 우리 몸을 구성한다. 이런 소금과 미네랄 섭취를 제한하고 적게 먹어서 얻는 것은 과연 무엇일까?

민주당의 이재명 대표는 꽤 오랜 기간 단식을 해도 건강을 유지했지만,

황교안 전 국무총리는 단식 10일을 넘기지 못하고 병원 신세를 져야 했다. 그 차이는 단 하나이다. 소금물을 먹었느냐 아니냐의 차이이다. 소금을 먹느냐 아니냐가 건강을 가르고 생과 사를 가른다….

저염식은 건강식이 아니다. 그렇다고 과잉소금 섭취가 좋은 것도 아니다. 그저 알맞게, 입에 맞게 미네랄 소금을 섭취하면 된다. 소금을 적게 먹으려고 애쓰는 것은 자기 몸을 위하는 일이 아니다. 몸이 원하는 것은 소금이다. 미네랄이다.

저염식은 건강에는 비극이다.
이제 미네랄 소금을 통해 그 비극을 끝내고 몸에 평화를 돌려주어야 한다.

3절 소금혁명, 전쟁의 시작

1. 중국의 소금 전쟁 - 가짜 소금, 진짜 소금

나라마다 소금 문제는 참으로 풀기 어려운 문제라고 생각한다. 건강을 위해 먹지 말라고 해야 하기도 하고, 생명 유지의 필수품이니 국가에서 비축관리도 해야 한다. 저렴하지만 부족하면 큰일 나는 중요한 생활필수품이자 국가 전략물자이기도 하다. 그래서 예로부터 국가에서 소금의 모든 것을 관리 운영해 왔다.

중국의 소금은 어떨까?
우리는 흔히 중국산 소금이 문제가 있는 것처럼 말한다. 15억 인구가 먹고 있는 중국산 소금, 세계에서 소금 생산으로는 1, 2위를 다투는 곳이 중국이고 많은 나라에 수출도 한다. 그런 나라의 소금이 문제가 있는 것처럼 우리는 말한다. 실제 중국산 소금으로 음식을 하거나, 김치를 담갔다가 낭패를 보았다는 수많은 사례를 우리는 듣고 있다. 무엇이 문제일까?

중국은 엄청난 크기를 자랑하는 땅을 가지고 있고, 다양한 지역에 소금 생산지가 분포하다 보니, 소금 역시 지역에 따라 만드는 방식도 다르고 성분 또한 다르다. 땅속에서 캐내는 암염이 생산되기도 하고, 소금 우물물을 길어 소금을 만들기도 하고, 소금 호수에서 소금을 끄집어내기도 하고, 그 호숫물로 소금을 만들기도 한다. 물론 바닷물로 소금을 만들기도 한다.

우리가 중국에서 수입을 통해 들여오는 중국산 소금은 크게 두 가지다. 하나는 정제염이고 다른 하나는 천일염이다.

정제염은 다 아는 것처럼 이온교환막을 이용하여 염소이온과 나트륨이온만을 모아서 만드는 염화나트륨 95%~이상, 99%의 소금이다. 이는 저렴하고 품질이 균일하고 불순물이 없어 식품공장 등에 많이 판매되고 국내 꽃소금 제조에 사용되기도 한다….

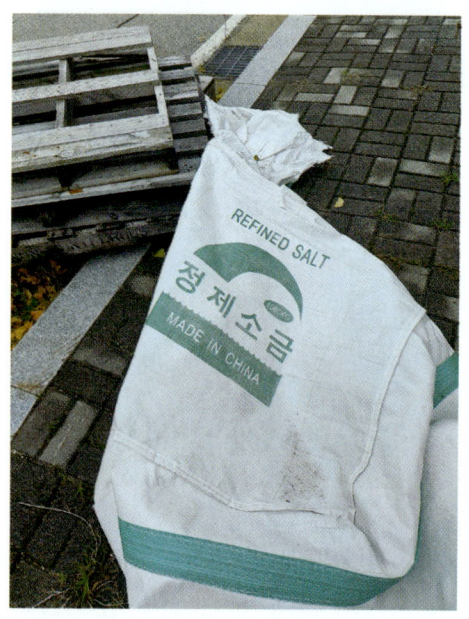

〈 길거리에 나부끼는 중국산 정제염 자루 〉

문제는 천일염이다.
중국의 천일염은 대부분 호수를 방불케 하는 대규모 염전에서 만들어진다. 호수를 방불케 한다는 것은 그 크기도 크지만, 그 물의 깊이가 호수 정도로 깊다는 뜻이기도 하다.

우리나라 염전은 바둑판처럼 반듯하게 되어있고 그 각각의 크기도 작다. 사람이 편리하게 작업할 수 있도록 하기 위함이다. 그리고 염전의 물의 깊이도 매우 얕아서 1㎝ 내외의 깊이를 갖는다. 그래서 15일 정도 농축과정을 거친 물이 결정지에 도착하면 한나절 안에 소금 결정이 가라앉아서 그것을 당일 수확을 한다….

반면 중국의 염전은 호수처럼 넓고 깊다. 그렇게 깊게 해수를 집어넣고 기다린다. 우리처럼 다단계를 거치지도 않고, 농축 후 결정지에서 하루 만에 수확하지도 않는다. 깊고 넓은 호수 같은 곳에 투입된 바닷물이 증발하여 호수 밑에 소금이 결정화되어 가라앉기를 기다린다. 오랜 시간이 걸려 물이 증발하면 다시 물을 집어넣고 기다린다. 그렇게 소금이 많이 쌓이게

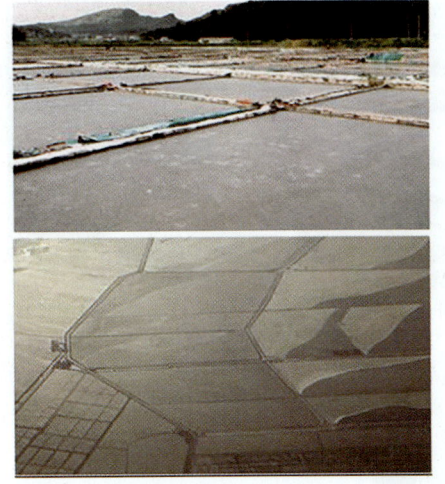
< 염전 비교, 위 한국염전, 아래 중국염전 >

될 때까지 기다려서 소금이 어느 정도 쌓이면 그냥 수확하거나 물을 빼낸 후 수확한다.

이것이 중국산 천일염이다. 3개월, 6개월 혹은 1년에 걸쳐 만들어진 중국산 천일염은 그 제조 과정에서 많은 문제를 안고 있다. 긴 시간에 걸쳐 만들어지다 보니 품질이 균일하지도 않고, 입자도 균질하지 않고, 무엇보다도 불순물이 많다. 긴 시간 동안 그곳에는 황사, 미세먼지를 비롯하여 온갖 것들이 날아 들어간다. 또 간수 성분도 많아서 맛도 쓰다. 그래서 이렇게 만든 중국산 천일염은 법적으로 식용으로 사용할 수 없는 소금이 된다. 과거 우리나라 천일염이 그랬던 것처럼 그대로는 식용으로 할 수 없다.

식용으로 사용하기 위해서는 추가적인 가공과정을 거쳐야 한다. 세척이라는 위생화 작업과 요오드 미네랄 첨가라는 절차를 거쳐야 비로소 식용 소금으로 유통을 할 수가 있게 된다. 이렇게 가공과정을 거친 소금이라야 합법적으로 판매 가능한 소금이 된다.

이런 과정을 거치지 않은 소금을 가짜 소금이라고 하고 가공과정을 거친 소금을 진짜 소금이라고 한다. 한때는 중국에서 유통되는 소금의 80%가 가짜 소금이라는 이야기가 있을 정도로 불법 소금이 판을 쳤다.

한국에서 문제가 되는 중국산 천일염은 대부분 이런 가공과정을 거치지 않은 불법, 가짜 소금이 들어와서 유통된 것이라고 보면 된다. 값이 싸다는 이유로, 모양이 한국산 천일염과 비슷하다는 이유로 한국에 들어와 유통되고, 그것도 안 되니까 염전에 중국산 천일염을 풀어 녹인 후 다시 수확하는 일들도 있다. 최근에 들어와서는 중국에서 한국식 천일염 방식을 도입하여 생산하는 곳도 생기고, 관리도 강화하여 가짜 소금 문제가 줄어들기는 하였지만 매년 불법으로 수입 유통되는 중국산 소금의 문제는 계속되고 있다. 오죽했으면 중국 정부가 가짜 소금이라고 해서 단속하고 유통을 못 하게 하고 있을까?

〈 중국 가짜 소금 관련 기사 〉

소금은 누구나 먹어야 한다. 품질과 위생에서 문제가 생기면 사람들의 분노가 폭발하게 된다. 그것을 잘 알기에 중국 정부에서도 가짜 소금을 불법 소금이라고 하고 단속을 하는 것이다. 정부 차원에서 가짜 소금과의 전쟁을 벌이고 있다. 보통의 소금 전쟁은 소금 업자끼리 혹은 정부에 대항하여 민간인이 벌이는 것인데 중국은 다르다. 민간인에 대해서 중국 정부가 벌이는 것이다. 이는 전매제도의 영향도 있지만, 무엇보다 소금의 품질이 사람 개개인의 건강에 영향을 미치기 때문에 나서지 않을 수 없기 때문이다.

가짜 소금은 품질이 문제가 있고, 불순물이 많다. 간수 성분 또한 많아서 맛이 쓰다. 또한, 중국 내륙지방 사람들은 요오드 성분이 부족하여 갑상선 질환에 걸릴 수도 있는데 이를 소금이 아니면 공급할 방안이 마땅치 않기 때문에 소금에 강제로 요오드 미네랄을 첨가를 하도록 하였다.
중국 정부는 중국인들의 건강을 위해서, 생산한 천일염을 씻어 불순물을

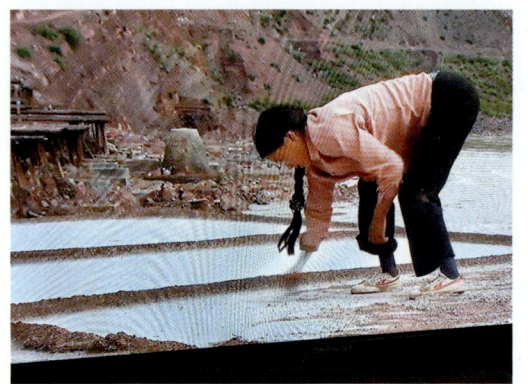
〈티베트 염전 소금 – 완전하게 물을 말린 후 소금 수확〉

제거하고, 쓴맛을 내는 간수 성분도 제거하고, 요오드 성분도 첨가하여 어느 정도의 품질을 갖춘 소금을 유통해서 사람들의 건강을 챙기려고 한 것이다.

중국은 워낙 넓고 다양하므로 소금 생산 방법도 다르고 생산한 소금도 완전히 다르다. 소금 우물물을 길어서 소금을 만드는 티베트지역 염전에서는 소금물이 완전히 증발할 때까지 기다린 후 소금을 수확한다.

반면 우리나라 서해 바닷물로 만드는 천일염은 소금물 즉 바닷물을 완전하게 증발시키지 않는다. 그 차이는 뭘까?

그것은 소금물의 차이이다. 티벳의 소금물은 암염이 녹아 나오는 물이기 때문에 소금이 만들어지는 과정을 한 번 거친 후의 물이다. 따라서 암염이 되는 과정에서 간수 성분이 이미 제거가 된 상태의 물이기 때문에 염화나트륨만으로 구성되어 있다. 따라서 온전하게 모든 물을 증발시켜도 품질에는 아무런 문제가 없고 오히려 소금양이 늘어나게 되는 장점이 있게 된다.

반면 우리 서해의 바닷물로 직접 천일염 소금을 만들 때에는 간수 성분이 그대로 있으므로 그것을 가능한 한 소금에 포함하지 않으려고 잔여물을 남긴 상태에서 소금을 수확하는 것이다.

오른쪽 사진에서처럼 불도저를 가지고 수확하는 소금이 식용으로 적합

할 리가 없다. 따라서 식용 소금이 되려면 세척과 요오드 첨가라는 추가 가공공정을 거쳐야 한다. 그래야 사람이 먹을 수 있는 소금이 만들어지게 된다.

현재 중국에서 벌어지고 있는 소금을 바꾸려는 전쟁은 정부 주도이고, 미네랄 함량에 대해서는 별 관심이 없는 실정이다.

지금의 중국은 더욱 깨끗한 수준의 먹는 소금을 만들어 내기 위한 전쟁을 치르고 있다고 할 수 있다.

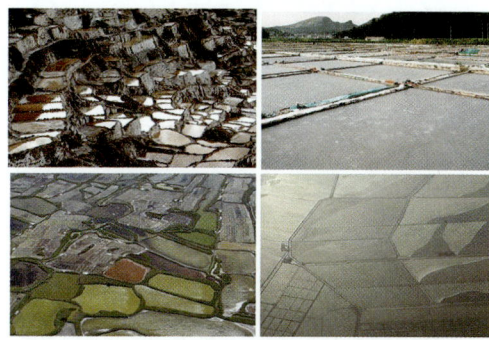
〈 세계 각국의 염전 사진들 – 페루, 한국, 프랑스, 중국 〉

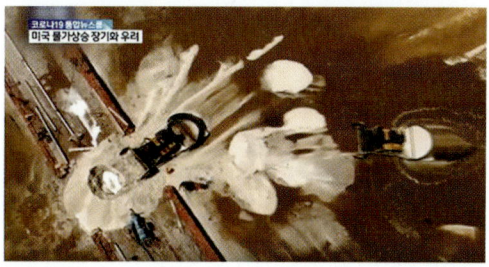
〈 중국의 염전에서의 소금 수확 – 불도저로 소금 수확 〉

가짜 소금과 진짜 소금과의 전쟁이 한창인 것이다. 최근 들어 한국을 오가는 중국사람들을 중심으로 미네랄 소금에 관해 관심을 두는 사람들이 점점 늘어나고 있는 점은 고무적인 모습이라고 할 수 있다.

중국이 가짜 소금과의 전쟁을 끝내고 인류를 위한 미네랄 소금 전쟁에 뛰어들 날은 언제쯤일까?

2. 일본의 소금 전쟁 - 정제염, 자연 해염

　일본의 소금산업은 1971년을 기점으로 대변혁이 이루어졌다.
　이온교환막이라는 단 한 가지 방법으로 정제염 소금만을 만들어서 판매하라는 것과, 그것도 정부에서 허가한 기업에서만 할 수 있다는 소금에 관한 임시조치법이 시행된 것이다. 단 7개 기업에만 소금제조를 그것도 이온교환막을 이용한 정제염 소금만 만들어 판매를 할 수 있다는 혁명적인 조치가 취해졌다.

　그동안 만들어 오던 다양한 방법, 염전을 이용한 방법이나, 평부솥을 이용한 자염 제조법이나 전통적으로 내려오던 그 모든 소금제조 방법이 일거에 불법이 되어버렸다.

　소금을 제조하던 회사들은 문을 닫거나 통폐합되었다. 그리고 이온교환막을 이용한 소금만이 생산 판매되기 시작하였다.

　한국도 이 조치를 따라서 이온교환막을 이용한 공장이 턴키베이스 방식-시공업자가 공장을 짓고 설비를 완벽하게 갖추어 발주자가 열쇠만 돌리면 가동할 수 있게 하는 방식-으로 강릉과 울산에 건설되었고, 천일염은 식용으로 사용할 수 없는 소금이 되어버렸다. 그리고 염전을 폐지하거나 줄이는 조치들을 하나둘 취하기 시작하였다. 한국에서도 이온교환막을 이용한 소금이 대세로 자리를 잡았고, 천일염을 정제염과 섞어서 녹인 후 불순물을 제거하고 재결정화시킨 꽃소금재제염이 식용 소금의 중심으로 자리를 잡게 되었다.

천일염은 불법 소금은 아니지만, 식용으로는 사용할 수 없는 비식용 절임용으로 전락시켜 버렸다.

왜 이런 무모한 혁명적인 조치들을 취한 것일까?

그 이유는 3가지로 요약이 된다. 화학공업, 식품 공업의 발달로 순수 소금에 대한 수요가 증가한 것과 기존의 천일염 소금이 가지고 있던 불순물 문제, 균일하지 못한 품질 문제와 더불어 소비되는 소금 대부분을 수입하는 일본이나 한국으로서는 생산비용이 많이 들어 가격 경쟁력이 없는 소금을 더 이상 만들 필요가 없다는 이유였다.

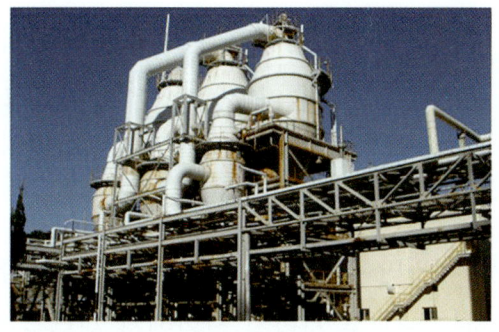

〈한국에 설치되어 운영되었던 정제염 공장 - 강릉〉

세계 전체적으로 보면 일본은 세계 1위 소금 수입국이고, 한국은 2위 수준이다. 사용하는 소금 대부분을 수입하고 있다. 그런 상황에서 생산성이 떨어지고 품질 또한 낮고, 불순물이 많은 소금을 더 이상 만들 필요가 없다는 것이었다. 기간산업에 필요한 소금은 이온교환막을 이용한 정제염 소금으로 충당하고 나머지는 수입하여 충당하면 된다는 것이 그 당시 지배적인 논리였다.

소금이 가진 문화, 전통, 유사시 생명 유지 수단으로서의 중요성, 소금에 포함된 미네랄이 가지는 의미, 제염업자들의 상업적 가치 등은 깡그리 무시되었다.

그렇게 소금산업이 급속하게 재편되어 흘러가면서 여러 가지 쌓였던 문제점들이 하나둘 드러나기 시작하였다.

일본 야마구찌현山口縣防府市에서 개업한 의사 마지마 신페이真島真平라는 분이 "현대병은 소금이 원인이다"라는 책에서 "70년대 정제염 시대가 되면서부터 병원에 오는 환자분들의 질병이 변하기 시작했다"라고 주장을 하면서 소금산업에 파열음이 나기 시작하였다. 아토피, 알레르기 환자가 급증한 것의 원인이 소금이 바뀌었기 때문이라고 주장한 것이다. 이를 기점으로 하여 자연해염이온교환막의 정제염이 아니라 바닷물로 직접 만든 미네랄이 풍부한 소금을 만들고 먹어야 한다는 움직임이 일어나고, 자연 해염 제조 청원운동, 식생활 개선 운동이 활발해지고, 먹거리에 관심 갖는 사람들이 늘어나기 시작하였다.

소금이 질병의 원인이라니, 소금이 바뀌면서 건강이 나빠졌다는 주장은 충격 그 자체였다. 미네랄 소금을 먹어야 한다거나 미네랄 없는 정제염이 문제라는 주장들이 잇달아 터져 나왔고 연이어 관련 연구들이 쏟아지기 시작하였다.

하지만 법에 따른 규제가 있고, 소금 제조하는 사람들도 정제염을 제외하고는 모두 사라진 상황에서 새로운 소금을 만든다는 것은 쉬운 일이 아니었다. 당시 상황은 개인이든 회사든 기존의 법이 정한 7개사 이외에 소금을 만든다는 것 자체가 불법이었으며, 정제염 이외의 소금은 소금으로 인정을 받지 못하는 상황이었다.

이에 수많은 사람이 정제염의 문제점, 전매법의 문제점을 지적하기 시작하였다, 소금제조의 자유, 소금의 자유화를 요구하기 시작하였다.
그런 움직임이 계속되다가 1976년이 되어서 일본식용염연구회가 발족하고 제염 연구소를 개설하여 허가를 득한 후 1979년 제염시험장으로 이즈오섬伊豆大島에 제염 시설을 설치하는 것으로 자연염의 제조가 다시 시작되었다.

〈 일본의 소금 제도의 변천사 〉

年	시행 조치	
1905年	塩專賣制の實施	염 전매제의 실시
1910年	第1次塩業整備（～1911年）	제1차 염업정비
1919年	塩專賣の收益主義から公益主義へ	염전매 수익주의에서 공익주의로
1929年	第2次塩業整備（～1930年）	제2차 염업정비
1938年	食卓塩の包裝要領の改定、統一價格の實施	식탁염의 포장요령의 개정,통일가격의 실시
1942年	自家用塩制度實施	자가용 염제도 실시
1949年	日本專賣公社設立	일본전매공사 설립
1959年	第3次塩業整備（～1960年）	제3차 염업정비
1965年	イオン膜技術が實用可能な段階へ	이온막기술이 실용가능한 단계로 진입
1971年	第4次塩業整備（～1972年）	제4차 염업정비
1985年	日本專賣公社から日本たばこ産業株式會社へ	일본전매공사에서 일본담배산업주식회사로 명칭 변경
1997年	塩專賣制度の終焉	염전매제도의 종언

하지만 이것도 간신히 연구용으로만 허가를 받은 것이어서 판매를 할 수가 없는 실정이었다. 다시 정부 기관과 협의에 협의를 한 결과 1980년에 회원들에게 한정해서 무상배포는 할 수 있다는 허가를 받아서 겨우 생산에 착수할 수 있었다. 회원들에게는 회비를 받고 소금은 무상으로 배포하는 방식으로 해서 편법으로 운영을 하면서 새로운 소금의 제조방법을 개발하고, 정부의 정제염 일변도의 소금 정책에 항의하고 변화를 촉구하였다.

〈 일본식용염연구회 실험용 제염 시설과 제조된 소금 〉

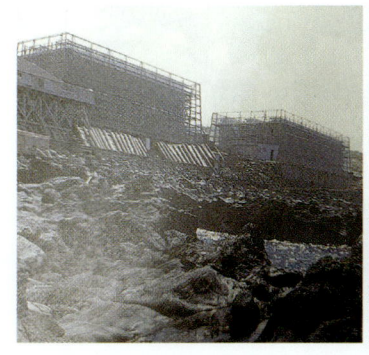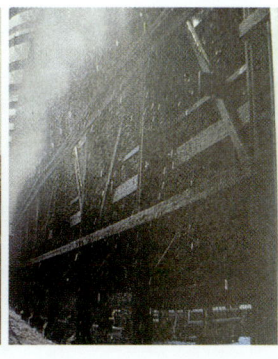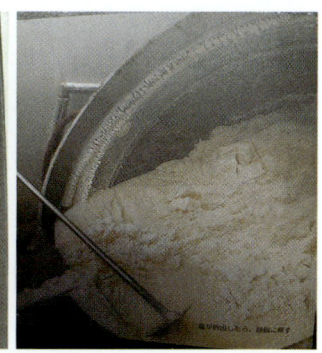

이들이 소금을 제조한 방식은 위의 사진처럼 높게 나무로 만든 구조물에 네트_망를 설치하고 그 그물에 해수를 떨어뜨리면 물방울이 잘게 쪼개져서 흩날리게 되고, 이 작은 방울이 공기와 접촉해서 증발하는 방식으로 농축수를 만들었다. 그것을 반복해서 진한 농축수가 만들어지면 그것을 다양한 증발 솥을 이용하여 증발을 시키거나, 비닐하우스 안에서 자연 증발시키는 방법을 택하였다. 다양한 방식들이 연구되었는데 그물 대신 대나무를 거꾸로 세워서 사용한 경우도 있었다.

전국적인 움직임들이 만들어지고 노력한 결과 1997년 드디어 전매법이 폐지되고 누구나 소금을 만들고 판매할 수 있는 새로운 시대가 열렸다.

〈 일본 재무성 소금 자유화 발표 〉

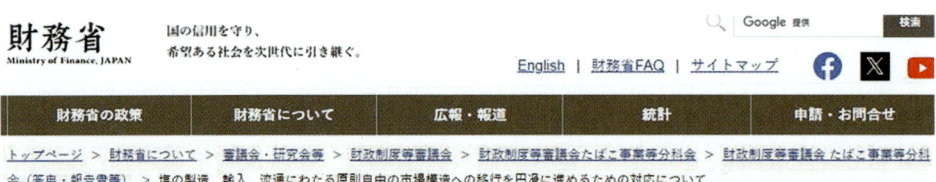

사람들의 건강에 도움이 되는 차별화된 소금을 만들어 팔고 싶다는, 그런 소금을 구매, 사용하여 건강하게 살고 싶다는 그 단순한 욕구가 거의 30년 동안 묵살되어 오다 마침내 자유화가 된 것이다.

모든 사람이 염화나트륨 99%의 소금만을 똑같이 만들고 먹어야 한다는 말도 안 되는 주장이 받아들여지고, 법이 되어 사람들의 삶을, 건강을 수십 년 동안 옥죄었다. 당시 나온 수많은 자료를 보면 일본인의 건강이 소금이 바뀜과 더불어 문제로 나타나기 시작했음을 알 수가 있다.

법이 바뀌어 소금의 생산 판매가 자유화되자 수많은 사람이 다양한 방법으로 소금을 만들기 시작하였다. 의사들도 직접 소금을 만들고, 간수를 만들어 환자치료에 사용하기 시작하였다.

〈 소금 제조판매의 자유화로 탄생한 다양한 일본 소금들 〉

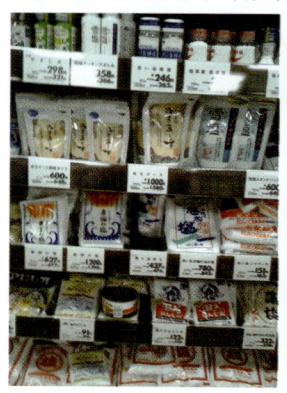
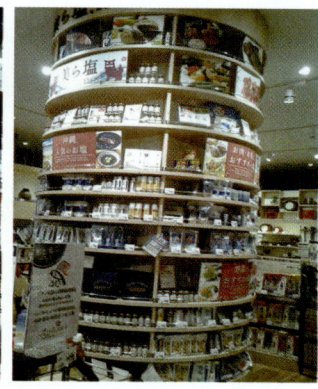

사람들이 하나둘 미네랄의 중요성에 눈을 뜨고 새로이 만들어진 소금으로 인해 건강을 찾기 시작하였다.

〈 소금 자유화 후 간수를 이용한 치료에 나선 의사 병원들 〉

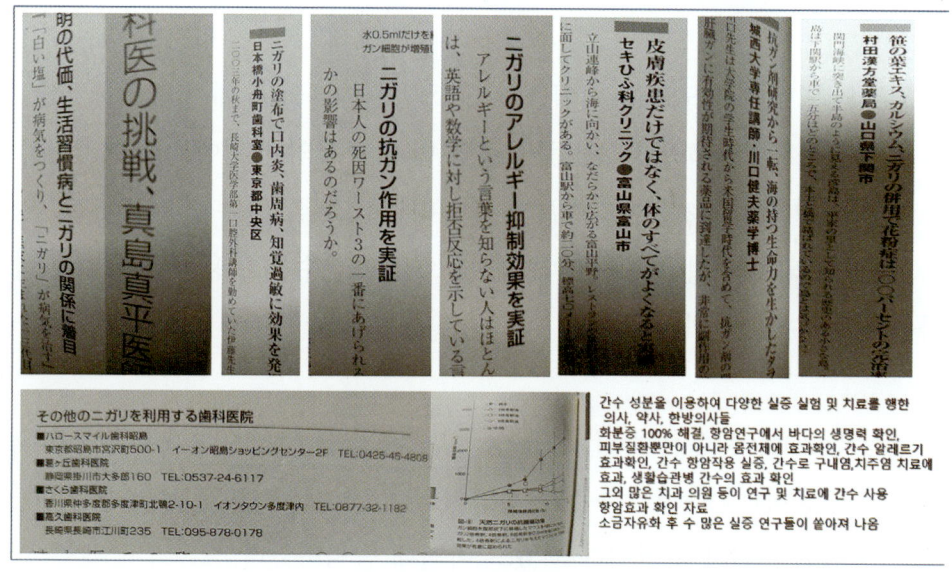

정제염 일변도에서 벗어나, 옛날 염전방식의 소금을 만드는 사람, 전통 방식을 찾아 복원하여 소금을 만드는 사람, 첨단 기술을 이용하여 소금을 만드는 사람 등 다양한 방법들이 시도되어 질 좋고 다양한 제품들이 출시

되어 판매되기 시작하였다. 소금 제조회사도 수백 개가 넘게 되었으며 현재 소금 제품 또한 수백 가지가 넘는 실정이다.

일본의 소금 전쟁은 잘못된 판단으로 만들어진 정제염법과 소금 기업 통폐합법에 맞선 30년 가까운 전쟁을 벌인 결과 소금산업의 자유화라는 승리를 쟁취한 것으로 끝이 났다.

현재 일본의 소금제조는 완전하게 자유화된 상태이다. 연간 100t 이하의 생산은 염도 규제 등 다양한 소금 관련 규제를 아예 적용받지 않는다. 말 그대로 완전 자유화된 상태이다. 메이저 7개사 이외에는 아무런 규제도 없다고 보는 것이 맞다. 한국의 경우에는 아직도 염도 규제 등 일부 규제들이 남아있다.

일본의 염 전매제도가 폐지되면서 한국의 전매제도도 폐지가 되고, 천일염의 식용화도 가능하게 되는 등 일련의 법과 규정의 개편이 이루어졌다.
일본의 경우 소금제조가 자유화되고 미네랄 소금, 간수를 마음 놓고 만들 수 있게 되자 수많은 의사, 약사들이 소금과 간수를 활용하여 치료에 박차를 가할 수 있게 되었다.

일본의 30년에 걸친 소금 전쟁은, 미네랄 소금, 자연 해염을 복원하고 치료에 활용하려는 소금 자유화 전쟁이었다. 이 전쟁은 우리가 상상하는 것 이상으로 치열하게 전개가 되었고 마침내 승리하였다.

그 승리의 열매를 우리도 일부 누리고 있다.
소금산업은 자유화되어야 한다. 누구나 좋은 소금을 만들 수 있어야 한다. 그런 자유의 토대 위에서 진정한 미네랄 소금이 탄생할 수 있다.

3. 한국의 소금 전쟁 – 천일염, 정제염, 죽염

한국만큼 소금에 미친 나라도 없을 것이다. 만나는 사람마다 저마다의 소금을 가지고 있고, 소금 지식을 가지고 있다. 또 한국처럼 소금 가공기술에 진심인 나라도 없다.

천일염, 자염, 구운 소금, 죽염, 용융 소금, 꽃소금…. 이런 식으로 소금을 나누는 나라도 별로 없다. 소금이면 소금이지 그것을 굽고, 씻고, 녹이고, 대나무 통에 굽고 하는 별난 짓을 하는 나라가 세계에는 별로 없다는 뜻이다.

한국처럼 집마다 테이블 쏠트 즉 음식에 간을 맞추기 위해 먹는 소금 말고 다른 용도로 된 소금을 가지고 있는 나라도 별로 없다.

한국은 왜 그럴까? 왜 소금에 진심일까?
그것은 그만큼 소금에 대한 불신이 크고 문제점이 많았기 때문이라고 할 수 있다.

한국의 경우는 다른 나라들처럼 암염이 나지도 않고, 땅속에서 진한 소금물이 솟아나지도 않는다. 소금 호수도 없고 오로지 바닷물을 증발시켜서 만든 소금밖에는 없다. 그래서 그 오랜 세월 동안 바닷물을 끓여서 만드는 자염이 유일한 소금이었다.

물론 자염을 만드는 방식은 시대마다 지역마다 조금씩 달랐다. 바닷물을 그냥 끓여서 증발시키고 소금을 만들기에는 에너지 비용이 너무나 많이 들었고, 바닷물을 운반하는 노동력도 너무나 많이 들었기 때문이다. 그래서 다양한 농축시설과 장치들을 개발하여 바닷물을 1차 농축한 후 그 농축된 물을 커다란 솥에 넣고 끓여서 잔여 수분을 증발시켜서 소금을 만들었다. 그렇게 만든 소금은 끓일 자煮, 소금 염鹽, 즉 자염煮鹽이라 부르고 널리 사용하였다.

자염은 생산비는 많이 들었지만 그런대로 맛이 있고 입자도 고왔다. 하지만 입자가 천일염과 달리 가늘고 고운 탓에 물 빠짐이 잘 안 되고, 건조에 어려움이 다소 있었다. 그러다 보니 보관에도 다소 문제가 있어 오래 두면 간수 성분이 일부 흘러나오는 문제를 가지고 있었다. 그 문제를 해결하기 위하여 구운 소금이 일부 지역에서 만들어지기도 하였다.

소금 문제가 본격화된 것은 이 땅에 천일염이 등장하면서부터였다. 수천 년 동안 이어져 온 자염 제염 방식을 밀어내고 일제에 의해 천일염 방식이 이 땅에 등장하면서 한국의 소금은 혁명적인 변화를 맞게 되었다. 소금을 가마솥이 아니라 갯벌 염전에서 만든다는 생각, 불을 때지 않고 태양의 힘으로 소금을 만든다는 생각은 혁명적이라 할 만했다.

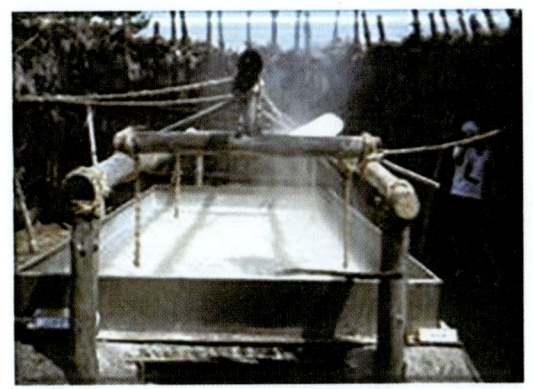

〈 자염 생산방식- 평부솥을 재현한 모습 〉

천일염은 1910년 주안에 99정보의 시험적인 천일염 염전이 만들어지면서 본격적인 생산에 돌입하게 된다. 넓은 서해안의 갯벌을 이용한 천일염이 이 땅에서 생산되기 시작한 것이다.

1907년 조선 통감부는 새로운 염세 규정을 발표하였다. 소금 생산을 하려면 탁지부_{현재로 치면 기획재정부}의 허가를 받아야 했고 왕실의 궁내부 소관이

던 어염세漁鹽稅를 탁지부로 이관하였다. 일본식 전오염煎熬鹽과 대만식 천일염을 생산하기 위해 시험생산을 한 후 결과에 따라 확대한다는 것이 핵심 내용이었다. 몇백 년 동안 내려오던 소금 생산은 새로 허가를 받아야 하고 염세도 종전보다 더 높아지자 많은 염업자의 반발이 함경도에서 제주도까지 일어났고 일제의 폭력적인 진압이 있었다. 특히 함경도에서 일어난 반대시위에는 염민이 다치고 죽었으며 35명이 감옥에 갇힐 정도로 반대가 극심하였다.

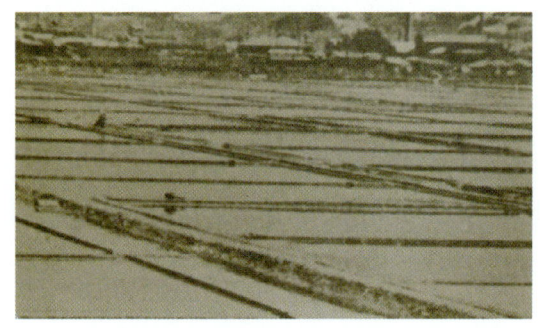

〈 한국 최초의 염전인 주안 염전 전경 〉

주안 염전을 시작으로 하여 서해바닷가 곳곳으로 천일염 염전이 개발되기 시작하였고 값싼 천일염이 대량 생산 공급되기 시작하였다.

하지만 자염에 길들어 있는 한국 사람들에게는 천일염은 짜고 쓴맛 나는 소금이었다. 불순물이 많은 소금이었다. 자염은 끓여 만들어지는 소금으로 끓이는 과정에서 쓴맛도 줄어들고 미네랄 함량이랑 수분함량도 좀 있어서 짠맛이 그리 강하지 않았다. 반면 천일염은 간수 성분이 그대로 살아있어서 쓴맛이 났고 짠맛도 강했다. 그래서 사람들이 사용하기를 꺼리기도 하였지만 저렴한 가격과 일본의 적극적인 지원을 통해 자염을 밀어내고 주력 소금으로 자리 잡았다. 높은 에너지 비용과 힘든 노동을 수반하는 자염은 점차 그 세력을 잃고 사라져갔다.

하지만 천일염은 몇 가지 문제점을 가지고 있었다. 하나는 흙바닥에서 만들다 보니 너무 불순물이 많았다. 펄뻘 성분도 들어 있고, 열린 공간에서 만들다 보니 이것저것 들어가는 것이 많았다. 위생 관념 또한 높지 않기도 했기 때문이었다. 또 간수 성분이 들어 있다 보니 쓴맛이 났고, 구입해 두면 공기 중의 수분을 빨아당겨서 간수 성분이 흘러내려 보기에도 좋지 않았다. 소금이 귀할 때는 아주 큰 문제는 아니었지만 살만해지고 고급 음식을 하는 입장에서는 큰 문제가 아닐 수 없었다. 해안가의 오염 문제 또한 큰 문제가 되었다. 바닷가에 공장들이 들어서다 보니 바다가 오염되고 그 바닷물로 만든 소금 또한 문제가 되는 상황이 발생하였다. 그런 상황을 타개하고자 다양한 방법들이 모색되었다.

일본으로부터 해방이 되고 한국이 경제발전을 해나가면서 그동안 숨어있던, 천일염이 가진 문제들이 하나둘 노출이 되었다.
급기야 정부에서 나서서 소금산업에 새로운 규제 조치들을 취하기 시작하였다. 천일염을 비식염화하고 그동안 중심이었던 천일염 방식이 아니라 일본에서 시작한 정제염 기술의 도입을 통해 깨끗하고 오염 없는 경제적인 소금을 만들어 내기 시작한 것이다.

정제염은 끌어들인 바닷물을 모래 여과 등의 필터를 통해 거르고 이온교환막을 통해 다시 거르기 때문에 지금까지의 그 어떤 소금보다 깨끗한 소금이었다. 모든 불순물과 미네랄을 제거하여 순수한 소금 즉 염화나트륨만을 남긴 소금이었다. 식품공장이나 화학, 의료품 생산 공장에서 환영할만한 조건을 고루 갖춘 소금이었다.

정제염의 생산과 발맞추어서 천일염을 식염에서 배제하여 광물로 변경하는 조치를 취하였다. 천일염은 배추절임이나 염장을 위한 절임용 정도로 사용하게 하고 식염에서 배제조치를 취한 것이다.

다음 장의 표 2002년 개정 고시를 보면 이때도 천일염은 식염이 아니었다. 지금 정부나 지자체에서 미네랄 운운하면서 권장하는 천일염은 먹어서는

⟨ 표: 2002년 개정 고시 (과거의 소금 기준) ⟩

구분	식염				비식염
	재제소금 (꽃소금)	가공소금		정제소금	천일염
		태움 용융 소금	기타 가공소금		
염화나트륨(%)	88 이상	88 이상	93 이상	95 이상	80 이상

안 되는 소금이었다.

식용 소금은 정제염을 사용하거나 정제염과 천일염을 물에 녹여 불순물을 제거한 후 재결정화한 재제염꽃소금을 만들어 식용으로 사용하도록 하였다. 깨끗한 소금을 식용으로 사용하게 하겠다는 정부의 취지를 반영한 정책이었다.

이러한 조치들은 의도는 좋았지만, 일본의 소금 개혁조치가 가져온 결과와 같은 부정적인 결과를 만들어 내었다. 즉 온 국민에게 미네랄 없는 소금을 먹게 하는 결과를 가져온 것이었다.

정제염이든 정제염과 천일염을 섞은 후 다시 녹여 만든 소금이든 미네랄 없는 순수 염화나트륨Nad에 가까운 소금이라는 사실은 변할 리 없기 때문이다. 이러한 미네랄 없는 소금의 공급이 지속되자 일본의 소금 전쟁과 마찬가지로 한국 내에서도 미네랄 소금을 만들기 위한 다양하고 새로운 시도들이 여기저기서 나타나기 시작하였다.

다만 일본의 소금 전쟁이 소비자들 중심이었다면 한국의 소금 전쟁은 생산자들 중심으로 시작이 되었다는 것이다.

천일염을 제조하는 분들은 염전을 개선하기 시작하였다. 흙바닥 위에 장판을 까는 방식을 도입하기 시작하였다. 흙바닥에서 소금을 모으고 긁어내고 하다 보니 작업성도 떨어지고, 펄뻘 성분 등 이물질의 함유량도 많아지는 문제를 장판을 까는 것으로 해결을 시도한 것이다. 이러한 작업으로 인해 작업성도 좋아지고 생산량도 올라가고 펄뻘 성분 등 이물질의 함유량은 현저하게 개선되어 갔다.

또한, 구운 소금을 만드는 분들이 등장하여 다양한 방식으로 구운 소금을 만들어 내기 시작하였다. 단순하게 굽거나 건조를 하는 것을 넘어, 건조 용기를 도자기로 한다든가, 대나무를 이용한다든가 하는 것에서부터 시작하여, 다양한 것을 첨가한 소금들까지 만들기 시작하였다. 이는 천일염이 가진 쓴맛을 순화시키고 미네랄 함량을 좀 더 높이려는 조치였다. 천일염이 가진 문제점을 개선하려는 노력이라고 할 수 있다.

더 나아가서 고온으로 굽거나 녹이는 용융 소금의 단계로까지 나아간 예도 있었다. 죽염과 용융 소금이 그것이다. 죽염은 대나무 통에 넣어서 8번을 구운 후 마지막 9번 째에는 온도를 올려 녹인 후 굳은 것을 깨어서 제품화한 것이다. 용융 소금은 대나무에 넣는 작업 없이 그냥 온도를 올려서 녹인 후 굳은 것을 깨서 만든 소금이다. 만드는 사람에 따라서 그 작업을 수차례 더 반복하는 경우도 있고, 용융시간을 길게 하는 예도 있다.

죽염은 이런 과정을 통해 미네랄을 증가시킨다고 이야기한다. 제조 과정에서 대나무와 황토 송진 가루 등이 첨가되기 때문에 그리고 고온으로 인해 미네랄 함량이 증가한다고 이야기한다.

반면에 용융 소금은 염화나트륨 이외의 미네랄은 불순물이라고 이야기한다. 용융 소금은 용융과정을 통해 염화나트륨 이외의 다른 미네랄은 제거하는 방식으로 발전했다. 용융과정을 같이 거치지만 죽염은 미네랄의 증가를, 용융 소금은 미네랄의 감소 효과를 이야기한다. 공통되는 것은 고온의 과정을 통해 천일염이 가진 불순물을 다 태워 없애 버렸다고 주장한다. 즉 천일염이 가진 이물질을 제거하는 기술이라고 이야기를 한다.

〈 죽염 제조 과정 〉

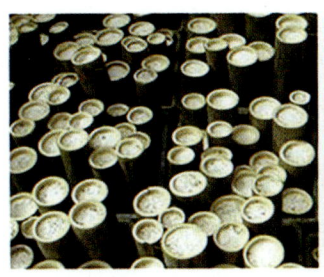 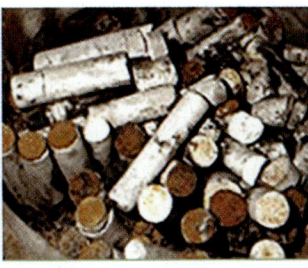 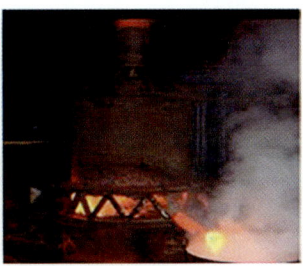

한편 가정에서는 천일염을 씻은 후 볶아서 사용하거나, 물에 녹인 후 불순물을 가라앉혀 위의 물만을 떠내어 사용하는 등 위생을 확보하고 보관 및 사용방법을 개선하여 왔다.

어찌 되었든 천일염이 가진 문제를 나름대로 해결하려고 노력하며 각자의 영역에서 소금 전쟁을 벌인 것이다. 그 결과 대한민국도 소금산업에 변화가 찾아왔다.

천일염이 식용으로 자리를 다시 찾은 것이다. 광물에서 벗어나서 식품으로 다시 돌아왔다. 소금제조 역시 자유화의 길을 걷기 시작하였다.

법이 개정되고 식품 규정이 바뀌었다. 천일염이 다시 식염의 자리를 되찾았다. 해양심층수 소금 같은 새로운 소금들은 자기의 이름을 갖게 되어 제한적이나마 소금 자유화의 길을 걷게 되었다.

〈 표 : 2002년 개정 고시 (과거의 소금 기준) 〉

구분	식염				비식염
	재제소금 (꽃소금)	가공소금		정제소금	천일염
		태움 용융 소금	기타 가공소금		
염화나트륨(%)	88 이상	88 이상	93 이상	95 이상	80 이상

I_ 소금혁명

〈 표 : 2023년 현행 고시(바뀐 지금의 기준) 〉

구분	천일염	재제염	태움용 용소금	정제염	기타염		가공소금
					기타염	해양심층수염	
염화 나트륨(%)	70 이상	88 이상	88 이상	95 이상	88 이상	70 이상	35 이상

그런데 문제는 여전히 남아있었다. 천일염의 제조에 사용한 장판이 문제가 되었다. 아무런 문제가 없을 것 같았던 장판이 문제가 된 것이다. 장판이 시간이 지나면서 햇빛과 소금에 의해 삭아 내리고 부서지는 현상이 생겼다. 강한 햇빛과 소금의 만남은 장판에서 환경호르몬이 나오는 문제를 일으키었다. 심각한 문제가 아닐 수 없었다. 모두가 나서서 해결의 실마리를 찾아야 했다. 이런 문제들이 본격 제기가 되자 천일염은 다시금 변화를 시도하였다.

여기서 대응은 두 갈래로 나누어진다. 환경호르몬 없는 도자기 혹은 타일을 까는 타일, 도자기 염의 탄생이고, 다른 하나는 예전의 흙바닥으로 다시 돌아가는 토판염의 탄생이 그것이다. 그렇게 천일염의 이물질, 환경호르몬 문제는 일단락되는 듯하지만 이물질 함유 문제는 완전하게 해결이 되지 않아서 대부분 천일염은 세척과 이물질 분리작업을 한 후 제품화되고 있다.

한국의 소금 전쟁은 끝이 나는가 싶었지만, 여전히 진행 중이다. 가장 최근에 이루어진 것은 ㈜오씨아드가 벌인 소금 전쟁이다.
지금까지 한국이 벌인 소금 전쟁이 천일염이 가진 이물질 및 쓴맛을 해결하기 위한 전쟁이었다면 오씨아드가 벌인 전쟁은 진짜 미네랄 전쟁이었다.

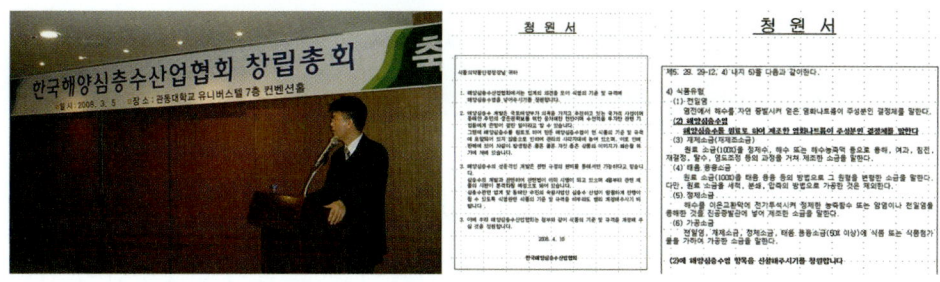

〈 개별 기업을 넘어서, 협회를 설립하여 미네랄 소금 청원운동 개시 〉

* 필자를 포함한 많은 분과 기업이 동참하여 변화를 만들어 내었다.

지금까지 미네랄 없는 소금에 대해 미네랄이 제대로 있는 소금을 만들고 사용하자는 전쟁이었다. 이 전쟁은 단지 미네랄이 조금 더 들어 있는 수준의 소금을 만드는 것이 아니라 소금의 개념과 틀을 완전하게 바꾸는 전쟁이었다. 소금의 기준, 법을 바꾸고 만드는 일이었고, 새로운 소금의 이름을 만들어 내는 일이었다.

소금을 광물에서 식염으로 바꾸는 것을 넘어 진짜 건강에 도움이 되는 물질로 바꾸어가는 싸움이었다.

오씨아드 이전에는 소금의 염도가 천일염은 80% 이상, 재제염 등 다른 소금은 88% 이상이었고, 정제염은 95% 이상이었다. 미네랄 소금 즉 미네랄이 든 소금을 만들 수 있는 여지가 없었다.

오씨아드에 의해 주도된, 미네랄이 든 소금을 만들 수 있도록 해달라는 싸움이 받아들여져서 염도가 70% 이상으로 내려왔고, 해양심층수 소금이라는 새로운 소금의 카테고리가 생겨났다.

그렇게 해서 염도 75%의 엠큐눈소금이 탄생을 할 수 있게 된 것이다.

하지만 아무리 좋은 소금이 만들어져도 소금은 염화나트륨이라는 사고를 깨뜨리고 미네랄 덩어리라는 새로운 인식을 만들어 내기는 쉽지 않다. 소금은 짠맛을 넘어 건강 때문에 먹어야 한다는 새로운 흐름을 창조해 내는 것은 너무나 어려운 일이다.

그 싸움은 죽염이라는 소금이 먼저 시작했다. 천일염을 가져다가 굽고 녹이고 대나무 성분을 첨가해서 새로이 만들어 낸 소금이 짠맛뿐만이 아니라 건강에 도움이 된다는 주장을 하고 그것을 사람들에게 이해를 시켜가는 힘겨운 전쟁을 죽염은 40년간 해왔다.

〈 미네랄 소금으로서의 죽염을 알리기 위한 작업들, 인산가 〉

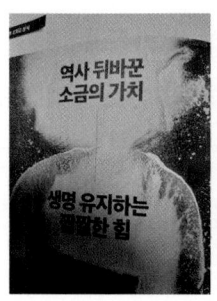 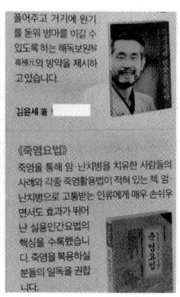

책을 출판하고, 잡지를 통해 홍보하고 순회강연을 하는 등 적극적으로 미네랄 소금으로서의 죽염을 알리고 상업화에 성공함, 소금기업으로는 첫 코스닥 상장에 성공함

그 결과 사람들은 이제는 소금이 건강에 도움이 될 수 있다는 생각을 조금씩 하게 되었다.

그런 움직임에 기대어 수많은 제품이 쏟아져 나왔고 저마다의 효능을 지금 주장하고 있다. 그런 싸움이 있었기에 해양심층수의 모든 미네랄을 100% 담은 새로운 건강 소금인 엠큐눈소금을 사람들에게 설명할 수 있는 상황이 만들어진 것이다.

〈 미네랄 소금의 진정한 모습을 처음 소개한 책자 〉

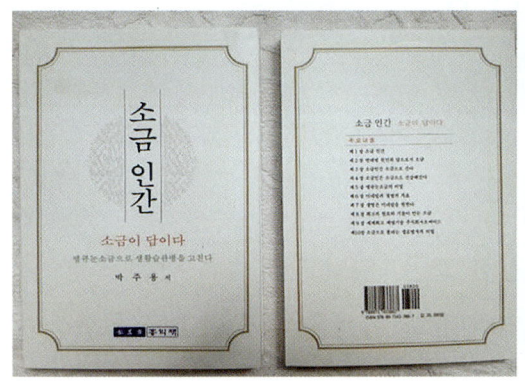 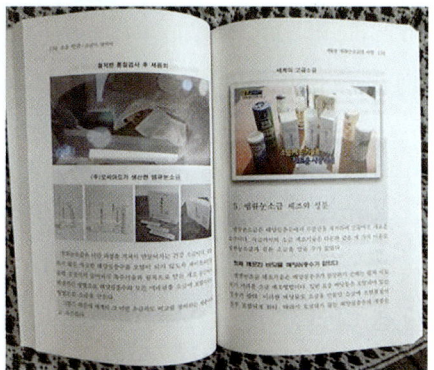

　한국의 소금 전쟁은 이제 100년이 지나간다. 자염에서 천일염으로 그리고 수많은 가공 소금으로 그리고 엠큐눈소금까지….

　길고 치열한 전쟁을 통해 한국에는 소금이 단지 염화나트륨이 아니고, 짠맛만을 위한 것이 아니고 미네랄의 복합체가 되어야 하고, 그런 소금이 건강에 도움이 되는 소금이라는 새로운 건강 철학이 이제 조금씩 꽃피고 있다.

　그러기에 진정한 미네랄 소금을 향한 전쟁은 지금도 계속되고 있다.

4. 세계의 소금 전쟁 – 요오드 소금

인류는 오랫동안 소금을 먹어 왔다.

땅속에서 캐낸 소금, 호수에서 건진 소금, 바닷물을 졸여 만든 소금 등 실로 다양한 소금을 먹어 왔다. 지역마다 그 특성을 반영한 소금이 생산되고 그것을 먹어 왔다.

소금은 생산되는 지역마다 다르다. 만드는 방법마다 다르다. 그리고 소금을 섭취하는 방법도 다르다. 그것은 먹는 음식이 다르기 때문이다. 소금을 그냥 먹는 경우는 거의 없다. 반찬에 넣고, 절임에 넣고, 소시지에, 차에, 치즈에, 햄에 소금을 넣어서 그것을 통해 소금을 섭취한다. 그런 식으로 소금을 먹고 나트륨과 미네랄을 먹어 온 것이다.

인류가 살아가기 위해서는 다양한 미네랄을 먹어야 한다. 그중에 나트륨도 있지만 수많은 미네랄 각각을 빠짐없이 먹어야 한다. 그런데 암염이나 미네랄 없는 염화나트륨 소금은 나트륨 이외 다른 미네랄이 거의 없다. 소금을 통한 미네랄의 섭취가 극히 제한되는 것이다. 건강하게 살려면 결국 다른 음식을 통해 미네랄을 섭취해야 한다. 그래야 정상적이고 건강한 삶을 살 수가 있다. 하지만 음식 역시 미네랄 함량이 완벽하지 않고 부족하다. 음식 또한 지역에 따라서 중심 제품들이 다르고 미네랄 함량 또한 다르기 때문이다. 특정 지역 사람들이 먹는 음식이 다르고, 특정 지역에 자라는 식물이 다르다.

결국, 먹는 미네랄의 편중과 부족 현상이 지역에 따라 생기게 된다. 결국, 땅과 사람과 먹거리가 맞지 않으면 건강상에 문제가 발생한다. 사람들이 그 비싼 돈을 내고 소금을 사 먹었던 이유와 소금에 절인 식품을 만들어 먹었던 이유가 있고, 특정의 식물에 빠져든 이유가 다 있다. 그런 것을 모르고 국경을 나누고 먹는 것을 통제하다 보니 문제들이 더 커진 것이다.

소금이 다 같은 소금이라고, 땅이 다 같다고 취급하다 보니 문제들이 생긴 것이다. 소금은 NaCl만이 아니고, 짠맛만을 위한 것이 아니고, 미네랄 공급의 중요한 루트인데 그것을 무시하고 오랫동안 지내다 보니 여기저기서 문제가 생기기 시작한 것이다.

그중에 대표적인 것이 요오드 결핍에서 오는 갑상선 질환이다. 요오드는 보통 사람들은 잘 알지도 못하는 미네랄이다. 하루에 우리 몸에 필요로 하는 양도 매우 적은 지구상에 존재하는 90여 가지 미네랄 중 하나에 불과하다. 그런데 그 미네랄 한 가지를 섭취하지 못해 수억 명의 많은 사람이 질병에 걸려 고통을 받아왔다.

원인을 알 수 없는 질병으로 수백 수천, 수억 명의 사람들이 평생 고통을 안고 살아갔고, 일찍 목숨을 잃었다. 어떤 나라는 전 국민의 40% 이상이 갑상선 질환으로 고통을 받았다. 기형아가 태어나고, 태어나도 왜소증에 걸리고, 지능이 낮은 아이가 넘쳐나고, 운동장애를 앓는 아이도 많았다.

연구 결과 원인을 알 수 없었던 질병의 원인은 요오드 미네랄 부족으로 밝혀졌다. 이 세상에 존재하는 90여 가지 미네랄 중에 단 1가지 요오드 미네랄을 먹지 못해서 병에 걸렸다는 것이다. 서양 사회는 발칵 뒤집혔다. 아니 요오드가 뭐길래 하루 섭취량도 극미량으로 상한치가 1.1mg이고, 하루 권장섭취량은 150μg인 그것을 먹지 못해서 병에 걸렸다는 것에 대해 이해할 수 없다는 반응이었다. 하지만 전 세계 수많은 사람이 먹는 음식에는 요오드 미네랄이 그 작은 양조차 들어 있지 않았다.

〈 백과사전에 기록된 요오드 미네랄의 특성 〉

요오드iodine, I는 체내 대사율을 조절하는 갑상선甲狀腺 호르몬인 티록신thyroxine, T4과 트라이아이오딘화티로닌triiodothyronine, T3의 구성 성분이 되는 필수 무기질이다. 요오드는 주로 아이오다이드iodide 형태로 존재하며 소량은 아미노산에 결합하여 있으며 소변을 통하여 배설된다. 요오드는 갑상선 호르몬인 티록신T4의 합성으로 표적 세포 내에서 티록신은 이 호르몬의 활성형인 트라이아이오딘화티로닌T3으로 전환된다. 트라이아이오딘화티로닌T3은 기초대사율을 조절하며 단백질 합성을 촉진하여 중추신경계의 발달에 관여한다. 요오드는 식이 요오드의 일반적인 형태인 무기 형태로 장관에 흡수된다. 요오드가 혈류로 흡수된 후에는 이온의 형태와 단백질에 결합한 형태로 운반되어 체내에 분포된다. 갑상선thyroid gland은 갑상선 호르몬의 합성을 위해 혈류로부터 요오드를 축적한다. 체내 요오드 함량은 건강한 성인의 경우 15~20mg가량이며, 70~80%는 갑상선에 존재한다. 제1차 세계대전 중에 미국 5대호 주변의 지역에서 징병된 군인들은 다른 지역에서 출생한 군인들보다 갑상선종甲狀腺腫, goiter 발생이 훨씬 많았다. 1920년대 토양에 요오드 함량이 매우 낮은 지역인 오하이오주에서는 주민들에게 요오드를 꾸준히 공급함으로써 갑상선종을 예방하였다. 미국에서 판매되고 있는 식탁용 소금에는 요오드 함유의 여부를 표기하고 있다. 전 세계적으로 약 20억 인구가 요오드 결핍의 위험에 있으며, 이들 중 약 8억 명은 결핍 증세를 보인다. 이에 현재 많은 나라에서 요오드 강화 소금을 필요로 하고 있다. 요오드는 신체의 에너지 대사에 관여하므로 결핍되면 포도당이 세포 안의 에너지를 생산하는 공장인 미토콘드리아로 들어가지 못해 에너지 생산에 지장을 받으며 활력이 떨어진다. 요오드 결핍증iodine deficiency disorder, IDD은 바다와 멀리 떨어진 산간 지방의 주민들에게 생기는 풍토병風土病으로 인식됐다. 요오드 섭취가 부족하면 티록신의 생산이 불충분하여 적응 반응으로 갑상선이 계속 커져 결국에는 확대된 갑상선enlargedthyroidgland, 즉 갑상선종goiter이 된다. 임신부의 요오드 섭취가 1일 25㎍ 이하일 때는 유산, 사산, 기형아 출산 등의 확률이 높으며, 출생 후 지능 저하, 운동장애 등의 증세가 나타나는 크레틴병cretinism에 걸리게 된다. 성장 후에 생기는 요오드 결핍증은 주로 단순갑상선종simplegoiter으로 갑상선 조직이 비대해진다. 요오드 결핍증은 요오드를 충분히 섭취하면 예방할 수 있다. 그러나 일단 발병된 후에는 치료가 쉽지 않다.

[네이버 지식백과] 요오드(아이오딘)[iodine] (파워푸드 슈퍼푸드, 2010. 12. 11., 박명윤, 이건순, 박선주)

갑상선 질환은 단지 90여 가지 이 지구상에 존재하는 것 중에서 단 1가지 요오드 미네랄을 먹지 않았기 때문에 발생한 것이다.

학자들과 의사들이 머리를 맞댄 결과 해결방법은 요오드 미네랄이 든 소금을 만드는 것으로 결론이 났다. 소금에 요오드를 소량 첨가하여 요오드 미네랄이 들어 있는 미네랄 소금을 만든 것이다. 모든 생명체가 매일 매일 먹는 그 소금에 극소량의 요오드를 첨가해서 요오드 미네랄 소금을 만들면 그것을 먹고 병에 걸리지 않을 것이라는 결론에 도달한 것이다.

그렇게 요오드 미네랄 소금을 만들어 공급함으로써 그 질병은 사라지게 되었다. 하지만 아직도 많은 국가에서 요오드가 첨가되지 않은 소금을 먹기 때문에 고통을 받고 있다.

물론 한국을 비롯하여 요오드 성분이 풍부한 해조류를 먹는 사람들과 바닷물로 만든 미네랄 소금을 즐겨 먹는 사람들에게는 그럴 걱정이 없다.

그런 이유로 서양에서 만들어지는 소금, 바다를 가지지 않는 수많은 내

륙국가에서 만들어지는 소금, 해조류를 먹지 않는 나라에서 만든 소금, 암염 같은 미네랄 없는 소금을 가공하여 만드는 소금에는 요오드 성분이 첨가되어야 법적으로 완전한 소금이 되어 합법적으로 유통이 될 수가 있다.

유럽의 과학자들과 의사들이 소금의 의미를 단순한 염화나트륨에서 벗어나 미네랄이라는 개념을 다시금 생각하게 되고 이를 계기로 암염이 아니라 해수 즉 바닷물로 만든 소금이 더 가치 있는 소금이라는 인식의 전환이 이루어지게 되었다.

미국의 경우는 1924년 미국 미시간의사협의회의 요청으로 모든 소금회사가 자사의 소금에 요오드를 첨가한 소금을 생산 판매하기 시작하였다. 식염 소금은 0.006%의 요오드를 첨가하여 판매하도록 하고 있다. 0.006%는 소금 100g에 6mg을 첨가하는 수준이다.

〈 표: 미국의 소금 규격 〉

염도 %		미네랄 등				
NaCl	수분	요오드	YPS	칼슘, 마그네슘	중금속(납)	비소
99~97.5	0.5%	0.006%	0.0014%	2%	4mg/kg	1mg/kg

* 염도는 식품화학약품용은 99%, 암염, 천일염은 97.5% * YBS 는 Fe(Cn)6 으로 고결방지제 임

하지만 유럽의 소금 전쟁은 아직도 진행 중이다. 암염은 값싸고, 미네랄 없는 소금이 훨씬 만들기가 쉬우므로 여전히 미네랄 없는 소금이 대세이다. 그 결과 유럽의 소금은 대부분이 염도가 높다. 암염을 가공한 97%, 99%의 소금이 주된 제품들이다.

수천 년 동안 수억 명의 사람들이 병마로 고통받은 후에야 겨우 바다가 간직한 수많은 미네랄 중에 겨우 요오드 성분 하나를 인정하고 받아들인

것이다.

　요오드를 소금을 통해 섭취하고 그것으로 건강을 찾을 수 있다면 칼슘은, 마그네슘은 왜 안 되는 것일까? 소금을 통해 매일 칼슘을 안정적으로 섭취할 수 있다면 골다공증으로 인한 질병은 예방할 수 있지 않을까? 소금을 통해 안정적으로 마그네슘을 섭취할 수 있다면 더 건강한 삶을 살 수 있지 않을까?
　그런 고민이 나오고 그것을 위한 싸움에 나서야 한다. 그래야만 건강 세상을 만들어나갈 수 있다.

　서양의학은 이제 겨우 수십 가지 미네랄 중에 요오드 미네랄 하나의 문턱을 넘었을 뿐이다.
　수많은 미네랄 부족 문제는 어찌해야 할까? 병들고, 아프고, 넘쳐나는 수많은 질병의 진짜 발병원인은 무엇일까?

　이제라도 나서야 한다. 수많은 미네랄이 우리 건강에 미치는 영향들을 찾아내고, 그것을 누구나 먹을 방법들을 찾아야 한다. 건강 125세를 살아갈 수 있는 길을 찾아야 한다. 지금도 계속되고 있는 세계의 소금 전쟁의 핵심은 바로 그것 미네랄 전쟁이 되어야 한다.

4절 소금혁명

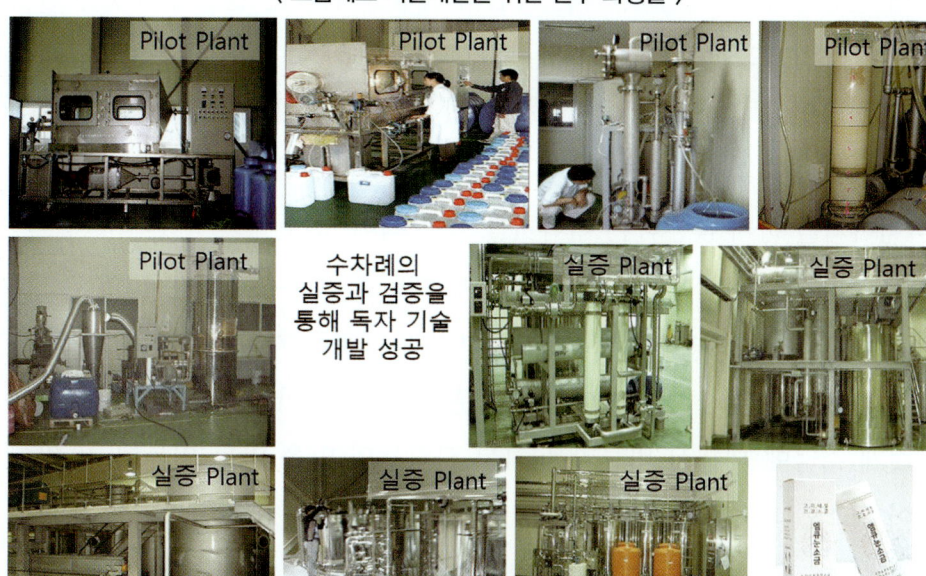

〈 소금제조 기술개발을 위한 연구 과정들 〉

1. 소금 – 엉터리 소금 전문가

소금 관련 인터넷을 검색하다 보면 참 엉터리 사기꾼이 많다.

소금을 만드는 사람도 엉터리, 소금을 파는 사람도 엉터리, 소금 강의를 하는 사람도 엉터리, 소금을 사용하는 사람도 엉터리, 엉터리 사기꾼이 넘쳐난다….

왜 그렇게 공부를 안 하는 것일까? 아니 엉터리로 공부를 하는 것일까? 그것은 아마도 어렸을 때부터 책상머리에만 앉아서 공부한 탓은 아닐까? 그저 정답이라고 주어진 것을 외우기만 한 것은 아닐까?

내 건강을 위한 것이고, 다른 사람의 건강을 위하는 일인데 그것을 확인도 안 해보고 그렇게 떠들 수 있는지 모르겠다. ○○○이라는 맛 칼럼니스트가 천일염이 좋다고 이야기를 하다가 아닌 부분이 많다는 것을 나중에 알고 그것을 지적하는 양심 고백 같은 것을 했다가 항의와 욕을 먹고 더 소금 이야기를 하지 않는다는 이야기를 들은 적이 있다.

그분이 지적한 내용, 기고한 글을 보았다. 틀린 부분이 하나도 없다. 오히려 문제점을 축소한 측면도 있다. 그런데 그것을 가지고 항의를 하고 욕을 해대니 정나미가 떨어져서인지 그분은 더 소금 이야기를 안 하고 있다. 그렇게 소금에 대해서 바른말을 하는 사람들의 입을 막는 일들이 참 많이 벌어지고 있다.

소금은 간단하다. 복잡할 것이 전혀 없다. 바닷물을 증발시켜서 만드는 것이 소금이다. 그리고 그렇게 만들어진 소금을 가공한 가공 소금들이 있다. 오래전에 증발해서 땅에 묻힌 것이 암염이고, 호수에 그대로 남아있으면 호수염이다. 염전에서 증발시키면 천일염이고, 공장에서 이온교환막을 사용해서 만들면 정제염이다.

그런 것이 소금이다.

이런 소금을 이야기할 때 적어도 전문가 행세를 하려면 직접 소금을 만들어 보든가, 아니면 최소한 각각의 공장이나 생산지를 가봐야 한다. 적어도 각자의 견해를 들어봐야 한다. 각각의 소금이 만들어지는 원리를 이해하고 차이점을 명확하게 알고 이야기를 해야 한다.

그리고 가장 중요한 것은 바닷물 속에 적어도 어떤 미네랄이 얼마나 들어 있는지. 그리고 소금을 제조하는 과정에서 그 미네랄들이 어떻게 변화되는지를 알고 있어야 한다. 각각의 미네랄들이 소금을 통해 우리 몸에 들

어올 때 우리 몸에서 어떤 역할을 하는지를 알고 이야기를 해야 한다.

미네랄 소금이라고 이름 붙여졌다고 다 같은 미네랄 소금이 아니다. 진짜 미네랄이 들어 있는지, 그 미네랄을 어디서 유래를 했는지를 알고 이야기해야 한다. 그런데 전문가라는 사람들을 만나서 이야기를 해보면 정말 까막눈 수준이다. 소금을 만들어 본 적도, 공장에 가본 적도 없으면서 특정의 소금이 최고라는 주장을 거침없이 한다.

엉터리 주장 중에는 열을 가하면 미네랄이 증가한다고 주장하는 소금가공업자들도 있다. 열을 가하면 진짜 미네랄이 증가할까? 어떤 원리로 가능할까? 생각을 해보아야 한다. 신이 아닌 이상 미네랄을 만들 수가 없다. 금을 만드는 기술, 은을 만드는 기술은 없다. 아무리 열을 가한다고 해도 그것은 불가능하다. 그런데도 신의 영역에 버젓이 도전해서 성공했다는 소금가공업자들이 있다.

어떤 제조업자와 판매업자는 5000도 소금을 만들었다고 하면서 버젓이 판매한다. 5천 도에 견디는 쇠가 있을까, 오천 도를 재는 온도계를 그 사람은 가지고 있을까? 소금은 800도에서 녹아서 1400도쯤 되면 증발해서 수증기가 되어서 날아가기 시작한다. 1400도에서 증발하는 소금이 5000도에서도 멀쩡하게 남아서 제품으로 만들어 판매할 수 있는 기막힌 기술을 가지고 있다고 떠들고 제품을 만들어 판매를 한다….

그리고 그것에 열광하면서 사 먹는 사람도 있다.

물은 100도에 끓는다. 아무리 열을 가해도 물은 100도이다. 투입되는 온도는 물의 증발에 쓰이기 때문에 물의 온도는 안 올라간다. 5000도 죽염 만든 사람들은 도대체 어떤 지식체계를 가진 사람들일까? 800도에 녹아서 1400도에서 증발하는 소금인데 5000도라니 그런 사람이 소금 전문가 행세를 하고 비싼 값에 가공소금을 제조하고 판매하고 있다.

콩 심은 곳에 콩이 나고 팥 심은 곳에 팥이 난다. 깨끗하게 만들면 깨끗한 소금이, 지저분하게 만들면 지저분한 소금이, 미네랄이 있게 만들면 미네랄 소금이, 미네랄을 제거하고 만들면 미네랄 없는 소금이 만들어진다.

또 간수를 제거한다, 칼슘을 제거한다, 마그네슘을 제거한다고 하면서 그렇게 모든 미네랄을 제거해놓고도 자기들 소금을 미네랄이 풍부한 미네랄 소금이라고 주장하는 소금제조업자들도 넘쳐난다.

소금 공장에는 한 번도 가보지 않고도 그 소금이 어쩌고저쩌고하는 판매상들 또한 부지기수이다. 대한민국은 넓은 나라도 아니다. 차를 타고 가면 몇 시간이면 가볼 수가 있다. 가서 보면 실상이 보인다. 한 두서너 군데를 둘러보면 감이 잡힐 것이다. 그런데도 그것을 안 하고 소금제조업자가 건네준 홍보자료에 상상과 환상을 추가해서 이야기한다.

엉터리 기업들이 만든 엉터리 소금을 판매하는 사람들은 대체로 몇 년을 못 넘긴다. 그러면 또 업체를 바꾸고 또 다른 업체로 바꾸고 한다. 그런 업체에서 소금을 공급받아 판매하다가 그 공급업체가 망해서 소금을 공급받을 길이 없어서 오씨아드에 소금을 공급해 달라고 하는 요청도 심심치 않게 온다.

소금 홍보맨을 자처하는 유튜버들 또한 마찬가지이다. '무슨 소금이 좋다, 전통방식이다. 부모님이 전해준 맛이다. 이 방식이 최고의 방법이다.'라고 하면서 열을 낸다. 우리나라에 전통방식으로 생산하는 소금이 거의 다 사라졌다는 것을 모르고 하는 소리일까? 그분들은 일본에 의해 전해진 100년쯤 된 천일염이 전통방식이라고 생각하는 것일까. 나온 지 40년쯤 된 죽염이 전통방식이라고 생각하는 것일까? 조금만 공부하면 알 수 있는 것을 철저하게 외면하고 단편적으로 들은 지식 몇 가지를 가지고 이야기한다.

그러니 이 세상에 소금에 대한 온갖 엉터리 정보가 난무하는 것이다.

소금은 조금만 생각을 해보면 정말 많은 것을 알 수 있고 진실이 쉽게 보인다.

일본에서 몇 년 전에 문제가 된 것이 있었다. 니가리 즉 간수가 무척이나 인기를 끌었다. 간수가 미네랄 덩어리로 알려지면서 다이어트를 비롯한 온갖 효능이 있다는 소문이 널리 퍼진 탓이었다. 판매가 늘어나면서 가격이 거의 화장품 가격 수준으로 판매가 되었다. 화장품만큼 조금 들고 가격은 그 정도로 비쌌다는 뜻이다. 그런데 성분이 문제였다. 특별한 규제가 없다 보니 너도, 나도 생산해서 판매한 것이다. 수백 곳의 소금제조회사에서 경쟁적으로 제품을 출시했다. 그런데 도저히 소금에서 나올 수 없는 성분과 미네랄 함량이 들어 있는 제품들이 있었다. 예를 들면 황산이온이 나올 수 없는 제조방법으로 만들었는데 황산이온이 들어 있다든가, 아연이 좋다고 하니 바닷물에서는 도저히 나올 수 없는 많은 양의 아연이 든 제품이 출시되었다. 제조방법을 속였든가 아니면 바닷물 아닌 다른 곳에서 만들어진 것을 첨가했든가 아니면 바닷물이 아닌 제조 과정에서 제조 용기의 성분들이 녹아 나온 것들이었다.

예를 들어 바닷물에 특정 미네랄 10이 들어 있으면 최소한 소금은 그 이하가 들어 있어야 맞다. 그런데 20이 들어 있다면 당연히 의심을 해봐야 맞다. 그것도 모르고 우리 소금은 20이 들어 있으니 많다고 주장을 하면 안 된다는 것이다. 그런 제품들은 결국 얼마 안 가 시장에서 퇴출된다.

한국에서 지금 소금을 둘러싼 유기미네랄, 무기 미네랄 논쟁 또한 마찬가지이다. 어떤 분들은 소금을 강하게 열처리를 하면 무기 미네랄이 유기 미네랄이 된다고 주장을 하기도 하고, 소금은 무기 미네랄이라서 소금 속의 미네랄은 인체에 흡수가 안 된다고 버젓이 주장한다.

열처리하면 무기가 유기로 바뀐다니…. 그것은 무슨 소리인지 모르겠다. 노벨상 받을 분들이 참 많다는 생각이 든다. 금과 은도 그렇게 바꿀 수가 있다는 뜻인지….

무기 미네랄은 인체에 흡수가 안 되니 먹을 필요가 없고, 따라서 소금

속의 미네랄은 의미가 없다고 주장하는 사람들도 있다. 그런 사람들일수록 소금은 먹어야 한다고 주장을 한다. 그들은 소금만은 특별해서 무기 미네랄이지만 흡수가 된다는 이상한 주장을 편다. 소금 즉 나트륨이든 칼슘이든, 마그네슘이든 다 같은 미네랄이다. 같은 미네랄인데 누구는 흡수가 되고 누구는 흡수가 안 된다니…. 이 사람들 또한 노벨상감들이다.

미네랄의 흡수는 이온화에 의해 결정된다. 이온화가 되면 흡수의 조건이 갖추어지는 것이다. 그 다음 우리 몸의 필요 혹은 같이 흡수될 미네랄의 상황에 따라서 결정이 되는 것이지 무기냐 유기냐, 소금이냐 다른 미네랄이냐 하는 차이는 의미가 없다.

이런 간단한 이치도 모르고 소금 소금 이야기를 한다….

소금은 간단하다. 화학기호로는 NaCl, 영어로는 Salt, Na는 나트륨 혹은 소디움Sodium, 염소는 chloride라고 한다.

하지만 우리가 먹는 소금은 그저 NaCl 염화나트륨이 아니라 바닷물 속 미네랄의 총합이 되어야 한다. 그것이 소금이고 진실이다. 그중에 무엇은 빼고 무엇은 넣고 할 문제가 아니다. 어느 것은 흡수가 되고 어느 것은 안 되고 하는 문제가 아니다.

사람들이 소금에 대해 갖는 관심이 커가는 것만큼 점점 엉터리 소금 이야기꾼 또한 늘어나고 있다. 소금에 대한 연구 없이 대충 만드는 소금, 남의 소금 가져다가 포대갈이만 하는 소금, 문제의 소금을 다른 소금물에 담갔다가 건져내서 이미지 변신을 한 소금, 위생이라고는 하나도 없이 만드는 소금, 무엇인가를 첨가해서 엄청난 것이 들어간 양 과장하는 소금 이런 소금을 만드는 사람들도 사라져야 한다.

소금제조 현장에 가보지도 않고, 성분도 확인 않고 무조건 좋다고 떠드는 판매자들 또한 사라져야 한다. 소금에 대한 공부 없이 소금에 대해 아는 체하는 엉터리도 사라져야 한다.

소금 공부를 부지런히 제대로 해서 올바른 정보와 좋은 소금이 넘쳐나는 세상을 만들어 보자.

좋은 소금을 믿고 먹고, 건강하게 살 수 있는 세상은 언제 오려나.

2. 무식-소금을 연구하지 않는 사람들

얼마 전 어떤 유명하신 분이 공장을 방문하였다.

소금에 관한 책을 쓰고 싶다는 것이다. 엠큐눈소금에 관한 책을 집필하고 싶다는 것이다.

그러면서 관련 자료를 좀 달라고 하셨다. 이력을 조사 해보니 책을 쓰시고 강연도 한 경력이 보인다. 먹거리와 건강에 대해 나름 조예가 깊으신 분이셨다. 왜 그런 결심을 하셨는지를 여쭈어보았다.

그분의 대답은 엠큐눈소금을 먹고 삶이 달라졌다는 것이다. 이런 소금이면 세상에 알려야겠다는 생각이 들었다고…. 그러면서 본인의 체험담을 이야기하신다. 누군가로부터 엠큐눈소금을 선물 받아서 긴가민가하면서 먹었더니 몸이 달라졌다는 것이다. 구체적인 이야기는 안 하신다. 그분은 그 후 여러 번 공장을 방문하여 현장을 확인하고 대화를 나누셨다. 하여간 그런 인연으로 여러 가지 자료를 챙겨 드렸다. 한 번이 아니고 자료 요청이 여러 번 있었다. 그때마다 나는 자료를 찾아야 했다. 그냥 말로 하는 것과 자료를 찾아서 드리는 것은 많은 차이가 있다. 자료를 찾고 그 원천 자료를 찾기 위해서는 나도 여러 자료를 다시 들여다보아야 했다. 원서를 읽어야 했고, 논문을 찾아야 했다. 예전에 읽은 책을 다시 펼쳐보아야 할 일도 많았다.

그런 작업을 하면서 많은 옛날 일들이 떠올랐다. 자료를 구하기 위해 동분서주했던 날들이, 소금을 만드는 실험을 하며 밤을 지새웠던 날들이, 어떤 분이 특이한 소금을 만든다고 하면 그곳이 어디든 달려갔던 일들이, 잘

하지도 못하는 언어 실력을 갖추고, 일본 소금 책을, 미국 소금 논문을 찾아 읽던 일들이 생각이 났다.

지금은 인터넷에 자료들이 넘쳐난다. 물론 쓸만한 자료들이 그리 많은 것은 아니지만 내가 소금을 연구하기 시작한 20여 년 전과 비교를 하면 그야말로 천양지차이다. 그때는 심층수를 구하기 위해, 연구를 위해 다니던 강원도 고성은 서울에서 자동차로 5시간이 걸렸다. 그것도 정상적으로 갔을 때의 이야기이다. 명절이라도 끼면 예닐곱 시간씩 걸렸다. 아침에 갔다가 오면 한밤중이 되었다. 여관, 모텔에서 자야 하는 날들 또한 무척이나 많았다.

지금까지 도로에 깐 비용만 해도 억은 넘어갈 것 같다. 그렇게 다니면서 현장을 보고, 실험하고, 전문가를 만났다. 해외에 나가서 외국의 공장들을 보고 외국 전문가들 또한 만나서 토론하였다. 그렇게 해서 소금에 대한 지식, 소금제조에 대한 올바른 정보를 하나둘 축적을 해나갈 수 있었다. 물론 그렇게 얻은 정보가 다 맞는 것은 아니었다. 실험을 통해 검증해야 했다.

왜 나라마다 소금을 만드는 방법들이 다른지, 왜 나라마다 소금이 다른지, 왜 나라마다 소금 관련 규제들이 다른지를 알아내기는 쉽지 않았다. 성분이 다른 소금을 먹었을 때 어떤 문제들이 있는지를 알아내야 했다.

소금을 만드는 설비는 왜 다른지, 나라마다 소금 설비들은 왜 다른지, 소금 가격은 또 왜 다른지에 대한 연구도 해야 했다. 소금에 무엇인가를 첨가하거나 추가 가공을 하는 이유 또한 나라마다 달랐다. 그 이유를 파악해야 했다. 그런 연구를 통해 소금이 무엇인지, 이 소금과 저 소금은 왜 다른지를 하나하나 알 수가 있게 되었다.

가장 중요한 것은 왜 지금까지 소금이 미네랄 없는 소금으로 만들어질 수밖에 없었는가에 대한 이유를 알았다는 것이었다. 그리고 미네랄 소금을 만들었을 때 생기는 문제 또한 알아내고 해결방안을 찾는 일이었다.

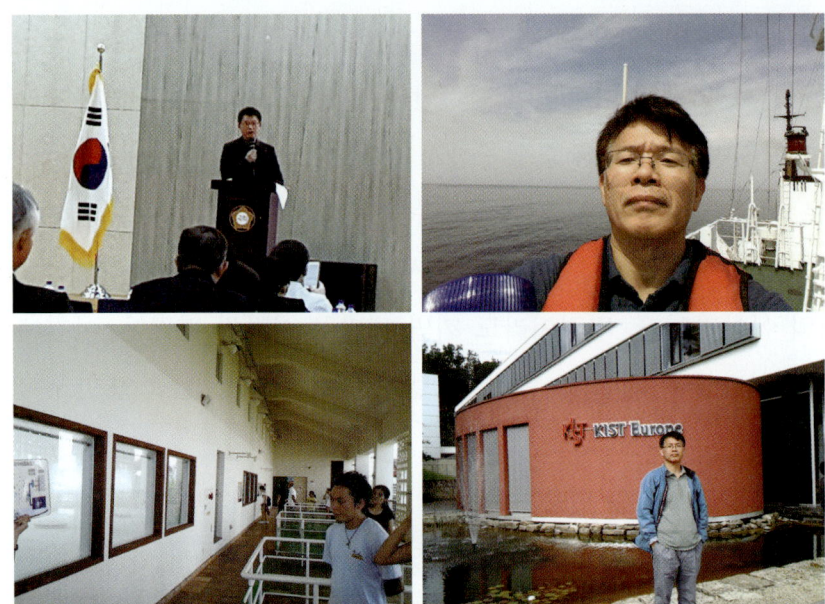

〈 심층수 세미나 발표, 심층수 취수현장 조사연구, 일본 소금 공장, 유럽연구소 방문 〉

　자료 중에는 소금 관련 책들, 특히 대한민국에서 출판된 책들은 특정의 소금에 꽂힌 경우가 많다. 혹은 특정 소금 관련 회사나 기관에서 지원하여 출판된 경우가 많다. 그러다 보니 소금에 대한 정보의 왜곡이 많다. 또 정보가 빈약하다 보니 자기가 찾는 소금이 없어서 결론이 이상하게 난 책도 많이 있다. 그래서 소금 관련 책을 볼 때는 한 권이 아니라 여러 권을 보아야 대략이나마 방향을 잡을 수가 있다.

　예를 들면 어떤 책은 '간수가 중요하다, 미네랄이 중요하다고' 한참을 설명하다가 결론에 가서는 '간수 뺀 천일염을 드세요.' 하는 예도 있다. 어떤 책은 미네랄이 중요하다고 한참 주장을 하면서 추천하는 소금은 미네랄이 결국 줄어든 소금을 이야기한다. 어떤 책은 미네랄의 중요성을 이야기하다가 결론은 미네랄이 더 많은 소금이 있음에도 미네랄이 별로 없는 소금을 추천한다. 소금은 오염되지 않아야 한다고 주장을 하다가 추천하는 소금은

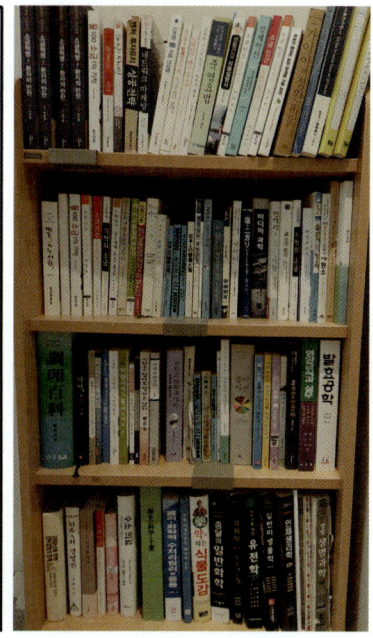

〈 해수에 포함된 미네랄과 참고한 소금 관련 책들 〉

이물질이 많은 소금을 이야기하기도 한다. 쉽게 말하면 종합적인 검토 없이 책을 썼다는 이야기이다. 소금 공부를 제대로 하지를 않았다는 것이 된다.

소금 관련 책들을, 자료들을 다시 꺼내어 읽으면서 많은 생각을 하게 된다. 소금 공부 좀 하자. 유튜브에 떠도는 단편적인 이야기에 너무 빠지지 말자.
소금에 관해 제대로 공부하자, 적어도 자신의 몸을 맡기려면 공부를 해야 한다. 남에게 소금에 관해 이야기하려면 공부를 하고 이야기를 하자.

소금 유튜버분들에게 소금 관련 자료를 보내고 이야기를 하고 싶다고 하면 만나서 이야기를 하자는 분들도 있고, 답이 없는 분들도 있고, 자기와는 맞지 않는다고 이야기를 하는 분들도 있다. 부정적인 분 중에는 자기가 이야기하는 소금이 다르다고 생각해서 그러는 분들도 있지만, 대부분은 이미 다른 소금에 발을 들여놓았기에 발을 뺄 수가 없는 분들이라고 할 수 있다.

저마다의 사정이 있을 수 있지만 틀린 말은 하지 않았으면 좋겠다. 자기가 관계한 소금을 연구하고 공부를 해서 그 소금 나름의 장점을 발굴해서 그것을 이야기하는 것이 바람직하다. 자기 소금과는 관련 없는 틀린 장점을 이야기하지는 말아야 한다는 것이다. 제조방법에 대해서 소금에 관해서 정확한 공부가 필요하다.

　세상의 모든 소금은 귀하고 소중하다. 각각의 장점을 잘 살려서 용도에 맞게 활용을 하고 사용하면 된다. 그리고 그것에 맞게 이해하고 설명을 하면 된다. 그러려면 소금에 관한 공부가 필요하다. 경험이 필요하고, 확인이 필요하다. 그 일에 나서야 한다. 올바로 알고 먹고, 마시고, 이야기하자.

　그래야 한참 엉뚱한 소금을 먹다가 '이 산이 아닌가 벼.' 하면서 뒤늦게 소금을 바꾸는 일들이 안 생긴다. 그리고 그때는 이미 늦었는지도 모른다….
　소금에 대한 귀를 열고 눈을 뜨자. 그래야 진실이 보인다. 고집과 아집을 버리고 새로운 시각을 가지고 소금을 바라보자. 그래야 진실이 보이고 소금을 알게 된다. 소금을 올바로 알아야 비로소 건강이 보인다.
　소금혁명은 진실된 소금을 보는 눈을 가져야 성공할 수 있다.

3. 무지 - 소금 그리고 질병에 대한 무지

소금 공장에 견학 오는 분들이 참 많다.

대부분은 만족해서 돌아갔다. 소금에 대해 새로이 알게 되었다. 새로운 소금을 보았다. 정말 고생 많았다. 어떻게 이런 생각을 다 하셨나요 하시면서 이제야 진짜 소금을 만났다고 감격해서 떠나기를 주저하는 분들도 많았다. 그리고 건강을 생각해서 소금을 한 보따리 사서 돌아가신 분들이 대부분이다.

하지만 다 그런 것은 아니다. 소수의 사람은 그렇지가 않았다.

그 이유는 아집과 소금에 대한 무지 때문이라고 할 수 있다. 내가 누군데, 나를 몰라봐 혹은 나는 소금에 대해 이미 많이 알아 하면서 이야기를 듣지 않는 사람들이다.

소금이 어떻게 만들어지고, 소금이 어떻게 다르고, 소금의 효능이 어떻고 하는 것은 뒷전이고, 자기가 제일 앞에 있다. 그러니 무슨 말을 해도, 눈앞에 무엇이 보여도 보이지 않고, 들어도 들리지 않는다. 그저 대접받을 생각, 선물 받아갈 생각뿐이다. 사실 그런 분들은 소금을 선물로 줘도 먹지도 않는다. 그것을 받아서 다른 사람들에게 생색내기 용으로 사용할 뿐이다.

본인은 가장 많이 안다고 하는데 실상은 가장 모르고 있다. 그리고 더는 배움이 없는 사람이 된다.

나는 지금도 다른 회사의 소금 공장에 가면 열심히 묻고, 관찰한다. 소금에 대해 조금이라도 아는 사람을 만나면 대화하려 하고 하나라도 더 알아내려고 노력을 한다. 소금 전문가라고 자처를 하지만 그런데도 아직 모르는 것이 많기 때문이다. 그래야 무지에서 벗어날 수가 있다.

소금과 관련하여 만난 분 중에 ○○○ 원장이라는 분이 있다. 연락되어 충남으로 만나러 갔다. 만나고 나오면서 드는 생각은 이분은 백지이다. 이렇게 새로운 세상과 새로운 생각에 열린 분은 처음 보았다는 느낌이 들었다. 배우려는 자세가 보였다. 설명하면 이해를 하는 모습이 눈에 보였다. 물론 그분이 처한 상황이 정보에 목말라 하는 점도 작용을 했을 것이다.

이 분이 운영하는 힐링센터는 모든 음식의 간을 소금으로만 한다. 육식을 배제한다. 그러다 보니 소금이 이 힐링센터를 운영하는 데 매우 중요한 역할을 하고 있었다. 그런데 그동안 소금에 대한 답을 찾지 못하고 있었다. 여러 소금을 만나보았지만, 답을 찾지 못했었다. 또한, 수많은 분이 이분에게 어떤 소금이 좋은지를 물었을 때 '바로 이 소금입니다.'라는 답을 하지 못하고 그때그때 유행하는 소금을 이야기했었다고 한다.

그러던 차에 오씨아드 엠큐눈소금을 만난 것이다. 엠큐눈소금에 대한 설명을 들은 후 바로 결심을 굳혔다. 자기의 이름을 붙인 제품으로 만들어 판매를 하고 싶다고 이야기하였다. 그 분이 소개하고 판매하는 제품이 수십 종 있지만, 지금까지 자기 이름을 붙인 제품은 하나도 없었다. 하지만 이 제품에는 자신의 이름을 붙이고 싶다고 했다. 공장을 직접 방문해서 현장을 확인하고 그 일은 추진되었다. 기존의 소금이 가진 문제를 완벽하게 해결한 소금이라는 평가였다. 깨끗함, 미네랄 함량, 효능, 모양 어떤 각도에서 봐도 문제가 없는 새로운 특별한 소금이라는 것이다.

그렇게 그분은 오씨아드의 중요한 고객이 되었다.

이런 시각을 가진 분들이 있는 반면에 그 어떤 이야기도 듣지 않으려는 분들도 많다. 소금이 가진 효능이나 차별성은 뒷전이고, 자기에게 돌아가는 중간이윤이 적다. 자신의 판매 시스템과는 맞지 않는다. 가격이 너무 싸서 자기에게 돌아올 중간이윤이 적으니 가격을 더 올릴 수 있겠느냐와 같은 문제에 지나치게 집착하는 분들도 많았다. 자기에게만 특별하게 낮은 가격으로 달라는 분도 있었다.

그분들은 미네랄 소금이 가진 가치는 아무런 의미가 없었다. 소비자가 사서 사용했을 때 얻어지는 가치 또한 중요한 것이 아니었다. 자기에게 순간적으로 떨어지는 이익에만 관심이 있는 분들이 너무나 많았다.

소금의 가치, 소금이 어떻게 다른 소금과 다른지는 부차적인 문제였다. 결과적으로 소금에 무지한 사람들이었다. 소금을 모르고 돈벌이 수단으로만 보니 그런 문제들이 생긴 것이다.

반면에 이런 분도 있었다. 건강 관련 제품을 판매하시는 분이다. 소금을 가지고 설명을 했더니 충분하게 이해를 하시고는 판매 방법을 새로이 제안을 해주었다. 자신들의 공식 채널로 판매를 하면 중간 수당, 중간이윤들이 나가서 그 가격으로는 판매할 수 없다고 하면서 공식 채널 말고 비공식 채널을 이용해서 공급해달라고 했다. 즉 자기에게 납품을 해서 자신이 수수료를 받고 자신이 판매하는 방식으로는 답이 안 나오니, 자기의 고객들에게 직접 판매를 나보고 하라는 것이었다. 대신 회원가로 조금 저렴한 가격으로 공급을 해달라는 것이다. 자신에게는 아무런 보상을 할 필요가 없다는 것이다. 그렇게 자신 회원의 채널을 열어준 분도 있다. 중간단계 여럿을 거치고 나면 고비용으로 인해 자신의 고객들이 이 좋은 소금을 먹지 못할 것을 우려한 조치들인 것이다.

좋은 소금을 어떻게든 자기 고객 회원들에게 먹게 하고자 하는 특별 조치들인 것이다. 그분은 오씨아드 소금으로 인해 좋은 평판을 얻어서 자기의 판매사업도 전성기를 누리고 있다.

소금을 알면 그렇게 답을 찾아간다. 하지만 소금을 모르고 자신의 짧은 이익만을 좇으면 그리 오래 가지 못한다. 소금을 판매하는 사람도 소금을 생산하는 사람도, 소금을 사 먹는 사람도 소금에 대한 무지로 고생하는 사람들이 많다.

남보다 조금 돈을 더 들여 좋은 소금을 사 먹는다는 것은 나름의 이유가 있다. 질병을 낫게 하고자 하는 것도 있고, 평소 건강을 챙기는 의미도 있고, 질병을 예방하고자 하는 것도 있고, 건강하게 살아가고자 하는 의미도 있다.

그렇게 소금을 사 먹으면 소금을 왜 먹는지는 알고 먹어야 한다. 그런데 대부분은 질병에 대한 무지, 소금에 대한 무지로 그 효과를 잘 보지 못한다. 질병의 원인, 소금이 가진 특성을 잘 연구를 해서 소금을 먹어야 하는데 그렇지 못하고 무지하기 때문이다.

질병은 외상 질환, 세균성 질환, 바이러스성 질환, 대사성 질환, 유전적 질환으로 대략 구분이 된다. 내가 아픈 질환이 무슨 질환인지 우선 파악을 해야 한다. 그리고 소금이 가진 특성과 내 질병이 어떻게 연결이 되는지를 연구를 해야 한다.

외상 질환도 수술 등을 통해 빠른 회복을 하려면 미네랄의 도움이 필요하다. 바이러스성 질환도 면역력과 관련이 있으니 미네랄과 관련이 있다. 대사성 질환은 말할 필요도 없이 미네랄과 관련성이 높다. 유전적 질환도 연관이 있다. 유전적 질환의 발현은 사람마다 조금씩 다르고 그 사람이 먹고사는 것에 따라 다르기 때문에 이 역시 미네랄과 관련성이 높다고 할 수 있다.

문제는 어떤 미네랄이 어떤 질병과 관련이 있는지를 우리가 전부 알지는 못한다는 것이다. 우리가 알고 있는 것은 특정의 미네랄이 특정 상황에 작용한다는 아주 단편적인 지식뿐이다. 칼슘이 없으면 골다공증에 걸린다는 정도의 단편적인 지식 정도라는 것이다.

칼슘이, 칼륨이, 마그네슘이, 망간이, 바나듐이, 몰리브덴이, 텅스텐이, 리튬이, 요오드가, 아연이, 게르마늄이, 황이, 규소가 부족하면 어떤 질병에 걸릴지 정확하게 알지 못한다. 그렇다 보니 미네랄 소금을 먹어도 어떤 질환에는 효과가 없거나 의외의 효과가 나타나기도 한다. 또 어떤 사람에게는 즉각적인 치료 효과와 빠른 회복이 나타나는 경우도 있다. 그야말로 종잡을 수가 없다. 해결책은 무엇일까? 왜 이렇게 다양한 반응이 나오는 것일까?

해답은 가장 근원을 찾아가야 한다는 것이다. 생명의 근원인 바닷물 그리고 그 속에 포함된 모든 미네랄에 주목해야 한다. 특정의 미네랄 하나하나에 주목해야 할 것이 아니라 모든 미네랄에 관심을 두고 그것을 섭취하는 것을 고민해야 한다는 것이다. 그래야 질병에 대한 걱정에서 벗어날 수 있다. 특정의 미네랄 하나하나에 집착해서는 답을 찾을 수가 없다. 미네랄의 숫자는 너무 많고 우리에게 다가오는 질병들의 숫자 또한 너무나 많다. 어느 질환이 우리를 언제 찾아올지 모른다. 그때마다 하나하나 찾아서 대응할 수가 없다.

우리 몸은 비타민 A부터 시작해서 다양한 비타민을 필요로 하는데 비타민 C만 줄곧 먹어서는 답이 없다는 것이다. 고른 섭취가 필요하다는 것이다. 질병에 대한 무지와 그 대응 방법에 대한 무지가 겹쳐서 매번 질병과의 싸움에서 지고 있다.

소금에 대한 무지, 질병에 대한 무지에서 벗어나야 한다.

뇌경색으로 쓰러져서 병원 신세를 진 적이 있었던 분으로부터 연락이 왔다. 병원에 갔더니 쓰레기 같았던 피가 너무나 깨끗해져 있어서 의사 선생님이 놀라서 어떻게 된 일이냐고 물었다고 하신다. 피가 너무 쓰레기 같아서 뇌로 가는 혈관이 막혀 뇌경색이 온 분이었는데 피가 의사 선생님이 놀랄 정도로 깨끗해져 있었다. 그분이 한 일은 미네랄 소금을 물에 타서 먹은 일밖에 달라진 것이 없었는데 벌어진 일인 것이다. 그분이 전화해서 나에게 물었다. 도대체 무슨 일이래요. 어떻게 된 일일까요?

사실 나는 왜 그렇게 되었는지 모른다. 그저 짐작할 뿐이다. 미네랄 소금에 들어 있는 수많은 미네랄 중에 몇몇 미네랄들이 그러한 일을 했을 것으로 추측할 뿐이다.

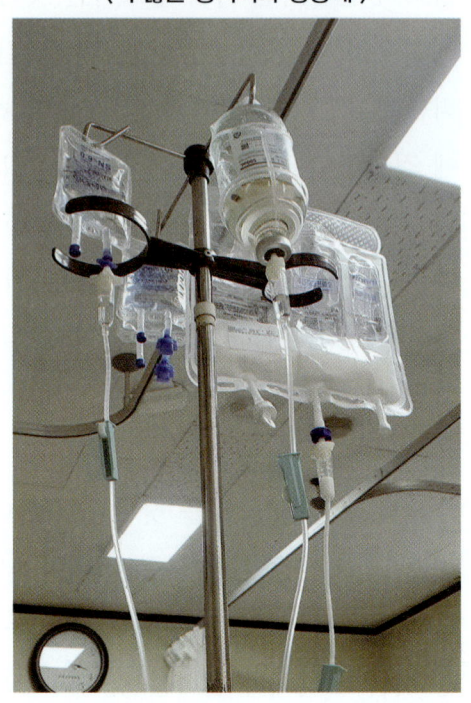
〈 수많은 링거액과 영양제 〉

내가 건강을 지켜간다는 것은 특정 몇 가지 미네랄로 할 수는 없는 일이다.

아무리 수많은 영양제를 맞아도 모든 90가지 미네랄을 채울 수는 없다. 미네랄 소금에 대한 고민을 해야 한다.

질병의 진짜 원인을 알아보려는 노력이 필요하다.

소금혁명은 소금과 질병에 대한 무지에서 깨어나는 것에서 시작된다.

4. 착각 – 소금은 만병통치약이 아니다

소금 이야기를 하는 사람들을 보면 소금을 만병통치약처럼 이야기하는 경우가 많다.

소금이 만병통치약일까?

소금은 만병통치약이 아니다.

하지만 소금은 만병과 관련되어 있다. 소금을 NaCl 즉 나트륨 덩어리로 보면 그저 짠맛 내는 물질, 몸의 삼투압을 조절하는 물질, 전해질의 균형을 맞추는 물질 정도로 평가를 할 수 있지만, 소금을 NaCl + 수많은 미네랄로 이해를 하는 순간 그 내용의 양과 질은 엄청나게 달라진다. 완전하게 다른 물질, 다른 효과 다른 효능을 나타낸다….

소금을 무엇으로 보느냐? 그리고 실제로 그런 성분을 가지고 있느냐에 따라서 실제로 만병에 관여하고 치료하고 예방하는 것에 효능을 보인다.

소금을 먹고 건강이 좋아졌다고 하는 수많은 사람은 소금이 가진 수많은 미네랄 중에 몇 가지와 인연이 닿아서 효험을 본 것이다.

소금을 먹고 좋아졌다고 공장으로 찾아온 분이 있었다. 머리카락이 났다는 것이다. 머리가 빠져서 고민이 많았었는데 이 소금을 먹고 머리가 나기 시작을 해서 머리가 풍성해졌다는 것이다. 소금을 먹고 대부분 사람에게 공통으로 나타나는 치유의 효과들이 있는 반면에 특정의 사람에게만 나타나는 효과들도 있다. 머리 같은 경우이다. 물론 먹는 양, 먹는 방법의 차이도 있을 것이다. 꽤 여러 사람에게서 그러한 치유의 현상을 목격하게 되었다. 그런데 왜 모든 사람에게 같은 효과들이 나타나지 않을까? 특정 소금을 먹은 모든 사람의 머리카락이 덜 빠지거나 빠지는 그것보다 더 많이 난다면 그야말로 대박 사건일 것이다. 그런데 불행인지 다행인지 모든 사람에게 그런 일은 똑같이 일어나지 않는다. 먹는 양의 문제도 있고, 그 사람의 머리카락이 빠지는 이유 또한 다양하기 때문일 것이다. 섭취하는 음식, 생활습관이 다 다르니 원인을 특정하기는 어렵다.

변비에 좋다든가, 잠이 잘 온다든가, 소변보기가 좋다든가, 두통이 사라진다든가, 당 수치가 떨어진다든가, 위장이 좋아진다든가, 소화가 잘된다든가 하는 경우는 대체로 거의 모든 사람에게 나타나는 효과로 보인다. 공통으로 나타나는 효과는 대량미네랄 때문으로 보이고, 특정의 사람들에게서 나타나는 효과는 미량미네랄 때문으로 보인다. 추정컨대 그렇다는 것이다. 대량으로 필요한 미네랄은 소금에도 많이 들어 있으므로 효과가 즉각적이고 보편적으로 나타난다. 하지만 미량미네랄은 평소에 잘 섭취를 하는 사람이 있는 반면에 대부분 사람은 그 섭취가 제한적이다. 그 제한적인 섭취로 문제가 생긴 사람들이 미네랄 소금을 섭취하면 그 효과들이 나타나는 것이다.

그렇다 보니 소금마다 효과들이 다르게 나타난다. 염화나트륨만 제대로 먹어도 건강이 좋아지는 경우가 많다. 저염식을 하거나, 몸에서 특정 체질에 의해 나트륨이 많이 필요한 사람처럼, 소금을 필요량보다 적게 먹던 사람은 소금만 더 먹어도 건강이 좋아진다. 특정의 미네랄 몇 가지가 들어 있는 소금을 먹는 경우도 마찬가지이다. 소금만 먹어도 우리 몸은 상당한 회복 능력을 발휘한다.
산양이나 염소가, 야크가 소금을 찾아 바위 절벽을 오르거나, 소금을 주는 사람에게 길드는 것을 보게 된다. 얼마 전 방송에서 서울에 산양이 나타난 것을 보도한 적이 있다. 왜 도심 속 산에 산양이 나타나고 자리를 잡고 살고 있을까? 왜 그 먼 길을 왔을까? 설악산에 있어야 할 짐승이 서울까지

온 것이다. 왜 여기를 왔을까요 라는 질문에 동물 전문가는 아주 간단하게 대답을 하였다. '미네랄 때문입니다. 여기 보이는 것처럼 바위를 타고, 바위 속에서 흘러나오는 미네랄 때문에 온 것입니다.'

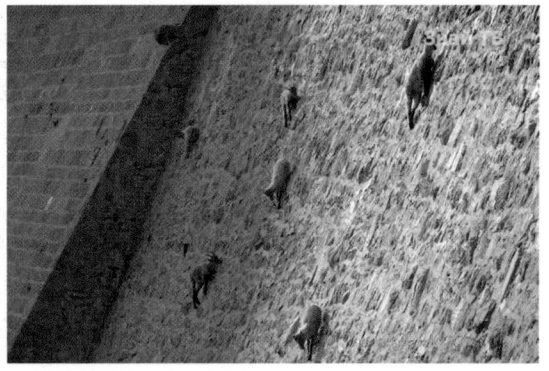

〈 소금 – 미네랄 섭취를 위해 절벽을 타는 산양들 〉

먹지 않으면 죽기 때문에 그것을 찾아 이동하고 이동하여 온 것이다. 소금을 먹지 않고 살 방법이 없으므로 그런 선택을 한 것이다. 누가 가르쳐 주지 않아도 동물은 그렇게 살 길을 찾는다.

반면 사람들은 그렇지 못하다.

많은 사람은 그저 소금이 다 같은 소금인 줄 안다. 이상한 소금을 먹고는 내 몸이 왜 이래요. 하고 전화를 한다. 소금을 먹었는데 왜 건강이 좋아지지 않아요? 하고 전화를 한다. 어떤 소금을 얼마만큼, 얼마나 오래 먹었느냐고 물어보면 다른 소금 이름을 댄다. 그 소금 생산하는 분에게 혹은 판매하는 분에게 이야기하세요. 하고 싶지만, 꾹 참고 소금이 가진 차이점을 설명을 해주면 그제야 소금이 그렇게 다른가요. 하면서 조금 이해를 한다. 소금은 먹어도 그만, 안 먹어도 그만이거나, 아무 소금이나 먹어도 별 차이가 없는 그런 것이 아니다.

중국산 고사리와 국산 고사리는 다르다고 다들 생각을 한다. 하지만 내 생각은 다르다. 모양도, 성분은 별반 차이가 없을 것이다. 다만 재배나 가공과정에서 위생이나 이런 것은 좀 차이가 있을 것이다. 물론 땅이 가진 미네랄 차이가 있을 수는 있다.

〈 중국산 소금을 국내산으로 속여 제품 만들고 판매 〉

중국산 소금 썼는데 국내산 김치로 둔갑…위반업체 132곳 적발

입력 2023-12-13 11:14 | 수정 2023-12-13 13:29

세종=이해곤 기자 pinvol1973@etoday.co.kr

농관원, 김치·김장 원산지 표시 일제점검…거짓표시 84곳 형사 입건

    소금은 이런 차이를 훨씬 뛰어넘는다. 성분이 완전하게 달라질 수가 있다. 모양도, 성분도 효과도 완전하게 다른 소금이 얼마든지 존재한다….

    소금이 그저 NaCl이라면 중국산 소금이나 한국산 소금이나 다를 것이 없다. 중국산 소금을 사용했더니 문제가 되었다고 호들갑 떨 일이 전혀 없다. 그저 NaCl 덩어리인데 차이가 있다는 것이 오히려 이상하다.

    그런데도 사람들은 그저 소금을 NaCl 덩어리이고 짠맛 때문에 먹는 것이라고 생각을 한다. 사실 의사, 약사, 의료전문가, 정부 관계자들 모두 소금을 배울 때는 짠맛을 내는 물질로만 배우지 않는다.

    소금이 유익하다는 것도 배운다. 하지만 현장에 와서는 그것을 잊고 그저 짠맛나는 나쁜 것으로만 판단한다.

    인터넷에서 검색을 해보기만 해도 안다. 소금이 우리 몸에서 어떤 역할을 하는지. 얼마나 많은 역할을 하는지를 쉽게 알 수가 있다. 그런데도 너무 많이 먹을까를 걱정하는 것인지는 모르지만 소금이 가진 긍정적인 효과, 필요성을 역설하기보다는 소금의 유해성을 알리기에 급급하다.

    그렇다 보니 사람들은 소금이라면 부정적인 단어를 먼저 떠올린다. 소금 하면 나쁘다. 많이 먹지 말아야 한다고 생각한다. 소금을 멀리하고, 소금을 악으로 규정하는 인식이 지배하게 만든 결과로, 결국 사람들이 소금을 적게 먹게 되어서 질병이 많아지니 소금의 효과는 상대적으로 더 커지

게 되어 소금을 먹는 사람들이 늘어나는 결과를 초래하게 되었다.

소금에 대한 잘못된 접근이 소금을 멀리하는 사람과 소금의 효과를 확인하고 소금에 몰입하는 사람들을 양산하게 된 것이다.

소금에 대한 잘못된 접근은 소금이 가진 긍정적인 측면을 모두 잊어버리게 한다. 눈에 보이지 않게 한다. 수만 가지 장점은 내버리고 많이 먹었을 때 가져오는 확인되지 않은 부정적인 단어만 기억하게 한다. 그렇다 보니 소금을 대하는 방식을 만병통치약 아니면, 만병의 원인으로 만들어 버린 것이다. 소금은 만병통치약이 아니지만, 만병의 원인은 더더욱 아니다.

소금이 만병의 원인이라는 생각, 지식은 정말 잘못된 지식이고 엉터리 지혜이다. 극히 잘못되고 또 잘못된 생각이다. 또한, 만병통치약도 아니다. 다만 소금은 만병과 관련이 있다.

이는 소금이 만병의 원인이라는 것이 아니라 소금이 포함하고 있는 수많은 미네랄 부족이 만병의 원인이라는 뜻이다. 소금을 한번 안 먹어보면 안다. 만병이 다 걸리는지 안 걸리는지 어렵지 않게 확인을 할 수가 있다.

소금에 관한 과학적인 연구가 시작된 근대 초기만 해도 소금의 중요성이 부각되어 소금 부족 시 나타나는 질병에 대해 연구들이 집중되었다. 1885년 브랑쉬는 소금이 부족하면 극심한 쇠약, 빈혈, 알부민뇨, 부종 등을 초래한다고 발표하였고, 1900년 초까지만 해도 소금이 부족하면 근육경련이 있다는 것은 널리 알려진 증상이었다. 소금 섭취가 제한되면 현기증, 두통, 무관심, 식욕부진, 메스꺼움, 근육경련, 복부 경련 등이 있고 심하면 혈관 붕괴, 사지 냉증, 혈압강하(저혈압) 증상이 나타난다는 것이 알려져 있었다.

그러던 것이 1900년 초를 지나면서 소금 혈압가설을 내세운 학자들에

밀리면서 소금이 가진 중요성, 소금 부족으로 인한 폐해는 묻히는 안타까운 일들이 발생하였고, 그런 주장이 현재 주류를 형성하고 있다.

   소금혁명은 이것을 깨고 소금을 올바른 자리에 올려놓은 작업이다.
    소금에 대한 정확하고 올바른 접근이 필요하다. 소금은 만병의 원인이 아니다. 소금의 미네랄은 만병의 치료를 위한 출발점이다.
   소금에 대한 부정적인 시각에서 벗어나야 산다. 그래야 만병을 치료할 수가 있다.
   그래야 건강을 향한 길이 보인다.

5. 혁명 – 소금혁명

소금을 바꾸어야 한다….
소금에 관한 생각을 접근법을 바꾸어야 한다.
소금을 먹는 방법을 바꾸어야 한다.

NaCl 염화나트륨 덩어리의 소금은 이제 공장으로 보내야 한다. 그 소금들은 화학제품을 만들 때나 순도 높은 염화나트륨이 필요한 곳으로 보내고 우리의 식탁에는 미네랄 소금을 올려야 한다. 그동안 미네랄 소금을 식탁 위에 올리기 위한 수없이 많은 노력이 전 세계에 걸쳐서 면면히 이루어져 왔다. 미네랄 소금을 만들기 위한 노력 또한 수천 년 동안 지속되어 왔다. 그렇게 해서 우리의 눈앞에 미네랄 소금이 존재하고 있고 마음만 먹으면 사서 먹을 수 있는 조건이 만들어졌다.

하지만 아직도 더 많은 사람이 NaCl 덩어리의 소금을 사용하고 먹고 있다. 더 건강하게 살 수 있는데. 치유의 길이 있는데, 질병에서 해방의 길이 있는데 그 길을 가지 않고 현실에 안주하여 그저 신음하고 있다.

미네랄 소금을 먹고 달라진 자신의 모습을 발견하는 수많은 사람이 있다. 미네랄 소금을 소개하는 수많은 영상, 글, 논문들이 넘쳐나고 있다. 이제 좀 돌아보자. 잊고 있던 미네랄 소금의 참모습을 찾아보자.

간수 뺀 소금이 좋다고 여러 포대의 소금을 사 놓은 분이 전화했다. '이 많은 소금 다 어찌하나요?' 그렇다고 그 소금을 버릴 이유는 없다. 배추 절일 때 등에 사용하면 된다. 그리고 음용수에 타서 먹는 소금, 식탁 위의 반찬 할 때 먹는 소금을 미네랄 소금으로 바꾸어 나가면 된다.

소금을 바꾸면 삶이 달라진다. 소금에 관한 생각을 바꾸면 건강이 달라진다. 소금에 관해 올바른 공부를 하면 인생이 달라진다.

미네랄 소금에 대해, 바다에 관해 공부해야 한다.

소금을 만든다고 하는 사람들, 판매한다고 하는 사람들을 만나서 이야기를 하면 바닷물 속에 어떤 미네랄이 들어 있는지, 그 미네랄들이 소금을 만드는 과정에서 어떻게 변하고, 소금에 어떻게 포함되는지를 전혀 모르고 있다. 그렇다 보니 미네랄 없는 소금을 만들어 낼 수밖에 없는 것이다.

미네랄이 없도록 소금제조를 하고 나서는 왜 미네랄이 없지 하는 것이다. 미네랄 없는 소금을 사 먹고는 왜 소금을 먹었는데 건강이 좋아지지 않을까 하고 절망하고 있다.

혁명은 모든 것을 갈아엎는다는 뜻이다. 새로운 질서를 세우는 일이다. 소금혁명은 우리가 지금까지 가진 소금에 관한 생각을 갈아엎고 새로운 질서를 세우는 것으로 이루어진다. 바다가 간직한 모든 미네랄을 소금에 담아내는 것이 가장 중요하다. 바다가 지구역사 45억 년 동안 녹여낸 그 미네랄을 온전하게 소금에 담아서 우리의 먹거리로 만들어 내야 하는 것이 그 시작이다.

〈 바다의 모든 미네랄을 소금에 담아내는 제염 기술 〉

한국 최초 해양심층수의 모든 미네랄을
공중에서 수분과 분리, 눈처럼 내려 쌓이게 하는
첨단 미네랄 제조기술

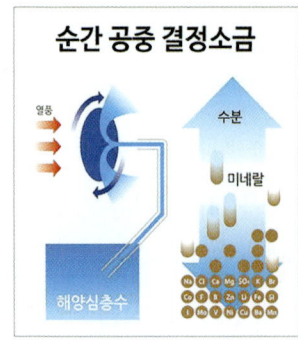
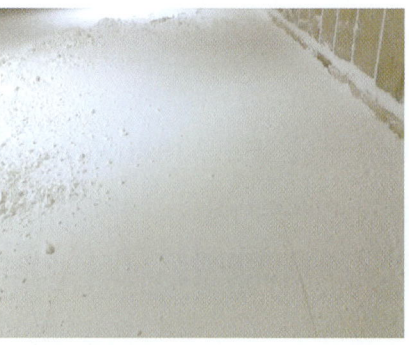

그리고 그것을 매일 매일 먹음으로써 우리 몸에 필요한 미네랄을 온전히 공급하는 일이다. 그렇게 해서 우리가 모두 건강을 찾아가는 일이 바로 소금혁명이다.

미네랄 없는 소금에 속지 말고, 진짜 미네랄 소금을 찾아서 먹는 일을 시작해야 한다.

혁명은 진짜를 가려내는 일이다. 모든 소금이 다 미네랄 소금을 표방하고 있는 지금 진짜 미네랄 소금을 찾아내야 한다. 모든 소금이 다 건강에 도움이 된다고 주장하는 지금, 건강에 진짜 도움을 주는 소금을 찾아내야 한다. 그 일에 성공할 때 혁명이 시작된다….

오씨아드가 생산하는 소금은 그 생산방식부터가 혁명적이다. 소금 하면 염전에서 생산하는 방식이나, 이온교환막을 쓴 정제염이 다라고 생각하는 시대에 그것이 아니다라고 주장을 하면서 과감하게 돌을 던진 것이다. 그렇게 해서 소금의 바다에 파문을 일으켰다.

우선 바닷물부터 바꾸었다. 그냥 일반 바닷물이 아니라 해양심층수라는 새로운 바닷물로 소금을 만들었다. 해양심층수는 수심 200m 이하의 깊은 곳에 있는 청정하고 미네랄 풍부한 바닷물을 말한다. 현재 지상에서 벌어지는 오염과는 거리가 멀고 햇빛마저 차단된 깊은 바닷물을 소금제조의 원료로 사용을 한다. 그리고 **소금제조 방법은 더 혁명적이다.** 순간공중결정 제염 방식을 개발하였다. 특허화된 기술로, 해양심층수를 마이크로 필터로 다시 한번 더 거른 후 특수 장치를 통해 안개화된 수천만 개의 작은 물방울로 쪼개어 표면적을 극대화한 후 소나무 원목으로 만든 공간에 분사하여 공중으로 날려 보내고 여기에 청정화된 뜨거운 공기를 불어 넣어 순간적으로 작은 해양심층수 물방울을 증발시켜서 그 속에 든 모든 미네랄을 눈처럼 날려 아래로 떨어지게 하고 수분은 공중으로 날려 배출시킨다. 마치 한겨울 눈이 오듯이 내려 쌓이는 미네랄 소금은 나노입자 수준의 작은 입자로 눈에 보이지 않을 정도로 작고 미세하다. 그것이 쌓이고 쌓여 눈 소금이 되는 것이다.

그렇게 쌓인 눈 소금을 모아 숙성과 가공과정을 거쳐 제품화한다. 숙성공정, 수분 제거공정, 입자성형공정, 검사공정 포장공정 등 다양한 공정을 거친 후 제품화가 이루어진다. 제조 공정 그 어디에도 다른 미네랄을 제거하는 공정이 없다.

기존의 소금제조 공정은 바닷물에 포함된 수많은 미네랄 중에 나트륨, 엄밀히 말하면 염화나트륨만을 뽑아내서 소금을 만들었다. 거기에 조금 묻어있는 조그마한 미네랄마저 간수를 제거한다는 이유로 제거하고 또 제거한 후 미네랄 소금이라고 이름 붙여서 판매하고 구매하곤 하였다.

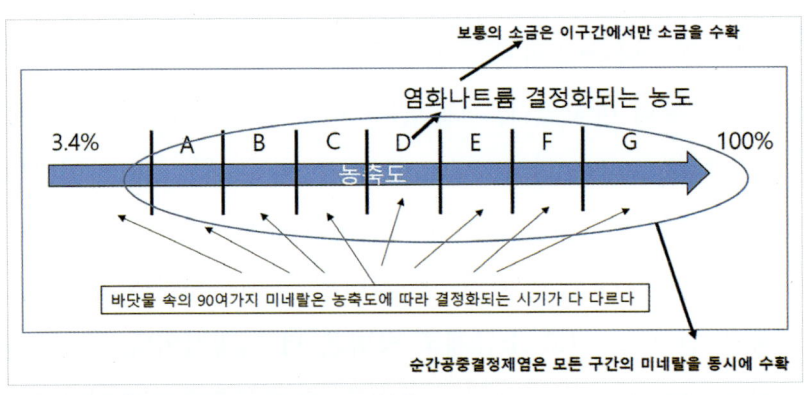

〈 일반적인 소금제조 공정과 순간공중결정 소금의 차이점 〉

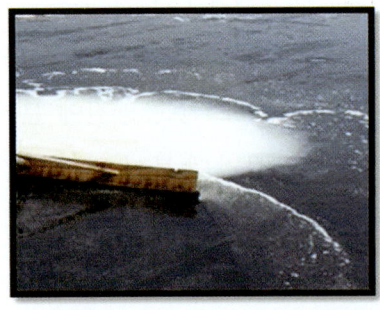
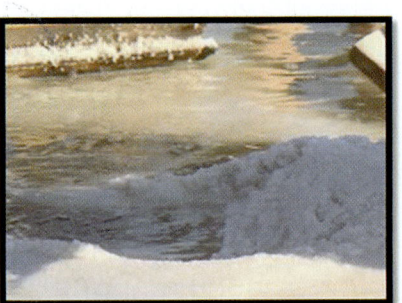

염전에서 소금 수확하고 남은 미네랄 농축수를 모두 버림

그렇게 염화나트륨 이외의 바다가 간직한 수많은 미네랄은 버려버렸다. 이유는 기술의 부족과 미네랄이 가진 독특한 맛 때문이었다. 수많은 미네랄은 저마다의 독특한 성질과 효능을 가지고 있다. 그중에 마그네슘은 강한 쓴맛을 가지고 있다. 그 쓴맛이 음식 맛을 나쁘게 하므로 제거를 하고는 나빠서 제거한 것처럼 호도한 것이다. 사진에서 확인할 수 있는 것처럼 염전 소금을 수확하고 남은 물에는 아직도 수많은 미네랄이 녹아 있다. 그것을 몽땅 버리고도 모자라는지 건져 올린 소금에 묻은 적은 간수 성분마저 간수를 뺀다는 이름하에 제거를 하여 버림으로써 미네랄 소금 만들기를 포기하였다.

그런데도 그렇게 만든 소금을 미네랄 소금이라고 이름 붙여 판매하고 있다. 그리고 그것을 가공한 수많은 가공 소금들 역시 미네랄 소금이라는 이름을 붙이고 있다.

소금혁명은 여기에서 시작해야 한다. 소금의 진실, 바다가 간직해온 미네랄의 진실을 밝혀내고 진짜 미네랄 소금을 찾아내고 그것을 먹고 마시고 해야 한다.

그래야 건강을 위한 첫걸음을 내디딜 수 있다. 서구 나라들은 부족한 미네랄을 보충하기 위해 소금에 요오드를 첨가하는 것을 법으로 한 나라들도 많고, 불소를 첨가하는 것을 법제화한 국가들도 많이 있다. 국민의 미네랄 섭취를 소금을 통해서 하려고 하는 것이다. 그러면 칼슘이 든 소금, 마그네슘이 든 소금, 칼륨이 들어 있는 소금을 만들도록 권장하는 것이 맞다. 온 국민이 미네랄이 고르게 들어 있는 소금을 섭취 미네랄 부족으로 인한 질병에 걸리지 않는다면 아마도 현재 병원에 오는 사람들의 숫자는 절반으로 줄어들 것이다.

소금혁명은 온 국민이 미네랄 소금을 먹을 때 가능하다.

더이상 질병으로 고통받지 않는 세상을 만들어가는 소금혁명의 시작은 바로 미네랄 소금 섭취이다.

Ⅱ

환자의 반란

1. 반란으로 내몰리는 환자들
2. 소금이라는 반란의 무기
3. 미네랄이라는 반란의 무기
4. 반란의 시작

1절 반란으로 내몰리는 환자들

1. 환자 - 반란으로 내몰리는 환자들

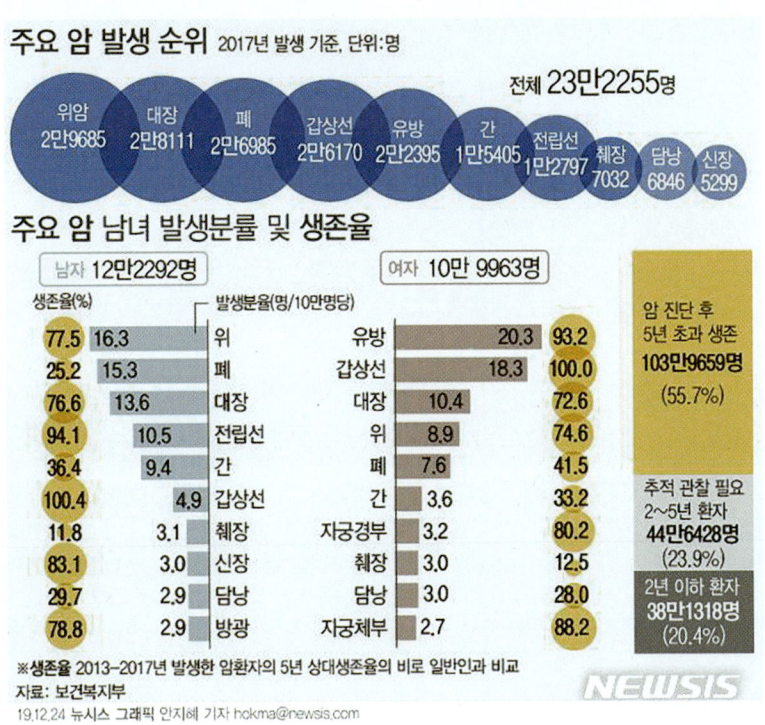

역사를 보면 정치를 잘못해서 반란이 일어나는 경우가 많다. 가장 빈번한 이유는 정치의 잘못으로 인해 백성들의 먹거리 문제를 해결 못 했을 경우이다. 사람들에게는 먹고사는 문제가 가장 중요하기 때문이다. 때로는 전염병이 만연했을 때도 반란이 일어났다. 이때 자신을 따르면 질병을 치료해줄 수 있다고 선동하는 사람을 좇아 반란군이 되기도 하였다.

어찌 되었든 결론은 도저히 견딜 수 없는 상황으로 내몰리면 백성들 스스로 반란군이 될 수밖에 없게 된다. 배고프지 않게 살고 싶다는, 건강하게 살고 싶다는 소박한 희망이 무너질 때 반란이 일어났듯, 먹고사는 문제가 어느 정도 해결된 지금 오직 건강하게 살고 싶다는 소박한 욕심이 무너지게 될 때 환자는 반란군이 된다.

잘못된 정책, 잘못된 정보, 잘못된 지식, 잘못된 습관이 난무하는 세상에서 발생하는 수많은 질병은 환자들을 퇴로 없는 반란의 길로 내몰고 있다.

수많은 처방과 약이 있지만, 병세는 악화 일로를 걷고, 새로운 병들이 잇달아 생겨난다. 완치 없이 악화만 되어가는 고행의 길이 환자에게 놓여 있는 것이다.

암, 당뇨, 고혈압, 전립선, 치질, 심혈관 질환, 아토피, 치매 뇌경색, 뇌졸중, 난무하는 바이러스 질환, 정신질환…, 정녕 치료의 길은 없는 것일까?

병원에 의지할 수밖에 없는 퇴로 없는 상황에서 병세는 악화만 되어가고, 천정부지의 병원비는 내려올 줄 모르니 환자들은 병원을 탈출하는 반란군이 되어갈 수밖에 없다. 환자가 의사를 불신하고 자신이 먹는 음식, 먹는 건강식품, 먹는 제품을 의사에게 말하지도 않고, 심지어 의사가 주는 약을 먹지 않는 어처구니없는 일들이 반복된다. 그리고 결국 그 환자는 병원치료를 포기하고 반란군이 된다.

많은 환자는 병원에서 치료를 받아서 병이 낫는다. 나 또한 마찬가지이다. 아프면 병원에 가고 자식이 아프면 한밤중에라도 들쳐업고 병원 응급실 문을 두드린다. 하지만 병원을 방문하는 횟수가 증가할수록 약을 먹는 횟수가 증가할수록 실망도 점점 커진다.

병원과 의사가 할 수 있는 것이 있고, 또 없는 것이 있다. 또한, 현재의 병원 진료시스템이 할 수 있는 것이 있고, 또 없는 것이 있다.

세균에 의한 질환, 외상에 의한 질환 등은 원인이 명확하다. 그러기 때문에 원인을 해결하면 치료의 효과가 보인다.

하지만 우리가 앓고 있는 수많은 질환은 원인을 모른다.

아니 알려고 하지를 않는다. 당뇨병이나 고혈압에 걸린 사람이 병원에

가면, 질문과 대답이 천편일률적이다. '앞으로 약 평생 드시면서 잘 관리하세요.'

사람이 살아온 이력은 그 질병과의 연관성을 어느 정도 나타내 준다. 그러기에 생활습관을 바꾸는 것이 치료의 핵심이 되어야 한다. 무엇을 먹고, 얼마큼 먹는지, 어떤 종류의 것을 먹는지, 잠은, 스트레스는, 주변 사람들과의 관계는, 어디에 사는지 등등에 대한 질문과 대답이 오고 가야 치료방법이 정해질 수가 있다. 무엇을 바꾸어야 할지, 영양학에 대해 우리 몸의 메커니즘에 대해 진지한 고민이 있어야 한다.

피를 뽑아서, 소변 검사를 해서 나오는 수치를 넘어서는 진단과 처방이 있어야 한다. 짧은 시간 수치만으로 현상을 진단해서는 답이 찾아지지 않는다. 병이 발생한 상황은 그대로 두고 표면적인 현상만 치료해서는 답이 나오지 않는다. 그 결과 병은 재발하고 완치와는 먼 길을 자꾸 가게 되는 것이다. 이런 상황이 반복되면 병원을 불신하고 의사를 불신하게 되어 환자는 반란군에 가담하게 된다.

특히 코로나 코비드 19 상황을 겪으면서 많은 것이 변했다. 열심히 백신 주사를 몇 번이고 맞아도 코로나에 걸리는 사람들, 한 번도 안 맞고도 멀쩡하게 사는 사람들, 백신을 믿고 주사를 맞았는데 그 백신으로 인해 생을 달리한 사람들, 백신 후유증으로 오랫동안 고생하는 사람들, 누구는 가볍게 지나가고, 누구는 죽을 고비를 넘기는 상황….

이런 상황에서 사람들은 많은 생각을 하게 되었다. 믿을 것은 자기 자신이라는 것을, 병원이라고, 의사라고, 약이라고 다 100% 믿을 수는 없다는 것을, 내 몸에 맞지 않으면 세계적인 약도 독이 됨을 알게 되었다.

코로나라는 긴 터널을 지나면서 기존의 방식이 아닌 새로운 예방의 길,

치료의 길을 사람들은 모색하게 되었다.

> **〈 백신 부작용 〉**
>
> 2022년 9월까지 모두 1천100만 건이 넘는 코로나 백신 부작용이 WHO에 보고됐다. 백신 관련 사망자도 7만명에 이르렀다.
>
> 특히 백신 부작용은 청년층에서 속출했다.
>
> 하버드대와 존스홉킨스대 과학자들은 18~29세를 대상으로 진행한 연구에서 코로나19 백신이 코로나바이러스 자체보다 최대 98배가량 더 위험하다고 결론지었다. 특히 심근염이 눈에 띄는 부작용이었다고 밝히면서 백신이 유발한 피해는 "공중 보건의 이점으로 상쇄될 수준이 아니었다"고 덧붙였다.
>
> 현재까지 학계에 보고된 코로나 백신의 부작용은 월경장애, 혈소판 감소, 면역 장애, 심근염, 신장 손상, 치매 등 20여종이 넘는다.
>
> (출처 연합뉴스 송광호 기자)

자연 의학, 대체의학, 기능의학이라는 이름으로 모여든 반란군은 상당한 진용을 갖추어 가고 있다.

반란군 의학들은 고질병으로 불리는 다양한 질병들을 평생 복용해야 하는 약이 아닌 다른 방식으로 치료해가고 있다. 오십견으로 불리는 질병을 20~30분의 간단한 지압으로 해결하고, 수술로도 낫지 않던 허리디스크를 교정을 통해 치료한다. 내려가지 않던 당 수치가 소금물을 마심으로써 해결이 되고, 몸의 염증이 건강식품을 통해 해결되기도 한다. 온갖 약으로 안되던 변비와 피부질환이 좋은 소금을 만나면 바로 해결이 된다. 임신이 안되던 분이 임신이 되고, 사경을 헤매던 분이 건강하게 걷게 되기도 한다. 우울증, 공황장애로 고생하던 분이 심리치료와 섭생의 변화를 통해 희망을 노래하기도 한다.

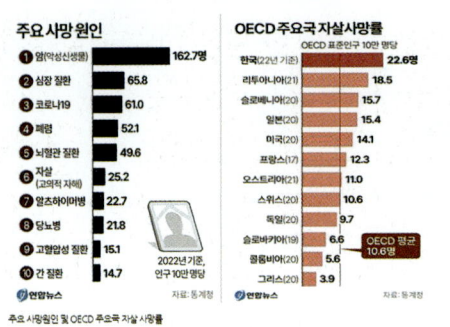
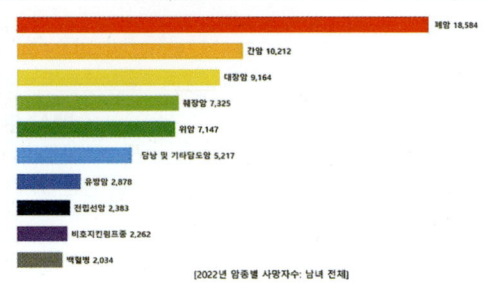

　반란은 기존의 질서를 깨는 것이고 바꾸는 것이다. 그렇다고 모든 것을 한꺼번에 바꿀 수 있는 것은 아니다. 기존 질서에서 좋은 점은 살려가야겠지만 많은 것을 바꾸어야 한다. 환자의 생각이 바뀌어야 하고, 의사의 생각, 병원의 의료 시스템도 바뀌어야 한다.

　그래야 질병의 늪에서 사망의 골짜기에서 빠져나올 수가 있다.

　도시의 질병 시스템을 포기하고 산속이나 바닷가를 찾아 자연인으로 살아가면서 건강을 찾은 많은 사람을 보게 된다.

　그분들이 자연 속에서 찾은 것은 무엇일까? 과거 탐관오리를 피해 산속으로 숨어들던 민초들처럼 그렇게 도심 속의 치료시스템을 피해 대체의학의 길을 찾아 산으로 찾아든 것이다. 그렇게 해서 건강을 찾은 수많은 사람이 바로 반란 성공의 산증인이고 희망이다.

　누구나 나이 들면 죽는다. 죽음에 이르는 길은 대부분 질병이다. 물론 특별한 병이 없이 살다 죽는 사람도 있지만 그런 경우는 드물다. 하지만 세균이나 외상에 의한 질병이 아니라면 생활습관을 바꾸고, 몸의 자세를 바꾸고, 먹는 것을 바꾸어가는 것만으로도 많은 질환의 치료가 가능하다.

　약에 지나치게 의존하거나, 온갖 기능식품에 의존하던 방식을 버려야 한다. 내가 변하고 내 행동과 습관이 변해야지 남이 만들어준 약에 의존하는 습관을 버려야 한다. 먹지도 않는 건강 기능성 식품을 쌓아두고 내 몸을 위해 뭔가 하고 있다는 착각에서 벗어나야 한다. 내 몸을 위한 작은 실천을 시작해나가야 한다.

가장 작은 일, 우리 몸이 필요로 하는 미네랄 소금을 먹는 일부터 시작해야 한다. 기초부터 하나하나 쌓아나가야 한다.

반란을 위해 산속에 숨어든 민초들이 먹을 수 있는 것은 그리 많지가 않지만, 그 자연의 것들과 자연에서의 삶이 건강을 가져다주었다.

하지만 반란군의 길 또한 녹록지 않다. 너무나 불확실한 것들이 많기 때문이다. 온갖 치료법이 난무하고 있다. 이게 좋다, 저게 좋다 하지만 명확하지가 않은 경우가 너무나 많다.

과거의 반란군이 정부군에 의해 너무나 쉽게 진압을 당하는 것처럼 기성 의료 시스템은 너무나 공고하다.

그런데도 현실의 질병들은 너무나 엄중하고 견디기에 힘겹다. 이제는 단순하게 이리저리 내몰리고 쫓기는 역적이 아니라 질서를 갖추고 무기를 갖춘 반란군이 되어가야 한다. 우리가 오랫동안 잊고 살았던 그 기본으로 돌아가서 새로운 시작을 해야 한다.

반란의 성공은 오랫동안 길든 우리의 생활습관을 건강하게 바꾸는 것에서부터 시작되어야 한다. 그리고 우리의 먹거리를 바꾸어 나가야 한다.

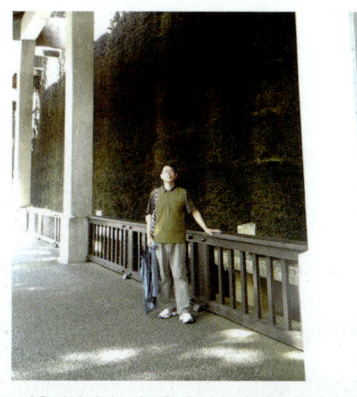

* 사진속 장소는 과거 소금물 농축시설로 사용되었지만, 지금은 유럽 곳곳에서 힐링시설로 운영되고 있다. 쌓인 나뭇가지들 사이로 흘러내리면서 흩날리는 소금물 미네랄 효과와 나무에서 나오는 피톤치드 효과를 통해 많은 사람이 건강에 도움을 받고 있다

2. 의사 – 내가 아픈 이유를 의사는 알까?

사람들은 아프다. 그래서 병원에 간다.

암에 걸린 사람, 고혈압에 걸린 사람, 심혈관 질환에 걸린 사람, 척추 질환에 걸린 사람, 관절 질환에 걸린 사람….

이분들은 왜 병에 걸렸을까? 병의 원인은 무엇일까?

똑같이 담배를 피워도 암에 걸리는 사람이 있고 안 걸리는 사람이 있다. 무릎이야 다 똑같이 사용하지만, 관절염에 걸리는 사람이 있고 그렇지 않은 사람이 있다. 당뇨병에 걸리는 사람도 있고 그렇지 않은 사람도 있다. 술을 그렇게 먹어도 위가 멀쩡한 사람도 있고 구멍이 뚫리는 사람도 있다.

사람들은 의사에게 묻는다.

나는 참 착하게 살았는데, 술 담배 안 하고 살았는데 내가 왜 암이죠. 그러면 의사분들 중에는 너무 착하게 살아서 그래요. 화를 속으로 삭여서 그래요. 하고 답을 하기도 한다.

저는 술 먹고 담배 피우고 했습니다. 그것 때문에 제가 아픈가요. 하고 의사에게 물으면 네 그것 때문에 그렇습니다. 술과 담배를 끊으세요 한다.

착하다고 병에 안 걸리는 것도 아니고 나쁜 놈이라고 다 병에 걸리는 것도 아니다.

내가 왜 병에 걸렸는지 정확하게 말해 줄 수 있는 의사는 없다. 기껏 말해 준다는 것이 운동 부족, 술, 담배, 과식, 비만, 짜게 먹어서, 스트레스와 같은 것을 나열하는 것이다.

모든 병은 원인을 알아야 참된 처방이 가능하다. 하지만 원인을 모르니 처방이 아니라 미봉책이 나오는 것이다. 증상만 치료하는 완치 없는 치료가 계속 반복이 된다.

  질병의 원인에는 여러 가지가 있을 수가 있다. 유전적인 문제가 있을 수도 있고, 먹는 것이 문제일 수도 있고, 습관이 문제일 수도 있다. 환경이 문제일 수도 있다. 아니면 복합적일 수도 있고, 열거한 문제와는 상관없는 다른 문제일 수도 있다.
  결국, 알 수가 없는 경우가 대부분이다. 왜? 우리는 현상만을 보고 정확한 판단을 할 수 없을까?

  서양의학 즉 양방은 표준화를 토대로 의료행위를 한다. 한방은 개별화를 토대로 의료행위를 한다. 양방은 데이터를 토대로 의료행위를 하고 한방은 개인의 특성에 기대 의료행위를 한다. 양방은 기준을 정해놓고 그 기준을 넘은 수치가 나오면 질병으로 판단하는 식이다. 고혈압의 기준을 정해놓고 그 수치를 넘어가면 고혈압으로 진단을 하고 그 수치를 내리기 위한 각종 처방을 하는 식이다. 한방은 진맥하고 얼굴을 살피고 증상을 보고 판단을 해서 먹는 것으로 처방을 한다. 좋은 것을 먹거나 안 먹은 것으로 처방을 하거나 침을 놓아 치료한다.

  * 예전에는 고혈압을 180 이상으로 그 기준을 정한 적도 있었다. 그 후 160, 140으로 내려왔다가 이제는 120을 기준으로 관리해야 한다고 이야기한다. 어느 기준이 맞는 것일까?

  서양의학은 감기에 걸리면 해열제 처방을 한다. 기준을 정해놓은 체온이 있으니 그것을 넘어가면 낮추는 처방을 하는 것이다. 암에 걸리면 그 부분을 잘라내는 처방을 한다. 두통이면 두통약 처방을 한다.
  그렇게 기준에 의한 진단을 하고 표준화된 처방을 한다. 그렇게 처방되는 약은 표준화된 공장에서 생산된 약이다. 거기에 개인의 편차는 거의 고려가 되지 않는다. 나이 차 정도가 고려되어 먹는 양의 차이 정도가 고려될 뿐이다.

한방은 진찰하고 개인에 맞춤 처방을 해왔다. 하지만 한방 역시 요즈음은 표준화라는 절차를 밟고 있다. 건강기능식품이 표준화된 공장에서 생산이 되고, 한의사가 처방한 처방전에 근거하여 만들어지는 한약도 이제는 표준화된 공장에서 생산되어 공급되는 경우가 많이 있다. 그러므로 한방치료에 대한 신뢰도가 낮아지고 있다.

그럼 어떻게 개별화된 진단과 치료를 할 수 있을까? 올바른 처방이 가능할까? 각 개인이 다른 질병에 걸리고 사람마다 질병이 다른 이유는 바로 사람이 다르기 때문이다. 사람마다 먹는 것, 사는 것, 생활환경 그리고 섭취하는 미네랄이 다르기 때문이다. 사람들이 먹고 있는 미네랄, 사람의 몸에 들어 있는 미네랄의 양이 다르기 때문이다. 사람마다 미네랄 소모량이 다르기 때문이다. 각각의 사람들이 가진 미네랄의 차이가 질병의 차이를 만들어 낸다고 할 수 있다.

사람들이 표준화가 되어있지 않은데 표준화된 처방을 들이대는 것은 어불성설이다.

물론 먹는 것 생활습관 유전도 영향을 미치지만, 그것을 뛰어넘는 다른 요소, 미네랄이 질병의 유무, 강약을 결정해 준다고 해도 과언이 아니다.

미네랄 하면 우리는 칼슘, 마그네슘, 아연, 나트륨 정도를 떠올린다. 하지만 미네랄은 90가지가 넘는다. 90가지의 미네랄은 각각의 특성이 있고 그 특성이 바로 우리의 건강을 결정해 준다.

특정 미네랄이 모자라면 우리는 특정의 질병에 걸리게 될 확률이 높다. 비타민 씨가 부족하면 각기병에 걸리고, 칼슘이 부족하면 골다공증에 걸리듯이 각각의 미네랄은 우리 몸의 각 부분의 건강과 직접적인 관계를 맺고 있다.

철분이 부족하면 빈혈에 걸리고, 요오드가 부족하면 갑상선 질환에 걸리듯이 90가지의 미네랄이 각각 우리 몸의 각 부분의 건강을 책임을 지고 있다. 그 아주 소량의 미네랄의 부족은 우리 몸의 건강을 해치고 질병에 걸리게 한다. 미네랄은 우리가 음식과 물을 통해 끊임없이 먹고 있다. 하지만 또한 끊임없이 소모된다. 흡수된 미네랄 일부는 우리 몸에 저장되기도 하고 사용되기도 한다. 사용 후 폐기된 미네랄은 소변을 통해, 땀을 통해, 피부 각질 같은 것을 통해, 머리카락이나 털을 통해 소모된다.

〈 세포 배양액들 〉

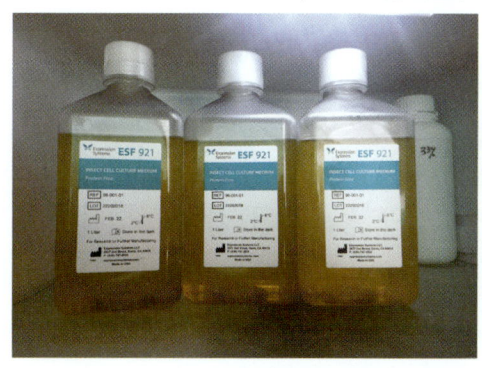 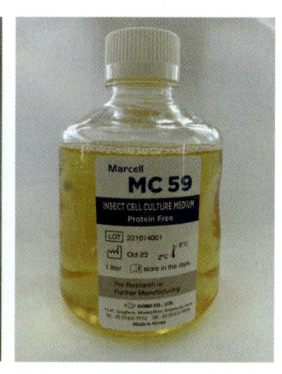

* 세포배양액 제조에서 가장 어려운 문제는 미네랄 종류와 그 함량이다.

우리 몸을 구성하는 세포는 끊임없이 새로 생기고 소멸한다. 그 소멸하는 세포 속에 들어 있던 미네랄은 일부는 재사용이 되지만 대부분은 그대로 배출이 되거나 떨어져 나가는 방식으로 소모가 된다. 손톱이 자라고 피부 각질이 벗겨지고 몸속 세포들이 죽어 염증 물질이 되고 독소가 되어 처리된다. 이 모든 과정을 통해 미네랄은 작용하고 또 배출된다. 그러기 때문에 우리는 끊임없이 새로운 미네랄을 골고루 섭취해야 한다. 그렇지 않으면 균형이 깨어지고 질병에 걸리게 된다.

하지만 병원의 의사는 미네랄에 대해서는 간접적으로 몇 가지만을 가지고 진찰하고 처방을 한다. 핏속의 90여 가지 미네랄 중 몇 가지 미네랄만 가지고 미네랄의 과부족을 결론 내리고 처방을 한다.

　의사들은 위의 처방에도 불구하고 질병과 미네랄의 관계를 별로 인정하지 않는다. 질병이 미네랄로 인해 일어난다는 것을 인정하려고 하지 않는다. 오직 미네랄의 폐해만 나열할 뿐이다. 소금이 그 대표적인 예이다. 수많은 미네랄 중에서 소금의 나트륨만을 문제 삼아서 폐해를 이야기하고 적게 먹을 것을 주장한다. 모든 병을 나트륨 때문으로 몰아간다. 미네랄 부족으로 인해 생기는 수많은 질병은 모른 척하고 모든 질병의 원인을 나트륨 탓으로 돌려 진짜 미네랄 소금마저 못 먹게 만든다.

　정말 알 수 없는 일이다.

　나트륨은 생명이 살아있는 한 먹어야 한다. 매일 매일 꾸준하게 먹어야 하는 것이 바로 소금이고 미네랄이다. 하지만 의사들은 한사코 먹는 것을 그만두라고 이야기를 한다. 반론을 제기하면 많이 먹지 말라는 이야기라고 한다. 소금을 많이 먹어서 문제가 생길까? 소금은 그렇게 많이 먹고 싶어도 먹을 수가 없다.

　가끔 해외 토픽에 먹는 것 내기 혹은 시합을 하다가 죽는 사람의 이야기가 나온다. 매운 고추 많이 먹기, 핫도그 많이 먹기, 햄버거 많이 먹기, 짜장면 많이 먹기, 계란 많이 먹기 등등…. 수많은 대회가 있지만, 소금 많이 먹기 대회는 없다. 아니 불가능하다. 먹을 수가 없기 때문이다. 소금을 한 번 입에 한 숟갈 넣어 보면 아주 간단하게 알 수 있다. 먹을 수가 없다. 농도 짙은 소금물을 억지로 삼키면 바로 설사가 나오는 방식으로 우리 몸은 흡수를 제한한다. 많이 먹을 수가 없는 것이 바로 소금이다.

　소금은 인류가 탄생한 이래로 먹어온 것이다. 검증되고 검증이 되어온 물질이다.

　내가 아픈 이유 진짜 원인은 과연 무엇일까?

　골다공증은 칼슘 미네랄 부족, 정력은 아연이라는 미네랄과 관련되었다는 것을 안다. 관절에는 황이라는 미네랄이 관련되어 있다는 것을 안다. 요오드 미네랄이 부족하면 갑상선질환에 걸린다는 것을 누구나 다 안다.

　그럼 나머지 90여 가지 미네랄들이 부족하면 과연 어떤 일들이 일어날까? 의사들은 알고 있을까?

　내가 아픈 이유를….

3. 병원 – 병원은 왜 환자들이 넘쳐날까?

아프면 병원을 찾고, 몸이 좀 이상하면 병원을 찾는다. 수재라는 똑똑한 사람들이 의대를 가고 오랜 시간 동안 공부를 하고 수련 과정을 거쳐 의사가 된다. 그런 의사들이 수십만 명이다. 그런데도 병원을 찾은 많은 분이 좋은 결과를 보장받지 못한다. 쉬울 것 같은 질병조차 완치가 안 된다. 독감이나 감기에 걸리면 병원 가서 약 먹으면 1주일, 집에서 쉬면 7일 만에 낫는다는 우스갯소리가 있을 정도이다.

예전에 다니던 직장에서 얼굴에 큰 검은 점이 있는 분이 있었다. 좀 친하게 된 후 여쭈어보았다. 그 점을 제거하려고 안 해보셨나요? 그분이 말하기를 왜 안 해봤겠어요?

유명한 대학병원을 다 다녔단다. 이 병원에서 치료해준다고 했다가 안 되니까 다른 병원을 또 소개해주고 그 병원에서도 안 되니까 또 다른 병원을 소개해주고 그렇게 뺑뺑이를 돌려서 돌다 돌다 그만두었단다. 돈은 돈대로 시간은 시간대로 깨졌다고 한다. 못 고친다고 하든지. 치료할 수 있다고 장담을 해놓고 그렇게 하더란다.

아는 한 분은 전립선 비대증 진단을 받아서 거의 10년 동안을 약을 처방받아서 먹었다고 한다. 중간마다 계속된 검사를 받고 의사의 처방을 받아 약을 지속해서 먹었다고 한다. 그러다가 담당 의사가 대학병원 교수로 가는 바람에 담당의가 바뀌었다고 한다. 바뀐 의사에게 진찰을 받았더니 왜 약을 먹으려고 하세요 하고 묻더라는 것이다. 아니 전임의사가 먹으라고 해서 먹었다고 했더니 먹을 필요가 없다고 했다. 수치가 정상이라는 것이었다. 수치가 얼마냐고 물었더니 정상수치가 8 이하이면 되는데 0.559라는 너무나 양호한 수치라는 것이었다.

그 환자가 병원진료기록부를 떼어 보니 처음부터 0.8이었다고 한다. 도대체 왜 약을 10년 동안 먹으라고 한 것인지 알 수가 없었다고 한다. 가서 따지고 싶었지만, 그 의사의 진찰을 다시 받고 싶지 않아서 그만두었다고 한다. 그분은 그 후 7년이나 지났지만 아무 이상 없이 잘살고 있다. 10년 동안 병원을 아무 이유 없이 다니고 돈을 쓰고, 쓸모없이 건강에 도움이 안되는 약을 먹어온 것이다.

〈 전립선 관련 진단 결과 〉

검사명	검체명	결과	단위	참고치	보고일시	검사자	전문의
PSA	Blood	0.559	ng/mL	0.000~4.000	20210503 0917		

* PSA(Prostate Specific Antigen) : 전립선에서 생성되는 분해효소로 전립선암과 전립선 비대증, 전립선의 감염 혹은 염증이 있을 때 증가한다.

소금 인간 책에서도 소개하였지만 피부가 갑자기 가려워지고 긁게 되어 온몸이 피딱지 범벅이 된 환자 역시 병원에서 치료를 못 하였다. 여러 병원에 다녔지만, 해결책을 찾지 못하고 가족들의 노력으로 치료하였다.

당뇨, 고혈압, 디스크, 심혈관 질환, 결석, 암, 아토피, 탈모, 무좀, 수많은 정신질환 등 아직까지 해결책은 없다. 이 외에도 무수하게 많이 있다. 병원에서 치유의 기적을 만들어주지 못한다.

오진 사고들 역시 상당히 잦다. 환자분들은 당장 고통스럽고 미래가 보이지 않기 때문에 어쩔 수 없이 병원을 찾게 되고 이것이 반복되면서 병원에 대한 의존성만 키워간다.

오십견으로 고생하는 사람들, 디스크로 고생하는 사람들은 이 병원 저 병원을 전전하고, 심혈관 질환으로 고통받는 사람들은 언제 심장이 멈출지 몰라서 전전긍긍한다. 과거에는 수술이 답이라고 했다가 어느 순간부터는 수술이 최선이 아니라고 병원 처방이 바뀌기도 한다.

왜 병원에서는 치유가 안 되는 것이 그렇게 많을까? 한 번에 해결이 되지 않고 여러 번 병원으로 오라고 하는 것일까?
여러 가지 이유가 있겠지만 내 생각으로는 병원의 약, 병원의 장비로만 문제를 해결하려고 하기 때문은 아닐까 짐작한다.
환자들이 병원에 가면 의사들은 진찰과 진단을 하고 약을 처방하거나 수술을 한다. 그리고 몇 가지 주의 사항을 알려준다.

환자가 아프게 된 이유가 있다. 물론 사고로 온 경우는 예외로 한다. 대부분은 생활습관으로 인해 질병이 발생한다. 지난 살아온 과정이 바로 질병의 원인이다. 그러기 때문에 진단과 처방은 지난 살아온 날들에 대한 반추에서 시작하여야 한다. 무엇을 먹고 어떤 환경에서 살아왔는지, 어떤 일로 스트레스를 받고 살았는지, 더운 곳에서 살았는지, 추운 곳에서 살았는지, 주변의 사람들은 건강이 어떤지 알아본 후 진단과 처방이 이루어져야 한다. 이런 진단 없이 증상에 대한 처방만으로는 질병에 대한 정확한 대응이 어렵다. 3분, 5분 면담만으로 질병의 실체를 파악하는 것이 불가능하다.
그저 술, 담배 하지 마라, 짠 거 먹지 말라고 앵무새처럼 되뇔 뿐이다. 그리고 표준화된 약을 처방한다.
동의보감의 저자 허준은 물을 30가지가 넘게 분류하여 환자에 따라 다르게 사용하여야 한다고 주장하였다. 물을 30가지로 분류할 게 뭐 있을까? 그 물이 그 물이라고 할 수 있을 것이다. 같은 우물물이라도 아침에 길어 올린 물, 낮에 길어 올린 물, 밤에 길어 올린 물이 다르다고 하면서 환자에 따라 다른 물을 사용해야 한다고 한다.

사실 물은 다르다. 온도에 따라 물의 밀도도 다르고 미네랄의 농도도 달라진다. 맛도 달라진다.

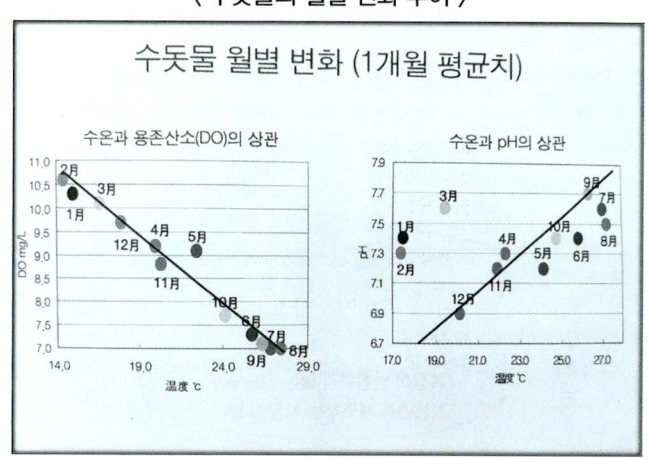

〈 수돗물의 월별 변화 추이 〉

위의 표에서 확인할 수 있는 것처럼 표준화된 시스템을 통해 만들어지는 수돗물도 온도에 따라 계절에 따라 용존산소량과 pH를 달리한다.

전 세계 바닷물도 다 같은 바닷물이지만 사는 물고기와 생물이 다 다르다. 그 이유는 물이 조금씩 다르기 때문이다. 같은 바닷물인데 하는 생각은 버려야 한다. 온도, 밀도, 염도, 미네랄 함량이 다 다르다. 우리나라의 경우도 서해와 남해 그리고 동해가 다르다.

소금 역시 마찬가지이다. 같은 염전에서 만들어지는 소금도, 여름에 만든 소금, 봄에 만드는 소금, 가을에 만든 소금, 비 오기 전에 만든 소금, 바람 부는 날 만든 소금, 비 온 후 만든 소금이 다 다르다. 그 다름은 입자의 크기로 미네랄 함량의 차이로 나타난다. 그러니 먹었을 때의 맛도 이를 사용해 만든 식품도 달라지는 것이다.

어느 집 장맛은 결국 그 집의 우물물 맛이다. 간장 맛 역시 마찬가지이다. 술맛도 마찬가지이다. 차이가 나 봐야 얼마 나겠어 할 수 있다. 하지만 그 미세한 차이가 맛의 차이 건강의 차이를 만들어 낸다.

며칠 전 아는 분이 손가락 끝을 다쳐서 병원에 입원하였다. 끝의 뼈가 부러진 상황이었다. 입원이 결정된 순간부터 수술시간, 수술 후, 퇴원까지 링거액을 꽂고 있었다. 손가락 끝이 부러진 상황이라 출혈이 있기는 했지만 아주 조금이었다. 수술하고 깁스하고 퇴원하였다. 하지만 내내 링거병을 달고 있었다. 소금물 링거액….

그렇게 몸에 물과 소금을 집어넣었다. 그렇게 해야 병원에 있는 것 같고 치료가 되는 것 같고, 안심이 된다. 환자도, 보호자도 병원 관계자도…. 링거액을 통해 들어가는 물과 소량의 소금이 우리 몸을 안정화하고 돌아가게 하는 것이다.

물이 가진, 미네랄이 가진 그 힘으로 우리는 살아가고 있다. 이 작은 차이를 아는 것이 치료의 지름길이다. 물의 차이는 물이 지나온 환경의 차이이고 미네랄의 차이이다. 심산유곡을 지나온 것인지, 지하암반을 뚫고 온 물인지 오래전에 땅속에 스며든 물인지 들어간 지 얼마 안 되는 물인지….

사람 역시 마찬가지이다. 지난 살아온 과정의 차이는 몸의 미네랄의 차이를 만들어 낸다. 칼슘이 부족하게 살아온 것인지, 마그네슘이 부족하게 살아온 것인지, 아연이 부족하게 살아온 것인지, 요오드가 부족하게 살아온 것인지…. 이러한 차이가 현재의 질병의 차이를 만든다.

많은 지역에 이른바 풍토병이 있다. 풍토병은 그 지역에만 있는 독특한 병이다. 물론 그 지역의 독특한 생물이나 식물에 의해 발생하는 질병이 있고 독특한 기후에 의해 발생하는 질병도 있다. 하지만 왜 그 지역에서 그런 질병이 오랜 세월 지속해서 발생한 것일까? 그것은 그 지역의 토양의 미네랄의 불균형, 먹는 것에 포함된 미네랄의 불균형에서 오는 경우가 대부분이다.

모든 지역은 독자적인 미네랄 환경을 가지고 있다. 바다에 인접한 지역, 산속 지역, 추운 지역, 고산지역, 석회암 지역, 초원 지역, 도심지역. 사막 지역, 다 미네랄 환경이 다르다. 그러기에 생명체가 달라지는 것이다. 건강이 달라지고, 질병이 달라진다.

우리가 치료를 원한다면, 병이 낫고자 한다면 미네랄이라는 문제를 해결하고 가야 한다. 즉 소금이라는 문제를 해결하고 가야 한다는 뜻이다. 그 문제를 해결하지 않으면 질병의 완치란 없다고 해도 과언이 아니다.

병원의 환자가 줄어들기 위해서는, 병원에 가는 일을 줄이기 위해서는 미네랄에 주목해야 한다. 그렇지 않고서는 병원에 환자들이 넘쳐나는 문제를 해결할 수가 없다. 요오드 미네랄 하나로 전 국민의 40%가 질병에 걸린 나라도 있었다. 요오드 미네랄을 처방하지 않았다면, 요오드 미네랄이 들어간 소금을 만들어 내지 않았다면 그 나라는 지금도 환자로 넘쳐날 것이다.

나이 들면 대부분 여성에게 찾아오는 골다공증, 나이든 남자에게 찾아오는 심혈관 질환 모두 미네랄과 관련성이 높은 질환이다. 당뇨병과 관련 있는 바나듐, 정신질환과 관련이 있는 리튬 미네랄 등 대부분 질병은 미네랄과 관련성이 높다.

인류는 평균수명이 점점 길어지고 있다. 미네랄 부족이 쌓이고 쌓여서 나이 들어 질병으로 나타나고 있다.

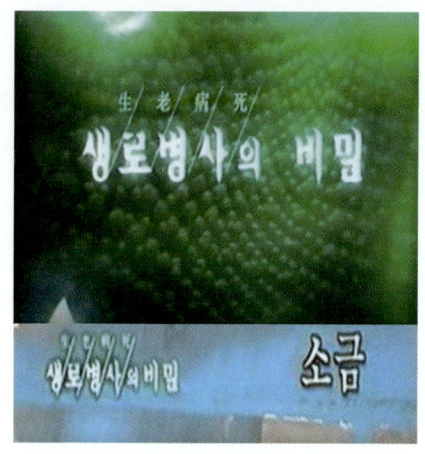

〈 생로병사의 비밀은 소금 〉

과거 대항해시대에 수많은 선원이 괴혈병으로 고생을 하였다. 멀쩡하던 사람이 배만 타면 병에 걸리니 이상할 수밖에 없었다. 원인을 모르니 치료방법이 없었다. 오랜 시간이 걸리고 수많은 사람이 고통받은 후에 비타민 C의 결핍으로 질병이 발생한다는 것을 알고서는 간단하게 치료의 길이 열렸다. 원인을 알면 치료는 간단하다. 비타민 C는 흔한 비타민이었기 때문이다. 과일이나 채소 견과류 등을 먹으면 충분하게 충족되기 때문이다.

그때부터 배에는 신선한 과일과 야채들이 필수적으로 공급되기 시작하였다. 그리고 질병이 사라졌다.

미네랄에 대한 문제 역시 마찬가지이다. 우리가 앓고 있는 수많은 질병의 진짜 원인을 찾아서 해결하는 일 그것을 해야 병원에 환자들이 몰리는 것을 멈출 수 있는 길이다.

미네랄과 질병과의 정확한 인과관계가 아직은 다 밝혀지지 않았지만 지금 수많은 사람이 소금과 미네랄을 통해 건강을 찾고 있다. 병원을 찾는 일은 그 다음이 되어야 한다. 그래야 병원을 가는 환자들이 줄어든다. 진정한 환자 혁명이 성공할 수 있다.

4. 전문가 – 난치병을 치유하는 전문가들

대체의학, 민간의학, 자연의학, 기능의학, 한의학을 하시는 분 중에 난치병을 고치시는 분들이 많이 계신다. 그분들은 한의사의 모습으로, 약사의 모습으로, 의사의 모습으로, 치료하는 종교인의 모습으로, 체질진단 박사님의 모습으로, 기치료하시는 분의 모습으로, 섭생 전문가의 모습으로, 특정물질의 전문가의 모습으로 존재한다….

나는 소금 관련 연구를 하면서 참 많은 치료, 치유 전문가분들을 만났다. 물론 모두 다 전문가이고 치료의 기적을 보여준 분들도 더러 있었다. 많은 분이 기존의 방식과는 다른 접근을 통해 치유의 기적을 만들어 내는 것을 경험할 수 있었다. 허리통증으로 고생하던 분들이 통증에서 해방되고, 오랜 변비로 고생하던 분들이 화장실을 즐거이 가게 되고, 오십견으로 팔을 자유롭게 쓰지 못하던 분들이 팔에 자유를 갖게 된다. 피부질환이 사라지고, 불임으로 고통받던 분들이 2세를 갖는 기쁨을 누리게 되기도 하였다. 암 후유증으로 고생하던 분들이 더이상 암을 걱정하지 않아도 되는 상황에 이르기도 하고, 사경을 헤매던 분들이 생명 연장의 희망으로 안도하게 되기도 하였다.

그분들의 치료행위를 요약해 보면 어쩌면 간단하다.
소금을 바꾸고, 자세를 바꾸고, 음식을 바꾸고, 생각을 바꾸고, 행동을 바꾸게 한 결과들이다. 물론 여기에 전문가들의 치유 손길이 보태지기도 하고 전문가들의 진심 어린 정보와 조언이 있었다. 그리고 진실된 것을 알아보고 치유의 기적을 받아들이는 환자의 마음과 눈이 있었다.

또한, 세상에는 너무나 많은 정보가 넘쳐나고 또 전문가 행세를 하는 엉터리 전문가들이 들끓고 있다. 또 잘못된 정보가 얼마나 많이 떠돌아다니는지는 그 누구도 모른다.

엉터리 전문가는 만나서 이야기를 해보면 알 수가 있다. 물론 여러모로 검증작업을 해봐야 한다. 주위 사람들을 살펴보고, 과거를 알아보고, 현재를 살펴보아야 한다. 그리고 인터넷 검색을 해서 여러 사람의 의견을 비교해 보면 알 수가 있다.

그동안 그 사람이 어떤 행동을 해왔는지는 인터넷 공간에 너무나 잘 나와 있다. 그 사람의 말이 아닌 행적을 조사해보면 된다. 그렇게 엉터리 정보를 걸러내야 하고 가능하다면 현장 확인도 해보는 것이 좋다.

만병을 해결할 수 있는 전문가 행세를 하지만 정작 본인의 질병은 고치지 못하는 사람들도 있다. 머리카락이 나는 약을 팔지만 정작 본인은 대머리인 경우도 있었다. 헛웃음이 나오는 경우도 많았다. 외모는 도인처럼 보이지만 실력은 도인 근처에도 못 가는 분도 있었고, 전문가가 아닌 것처럼 보이고 행동을 했지만 의외로 전문성을 가진 분들도 많았다.

필자는 소금을 연구하면서 가능하면 치유의 현장에 가보려고 했다. 관련 자료를 찾고 사서 비교하면서 분석작업을 하였다. 사람을 만나서도 마찬가지였다. 다급한 마음에 큰소리치는 사람의 말을 순간적으로 믿기도 하였지만 제삼자에게 물어 진실을 알려고 노력하였다.

책에 실린 정보도 믿을 수 없는 경우가 많이 있다. 책을 쓸 정도로 유명하고 매스컴을 많이 탄 분도 몇 년이 지난 후에 보면 앞뒤가 안 맞는 행동을 하고 언행일치하지 않는 삶을 사는 경우가 많이 있었다. 그리고 그렇게 주장한 이론이 틀렸다는 것이 바로 증명되기도 한다. 환자의 고통에 동참

한다고 하면서도 정작 치료에는 효능보다는 값싼 것만을 사용하려고 하는 분들도 있었다.

사람을 치료한다는 것은 참 어려운 일이다. 그것은 사람을 알아야 하는 일이다. 육체적인 것뿐만이 아니라 정신적인 영역까지 알아야 온전한 치료가 된다.

아픈 분들을 만나면 그분들은 지푸라기라도 잡는 심정으로 매달린다. 하지만 그 이면에는 강한 부정과 불신이 깃들어 있다. 이전에 경험한 것이 현재를 옥죄고 있기 때문이다. 그러므로 올바른 치료방법을 잘 선택하지 않고 자꾸 이상한 것에 끌려 시간을 허비하는 경우가 너무나 많다. 환자분들의 집을 방문하면 의약품, 의료기기, 기능성 식품이 전시장처럼 쌓여 있고 널려있는 경우도 많았다. 얼마나 많은 과정을 거쳤을까? 얼마나 진정한 치료의 손길을 찾아 헤매었을까 하는 생각에 가슴이 먹먹한 적도 많았다.

다양한 분들의 치료하는 장면을 지켜본 적도 있다. 소금을 먹는 것처럼 어찌 보면 간단하게 건강이 회복되는 예도 있지만 오랜 시간 동안 자세를 고치고 몸의 균형을 바로잡아야 하는 경우도 있다. 어떤 경우는 아주 짧은 터치만으로도 아픔이 사라지는 경우를 보게 된다. 이 모든 과정이 전문가의 손길과 받아들이는 환자의 몸과 마음 상태 그리고 섭생이 어우러져 문제가 조금씩 조금씩 풀어지고 건강이 회복된다.

어쨌든 병마와 싸우는 것은 우리 몸의 치유력이다. 그 치유력을 살리고 북돋우어 주고 그 치유력이 힘을 발휘할 수 있는 여건을 만들어주는 것이 바로 치유의 과정이다.

예를 들어 허리통증을 해결하려면 우선 자세를 바르게 해야 한다. 오랫동안 흐트러졌던 자세를 바로 해야 한다. 본인의 결심과 행동의 변화도 있어야 하고 전문가의 조언과 손길도 필요하다. 또한, 섭생을 통해 장기와 신체 각 부분에 고른 영양을 공급해 주어야 한다. 쉬울 것 같지만 행동이나 습관의 변화가 쉽지 않다. 담배를 피우던 사람이 담배 끊는 것, 다리를 꼬고 앉던 사람이 다리를 꼬지 않고 앉아 있는 것, 커피를 즐겨 마시던 사람이 커피를 끊는 것, 차를 타던 사람이 걸어 다니는 것, 자세를 바르게 하고 앉아 있는 것, 음식을 절제하여 과식을 안 하고 영양을 골고루 섭취하는 일, 잠자는 시간을 지키는 일, 간식 섭취를 제한하는 일, 음식을 잘 씹어 먹는 일, 질 좋은 소금을 별도로 섭취하는 일, 미네랄 가득 든 물을 마시는 일 등 습관을 바꾸고 행동을 바꾸는 일은 쉽지가 않다.

행동과 습관과 먹거리의 변화가 없으므로 전문가의 치료행위가 있어도 쉽게 고쳐지지 않고 또 재발하는 것이다. 또 진심 어린 충고, 정보의 제공, 치료행위를 거부하는 사람들도 많다. 주위에서는 다 아프다고 보는데 본인은 괜찮다고 우기면서 치료를 받아들이기를 거부하는 때도 많다. 그저 물 좀 더 마시라고 하는 것조차 거부하는 사람들이 너무나 많다.

물 좀 먹으라고 하면 전 물 안 좋아해요, 국물 안 좋아해요. 하고 아무렇지도 않게 대답한다. 그런 자세는 안 좋아요 하고 이야기를 하면, 난 이런 자세가 편해요 하고 이야기를 한다. 물만 좀 더 먹으면, 소금물만 좀 먹으면 치료의 기적이 일어날 것 같은데 거부하고 들으려 하지를 않는다. 그 이유는 자신이 문제가 없다고 생각하거나 어떤 거창한 이유가 있기 때문이라고 생각한다. 그래서 그런 시시한 것으로는 치료가 안 된다고 하면서 포기를 하고 그저 편한 약에 의존한다. 그렇게 약에 길들어간다. 이런 분들을 볼 때마다 너무나 안타깝다. 그러나 어쩌겠는가? 평안감사도 자기가 싫으면 안 하는 것이니….

나는 의사도 아니고 치료 전문가도 아니다. 그렇게 되고 싶은 마음도 없다. 그래서 그런 전문가분들을 만나도 치료행위 자체를 배우고자 하지 않는다. 나는 해양심층수 전문가, 소금 전문가, 미네랄 전문가로서 족하다. 물론 그 이외에도 전문적인 분야가 많이 있다. 강의 전문가, R&D 전문가, 특허 전문가 등 다양한 전문성을 가지고 있다. 하지만 치료 전문가는 아니다.

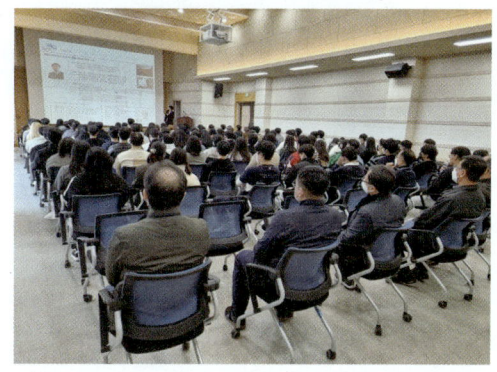
〈 소금에 대해 강의하는 필자 〉

몸이 아파 치료 전문가를 찾을 때 잘 따져서 찾자. 현란한 말이 아닌 지난 행적을 찾아보자. 일시적인 치료가 아닌 재발하지 않는 치료를 해줄 사람. 돈이 아닌 인간을 아는 사람을 찾아야 한다.

그러나 건강은 내가 만들어가는 것이고 내 행동과 습관을 바꾸는 것이 건강해지는 지름길이다.

그 출발점은 물과 미네랄에 있다. 내 마음가짐과 자세에 있다.

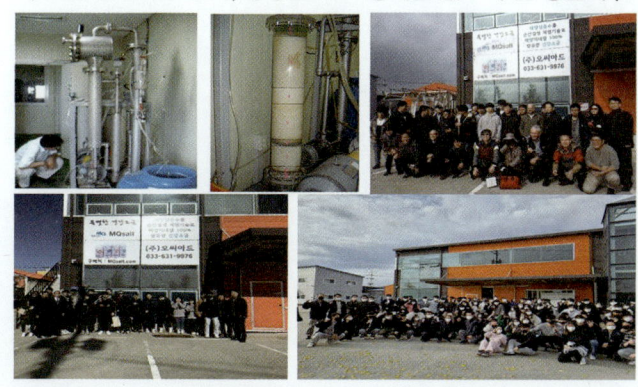
〈 소금 연구하는 필자, 공장을 보고 강의를 들으러 온 방문자 〉

2절 소금이라는 반란의 무기

1. 문제 – 지금까지 소금의 문제점

한국 사람 대부분은 서해 염전에서 생산하는 천일염이 소금의 전부인 줄 안다. 조금 더 소금을 안다고 하는 사람은 염화나트륨 99%의 순도 높은 정제염을 생산하는 공장이 하나 더 있는 것 정도 안다….

그렇게 염전에서 만드는 천일염, 공장에서 이온교환막을 이용하여 99% 염도를 갖도록 만들어지는 정제염을 한국이 생산하는 소금의 전부라고 알고 있었고 그렇게 믿어 왔다.

천일염은 1907년에 일본인들에 의해 대만에서 사용하던 소금제조 방식을 도입하여 1910년에 한국의 주안 염전에 적용한 것이 첫 시작이었다. 이제 100년이 좀 지난 것이다.

정제염은 일본에 의해 개발이 된 소금제조 방법으로 1979년에 우리나라에 첫 도입되었다. 이제 40년이 넘어가고 있는 소금제조 방법이다.

그럼 우리 선조들은 그 이전에는 어떤 소금을 먹어 왔을까?

우리 선조들은 자염煮鹽이라는 이름의 소금을 주로 먹어 왔다. 자염은 끓일 자煮를 사용하는 것에서 알 수 있듯이 해수를 끓여 농축해서 소금을 제조하는 방법을 말한다.

물론 해수를 끓이기 전에 다양한 방법을 시도하여 농축도를 높여 조금이라도 에너지 비용을 줄이기 위해 노력한다. 그 방법은 서해에서는 염벗을 이용하였고, 동해안에서는 황토밭을 이용하여 농축도를 높인다는 점에서 차이가 날 뿐이다.

소금을 끓여서 제조하게 되면 맛도 순해지고 천일염보다는 미네랄 함량이 높은 소금이 만들어진다.

서양의 경우는 대부분이 암염을 식용 소금으로 사용하고 있다. 지중해 연안의 경우는 온화한 날씨로 인해 염전을 이용하여 소금을 만드는 경우가 종종 있었으나 유럽의 내륙과 북대서양 쪽은 날씨가 습하고 온도가 높지 않기 때문에 대부분 암염을 이용한 소금을 생산하여 먹어 왔다.

문제는 암염이 땅속 깊은 곳에 묻혀 있고 땅속에 있다 보니 불순물이 많이 들어 있다는 것이었다. 또한, 그 깊이가 깊어 암염이 아닌 농축염수로 퍼 올려야 하는 경우도 많았다. 그래서 결국 그들은 암염을 녹여 불순물을 제거한 후 새롭게 끓여 식용 소금을 만들거나, 지하 염수를 끌어 올려 조금 더 농축한 후 끓이는 방식으로 만든 소금을 먹어 왔다.

〈 암염 광산과 채굴 과정 〉

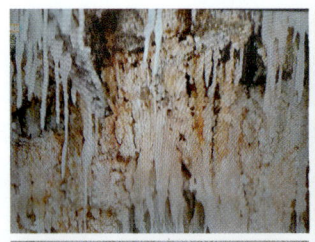
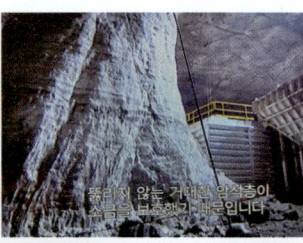
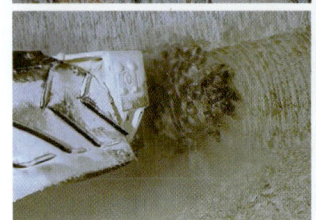
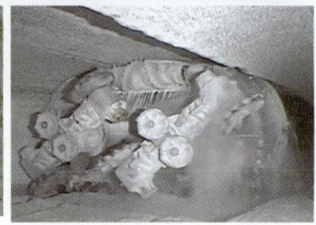

〈 유럽의 소금물 농축시설 〉

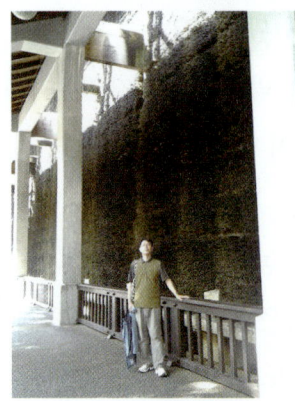
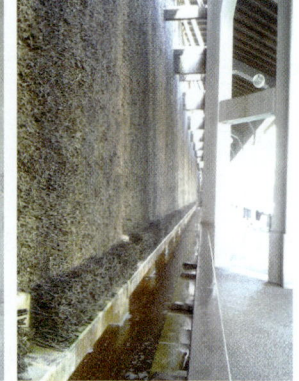

* 낮은 염도의 소금물을 위로 올려 잔가지 나무 벽을 타고 흐르는 방식을 반복하여 소금물 농축 – 독일지역

그 이외의 지역들은 해안가에서는 해수를 농축, 끓여서 소금을 만들거나 염전을 이용하여 소금을 만들고, 내륙은 암염을 이용하거나 지하 염수를 이

용하여 소금을 제조·사용했다. 인류 수천 년의 역사가 그러했다.

　근래에 들어 소금 사용범위가 식용을 넘어 공업용으로 확대되고 그 양이 식용 소금의 양을 넘어서면서 소금은 대량생산과 표준화의 길을 걷게 되었다.
　그 과정에서 소금은 염화나트륨이라는 이론과 그 함량은 99%가 되어야 좋다는 기준과 표준화된 성분표가 만들어지게 되었다.
　우리 조상들이 늘 먹어 왔던 소금이 아닌 염화나트륨 중심의 표준화된 새로운 소금이 탄생한 것이다. 염도 95% 이상, 염도 99%의 소금이 최상의 소금이라는 새로운 법이 만들어지게 된 것이다.
　바닷물에 풍부하게 들어 있는 칼슘, 마그네슘, 칼륨, 황 등은 더이상 소금이 아니고 빼버려야 할 불순물이 되어버렸다. 염화나트륨 이외의 모든 미네랄을 제거한 소금은 더이상 천연물이 아니다. 가공을 거듭한 표준화된 가공제품이 되어버렸다. 암염 역시 정제염 수준의 순수 소금이 되어버렸다. 결국, 순도 99%의 염화나트륨 제품이 소금의 대명사가 된 것이다.

〈 일반 정제염 소금과 비교한 오씨아드 소금 분석표 〉

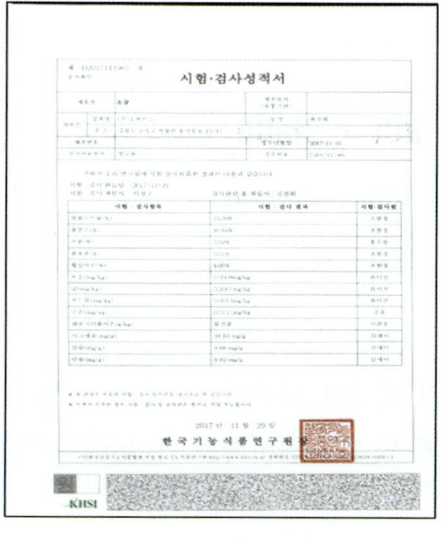

* 성분 비교 분석(100g 당)

구분	오씨아드 MQ눈소금	정제염	차이
수분	0.03%	0.01%	0.02%
나트륨	29.64g	38.99g	9.35g
마그네슘	3,893mg	10 mg	380배
칼슘	988mg	30mg	33배
칼륨	992mg	20mg	49배
염화나트륨	75.39%	99.52%	24.13%
지방	0g	-	-
단백질	0g	-	-
콜레스테롤	0%	-	-

화학공업, 식품 공업 분야에서는 소금 즉 염화나트륨이 중요한 핵심 자원이다.

소금의 공업 분야 사용은 실로 가늠할 수 없을 정도로 넓고 깊다. 14,000가지 이상, 사람에 따라서는 30,000가지가 넘는다고 말하는 사람도 있을 정도이다.

현대사회를 지탱하고 있는 화학공업은 산·알칼리 공업이라고 말해도 틀린 말이 아니다. 그 중심에 소금이 있다. 소금물을 분해하면 바로 산과 알칼리가 된다. 소금 즉 NaCl을 물에 넣고 전기 분해하면 소금물은 둘로 나누어져 한쪽은 강산인 HCl염산이 되고 다른 한쪽은 강알칼리인 NaOH수산화나트륨가 된다.

하나의 원료가 정반대의 특성을 가진 산성 물질과 알칼리 물질로 나누어져 엄청난 쓰임새를 갖게 된 것이다. 그리고 편리하게도 이 둘을 합치면 다시 안전한 소금이 되는 마법이 펼쳐지게 된 것이다.

이로써 화학공업은 비약적으로 발전을 하게 되었고 생산되는 소금의 2/3 이상이 화학공업용으로 사용되고 있다.

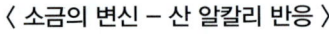

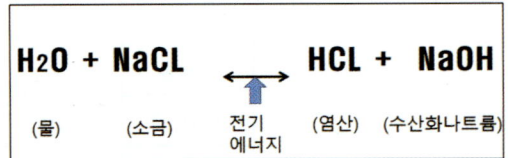

소금의 사용과 변신은 이뿐만이 아니다. 우리가 잘 알고 있는 비닐 PVC 제품 역시 소금의 산물이다. 위의 소금이 변신한 염산이 그 원료가 된다. PVC = Polyvinyl Chloride의 Chloride가 염소를 의미하는 단어이고 이것은 소금을 분해해서 만든다.

> **· Polyvinyl Chloride PVC ·**
>
> 폴리에틸렌, 폴리프로필렌에 이어 전 세계에서 세 번째로 많이 생산되는 합성플라스틱중합체. Vinyl이 줄임말이다. 하지만 이 vinyl은 우리가 익히 알고 있는 비닐과는 개념 차이가 있다. 일본과 한국에선 폴리염화비닐과 그 외의 소재로 만든 필름을 비닐이라고 하기 때문이다. 반면 영어권에선 우리가 알고 있는 비닐을 plastic이 포괄한다. 그래서 비닐봉지도 vinyl bag이 아니고 plastic bag이라고 한다. 크게 경질 PVCHPVC와 여기에 가소제[2]를 첨가해 부드럽게 만든 연질 PVCSPVC로 나뉜다. 경질은 파이프 등 건축자재에 널리 쓰이고 연질은 고무대야, 호스, 비닐커튼[3], 비닐하우스, 바닥장판 등에 쓰인다. 무독성이고 내후성과 화학적 안정성이 매우 우수하여 주로 화학약품 등 액체를 다루는 용기로 자주 사용된다. 그래서 상하수도관이라던가 의료용 수액주머니도 PVC로 만든다.

소금은 이처럼 상상하지 못한 곳에도 사용되고 있다.

자동차 산업의 발달은 수많은 도로를 만들었고 이 도로를 겨울에 유지하기 위해서 수천만 톤의 소금이 제설제로 사용되고 있다. 늘어가는 고기 소비를 감당하기 위해 키워지는 가축에 들어가는 사료용 소금 또한 천만 톤이 넘게 들어간다. 우리를 둘러싼 모든 곳에 소금이 사용된다.

그럼 이렇게 곳곳에 사용되는 소금들의 모습은 어떠할까? 소금이 공업적으로 이용되기 위해서는 표준화가 절대적이다. 순도 또한 중요하다. 표준화가 되어있지 않고, 순도가 높지 않은 제품은 공업에 사용하는 것이 맞지 않다.

소금이 식품에 사용되는 것 또한 마찬가지이다. 공업화된 식품은 표준화와 순도가 생명이다. 소금의 염도가 일정하고 성분이 일정해야 과학적인 계량을 할 수가 있다. 얼마를 넣어야 하는지를 알 수가 있고, 순도가 높아야 다른 변수들이 생기지 않기 때문이다. 그래야만 똑같은 제품을 만들 수가 있다. 염도가 일정하지 않으면, 다른 미네랄이 들어 있으면 소금을 넣어 제조한 제품은 균일하지 않게 된다. 그때그때 다른 제품은 공산품이라고 할 수가 없다.

김치, 간장, 된장, 액젓, 소스, 양념장 등은 물론 모든 음식을 만들 때 소금이 사용된다. 이 모든 것들이 제품이 되기 위해서는 표준화가 되어야 한다. 식품 원료 얼마에 소금 얼마 하는 식의 계산이 가능해야 하기 때문이다.

그런데 전통방식으로 만든 소금은 표준화가 어렵다. 우리의 천일염만 해도 봄에 만드는 소금, 여름에 만드는 소금, 가을에 만드는 소금이 염도가 다르다. 생산된 직후의 소금, 1년 된 소금, 2년 된 소금의 성분이 다르다. 표준화가 안 된다. 따라서 천일염 자체는 일정한 맛과 염도를 지닌 식품을 만드는 것도 화학공업의 원료로 사용하기도 매우 어렵다. 그래서 모든 소금은 표준화된 염도와 나트륨 함량에 맞추어서 생산하는 것으로 생산과 가공방식을 바꾸어야만 했다. 그것이 우리가 먹고 있는 소금의 현주소이다.

암염도 표준화된 모델에 맞추어서 물에 녹인 후 새롭게 만들어졌고, 대량 생산된 천일염도 세척 등의 가공과정을 거쳐 모든 미네랄을 씻어낸 후 표준화의 틀 속으로 집어넣어 95% 이상의 염도를 갖는 표준화된 소금으로 만들어 사용하게 되었다.

그렇게 우리 주변에는 염도 95%, 99% 표준화된 소금만이 남게 되었고 우리는 선택의 여지 없이 그런 소금을 먹어야 했고 먹고 있다. 우리가 미네랄 소금이라고 알고 있는 대부분의 소금 역시 이 틀을 벗어나지 못하고 있다.

염화나트륨만 남은 표준화된 소금이 모든 것을 지배하는 세상이 된 것이다. 소금의 이름은 달라도 결국 성분은 염화나트륨 95%, 99%의 소금이 우리가 사용하는 소금이다.

소금이 가진 숨겨진 진짜 문제는 바로 이것이다.

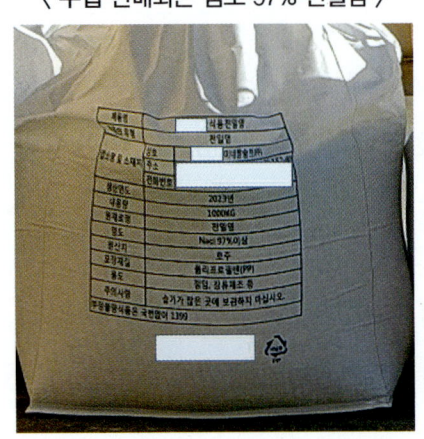

〈 수입 판매되는 염도 97% 천일염 〉

2. 진짜-진짜 소금을 찾아서

우리는 매일매일 소금을 먹고 있다. 그런데 우리가 먹고 있는 소금이 진짜 소금일까. 우리는 많은 것을 먹고, 마시고 또 사용한다. 그중에 진짜는 얼마나 될까? 진짜 우리가 사고자 하는 것, 먹고자 하는 것, 사용하고자 하는 것은 얼마나 될까?

연일 매스컴에서 가짜 이야기가 끊이지 않는다. 짝퉁에서부터 시작해서 신분을 속이는 것을 예사로 한다. 남자가 여자로, 여자가 남자로 둔갑을 하기도 한다. 중국산이 국산이 되기도 하고 국산이 외국제품이 되기도 한다. 불량품이 정품이 되고, 미네랄 없는 소금이 미네랄 소금이라고 포장되기도 한다. 진짜를 찾기가 참 어려워진 세상이다.

소금에서 진짜와 가짜를 가리기 위해서는 소금이 무엇이냐에 대한 정의부터 살필 필요가 있다. 소금이 무엇일까?

〈 다양한 소금제조 방법 및 공급원 〉

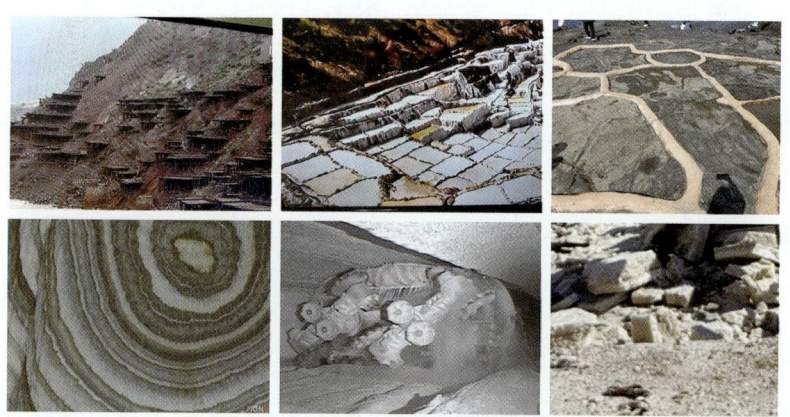

* 티베트, 페루, 제주도, 암염, 암염채굴, 사막 소금

인류는 오랫동안 바닷물이 증발하고 남는 것을 소금으로 알고 먹어 왔다. 때로는 땅속에서 캔 암염을 먹었고, 소금 호숫물이 증발하여 쌓인 소금을 먹기도 하였다. 그렇게 자연상태에서 존재하는 것을 날것 그대로 먹어온 것이다.

서양학자들이 주장하는 소금은 염화나트륨 즉 NaCl이다. 이 주장을 받아들이면 NaCl 이외 나머지는 다 불순물로 제거 대상이 된다. 반면 바닷물을 증발시키고 남는 것을 소금이라고 하면 소금은 바다의 미네랄 총합이 된다.

근대에 들어오며 소금의 성분을 규명하여 소금의 주성분이 염화나트륨임을 인지하게 되었다. 그리고 이어진 화학공업의 발달은 순수 소금을 더 필요로 하는 상황으로 이어졌다. 그런 과정에서 소금은 바닷물의 미네랄 총합이 아니라 나트륨, 염화나트륨, NaCl로 변질이 된 것이다

우리는 소금을 다양한 용도로 사용을 한다. 화학공업용으로도 사용하고 겨울철 눈을 녹이는 제설제로도 사용한다. 그러기 때문에 용도에 맞는 성분을 갖는 것이 마땅하다. 따라서 식품으로 사용하는 소금은 달라야 한다. 정의가 달라야 한다는 뜻이다. 화학공업용에서는 소금의 미네랄을 각각 분리해서 그것에 맞는 용도를 찾아 사용한다.

바닷물을 증발시키면 다양한 미네랄들이 나온다. 나트륨도 염소이온도, 칼슘도, 칼륨도, 마그네슘도, 불소도, 황도 나온다. 이것을 각각 분리해서 화학공업의 원료로도 사용하고, 식품에도, 의약품에도, 비료에도 사용하고 화장품으로도 사용한다. 각각으로 순도 높게 분리된 미네랄이 그 나름의 가치를 갖게 된다. 전 세계에서 생산되는 많은 제품이 이러한 과정을 거쳐서 제품화되어 사용되고 있다.

바닷물 속에는 수많은 미네랄이 들어 있다.
90가지 정도가 된다. 그 각각은 쓰임새가 있고 그것이 들어가는 양에 따라 다양한 제품들이 된다. 미네랄에 따라 다른 제품이 된다는 뜻이다. 칼슘을 뽑아내면 칼슘 약이, 마그네슘을 뽑아내면 변비치료제가 된다. 칼륨을

뽑아내면 비료가 되기도 한다. 그리고 뽑아낸 미네랄을 다른 미네랄과 합쳐서 수많은 제품을 만들어 낸다. 결국, 어떤 미네랄이 얼마나 들어 있느냐에 따라서 전혀 다른 쓰임새를 갖는 제품이 된다는 것이다.

그럼 우리가 식용으로 먹는 소금은 어떤 제품이 되어야 할까? 염화나트륨만 99%로 들어 있는 그런 제품이 식용 소금이 되어야 할까? 아니면 바다의 모든 미네랄을 담고 있는 그런 소금이 되어야 할까?

바닷물을 그대로 졸여 그 어떤 미네랄도 놓치지 않고 만든 소금은 염화나트륨이 78%이고 칼슘, 칼륨, 마그네슘, 황, 아연 등등 90가지가 모여 나머지 22%를 형성하고 있는 복합미네랄 소금이 된다. 그런데 염화나트륨 단 한 가지 미네랄만 들어 있는 소금을 우리가 소금이라 부르며 먹어야 할까?

앞의 소금 전쟁이라는 글에서 본 것처럼 우리가 만들고 먹고자 하는 소금은 복합미네랄 소금이다. 그런 소금이 우리가 먹는 소금이어야 한다.

〈 식용 소금의 선택 〉

그런데 우리의 식탁 위에 오르는 소금은 불행히도 미네랄이 거의 없는 소금이다. 가능한 최대로 미네랄을 제거한 소금이 우리의 식탁에 올라오고 있다.

왜? 그 좋다는 미네랄을 제거한 소금이라니….

맞다. 제조 공정의 효율을 위해서, 편리함을 위해서, 소금의 맛을 위해서,

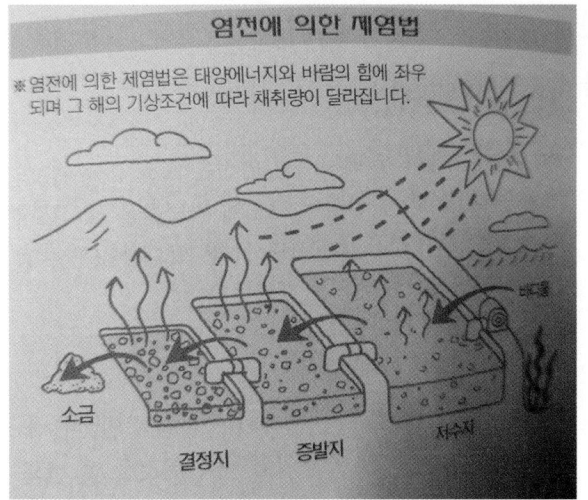

〈 염전 제염법 〉

* 염전 제염은 수많은 단계(10단계 이상)를 거치고 그 과정에서 대부분 미네랄이 버려진다.

기술의 부족함을 감추기 위해서, 값싼 소금을 만들기 위해서 애써 미네랄을 제거한 소금이 우리 곁에 있는 대다수의 소금이다.

그림에서처럼 염전은 여러 단계10단계 이상를 거치면서 바닷물을 증발시켜서 농도를 높여간다. 그렇게 농도가 달라질 때마다. 미네랄은 결정지가 아닌 다른 곳농축지에서 조금씩 가라앉아 버려진다. 결정지에서 소금염화나트륨을 수확하고 난 뒤에 남은 물 역시 그 속에 포함된 잔여 미네랄과 함께 버려진다. 그리고 건져 올린 소금에 묻어있는 적은 미네랄마저 이른바 간수를 제거한다는 이유로 또 버려진다. 결국, 수확한 소금은 NaCl 염화나트륨만 남는다. 이 소금이 우리가 먹고 있는 천일염 소금의 실체이다.

암염을 포함하여 다른 나라의 천일염도 별반 다르지가 않다. 정제염은 말할 필요도 없다. 결과적으로 서양에서 정의한 염화나트륨 소금이 우리가 현재 먹고 있는 소금이다.

이런 주장을 하면 몇몇 사람은 다음과 같이 이야기한다. "소금은 원래 미네랄이 별로 없어요. 바닷물에 들어 있는 미네랄은 그 양이 적어요. 그러니 바다의 미네랄은 신경 쓸 필요가 없어요. 미네랄은 다른 음식을 통해 먹으면 돼요."라고….

정말 그럴까?

공기를 예로 들어보자. 공기는 우리가 살아가는 데 절대적으로 필요하다. 이것이 공급되지 않으면 바로 죽음에 이르게 되는 중요한 물질이다.

우리가 숨을 쉬고 사는 공기는 78%의 질소, 21%의 산소, 0.9% 정도의 아르곤 그리고 0.03%의 이산화탄소로 구성되어 있다. 물론 이외에도 아주 소량의 수많은 다른 기체0.07%들도 있다.

가장 적은 0.03% 비중을 차지하고 있는 이산화탄소가 없으면 어떻게 될까?

불과 0.03%이다. 없어도 숨 쉬는 데는 아무런 지장이 없을 것 같은 이산화탄소 그 0.03%의 이산화탄소가 없으면 이 지구는 죽음의 별이 된다. 모든 식물은 탄소동화작용을 멈춘다. 물속에 사는 조개나 산호들은 껍질을 만들지를 못한다. 식물이 없는 세상은 동물이 살 수 없고 인간 또한 생존할 수가 없게 된다. 0.03%가 있고 없고가 그런 엄청난 차이를 만들어 낸다.

그럼 21%를 차지하는 산소가 없으면 어떻게 될까? 말이 필요 없다. 대부분의 생명체가 몇 분 안 되어 모두 죽음을 맞이한다. 21%를 차지하고 있을 뿐이지만 그렇게 된다. 물론 78%를 차지하는 질소 역시 꼭 필요하다. 질소가 없으면 단백질이 존재할 수가 없다. 공기의 부피도 달라지고 중력도 대기압도 달라지는 등 심각한 문제를 일으킨다. 그러기 때문에 질소 역시 꼭 필요한 물질이다.

다시 말하면 어느 것 하나라도 없으면 안 된다는 뜻이다. 아무리 소량이라도 중요하다는 뜻이다. 바닷물에 그 소량의 미네랄이 없다면 바닷속 생물은 죽음을 맞이한다. 바닷속 미량의 미네랄 역시 마찬가지로 중요하다는 뜻이다.

이 모든 미네랄을 원료로 해서 생명체가 탄생했기 때문에 모든 미네랄이 다 필요한 것이다. 많고 적음의 차이가 있을 뿐이다. 앞에서 예로 든 0.03%의 이산화탄소나 21%를 차지하는 산소나 78%를 차지하는 질소나 어느 것이 더 중요하고 덜 중요하다고 할 수 없다는 뜻이다. 이산화탄소 없는 지구, 산소 없는 생명, 질소 없는 공기를 우리는 상상할 수가 없다.

칼슘이 없고, 마그네슘이 없고, 칼륨이 없고, 나트륨이 없고, 아연이 없고, 요오드가 없는 바다와 그것을 기반으로 사는 생명체를 우리는 상상할 수가 없다. 90여 가지의 미네랄이 모두 중요하고 생명과 직결되어 있다.

만약 우리가 다른 음식에서 미네랄을 섭취할 수 없고 소금으로만 미네랄을 섭취해야 한다면 어떤 미네랄을 선택해서 먹어야 할까.

나트륨, 칼슘, 마그네슘. 칼륨. 황, 아연, 게르마늄, 리튬….

정확하게 말하면 어느 것 하나도 빠지면 안 된다. 모두 먹어야 한다.

우리 몸은 칼슘, 나트륨, 마그네슘 염소, 황…. 그중에 어떤 것 하나라도 없어서는 생명을 유지해 나갈 수가 없다. 양의 적고 많음이 있을 뿐이지 모두가 우리에게 꼭 필요한 것이다. 아무리 적은 양이라도 없어서는 안 된다.

따라서 우리 몸이 필요로 하는 양은 각각 다를지라도 우리가 건강하게 살아가려면 이들 미네랄을 모두 섭취해야 한다.

그런데 문제는 이 지구상에 그 어떤 식품도 이 모든 미네랄을 고르게 포함하고 있는 것은 없다는 것이다. 유일한 것이 바로 소금이다. 물론 소금이라고 이름 붙여졌다고 해서 다 같은 것은 아니다. 만드는 방법에 따라서 천차만별이다. 미네랄의 편중이 너무 심한 것이 대부분이다. 대부분이 염화나트륨 99%, 95%의 제품이다.

진짜 소금은 찾기 어렵다는 뜻이다. 살아가는 데 필요한 모든 미네랄이

든 소금이 없다는 것이다.

소금을 만드는 현장에서는 바다가 수십억 년의 역사를 통해 만들어 간직하고 있는 90가지의 미네랄 중에서 겨우 몇 가지만, 그것도 아주 적은 양만 포함된 소금을 양산하고 있다. 안타까운 일이 소금 제조현장에서 매일매일 벌어지고 있다.

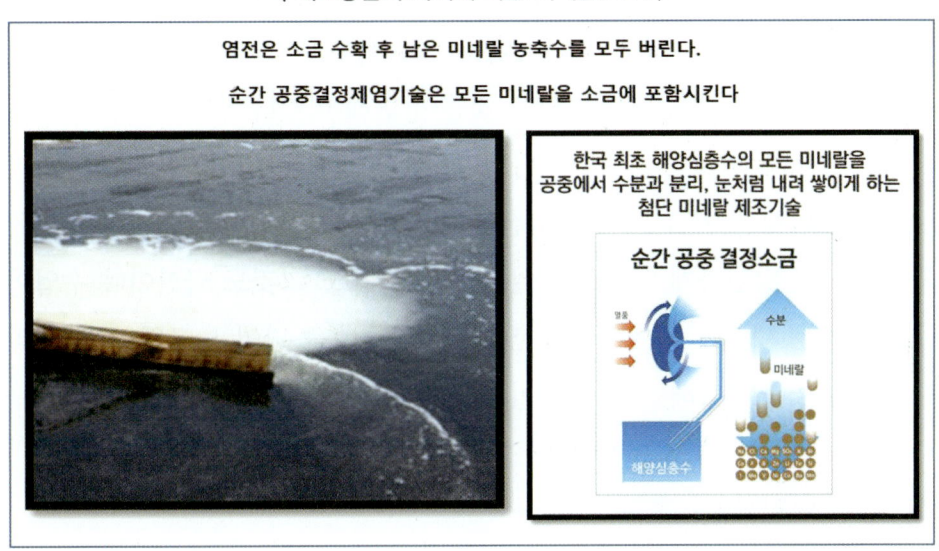

〈 제조방법의 차이에 따른 미네랄 차이 〉

위의 사진 왼쪽의 염전에서는 소금을 수확하고 남은 물미네랄이 들어 있는을 버린다. 반면 우측의 순간공중결정제염기술은 모든 미네랄을 소금에 포함시킨다. 깨끗한 해양심층수에 순간공중결정제염기술을 적용하면 미네랄 덩어리의 좋은 소금을 만들 수 있다. 모든 생명체에 필요한 진짜 미네랄 소금을 만들 수가 있다. 그리고 이러한 소금을 먹어야만 건강하게 살 수 있다.

바다의 모든 미네랄을 모두 담은 소금, 그것이 진짜 소금이다.

3. 도전 – 미네랄 소금 만들기

　불과 몇십 년 전만 해도 대다수 사람은 우물물을 먹었다. 과일을 먹을 때 껍질을 벗겨 먹는 것을 상상도 하지 않았다. 바닷가에서 회를 먹으면서 이 생선이 양식일까 아닐까 하는 걱정을 해보지도 않았다.

　너무나 짧은 기간에 너무나 많은 것들이 변해 버렸다.
　채소는 이제 비닐하우스를 떠나서 생각할 수 없는 것이 되어버렸다. 과일은 당연하게 씻어서 그리고 껍질을 벗겨 먹어야 하는 것이 되어버렸다. 회를 먹으면 당연하게 양식으로 알고 먹어야 하고 그것도 국산이냐 수입이냐를 따지는 세상이 되어버렸다. 일본산, 중국산을 넘어 노르웨이, 아프리카의 수산물을 수입해 먹는 세상이 되어버렸다.

　소금은 어떨까?
　커다란 솥에 불을 때서 소금을 만들던 자염은 사라지고 관광상품으로 남게 된 지 오래고, 일본에 의해 도입된 천일염마저도 점점 자리를 잃어가고 있다. 값싼 정제염, 수입 천일염이 우리의 식탁에 오르고 있다. 우리가 전통식품이라고 알고 있는 젓갈, 새우젓, 멸치젓도, 다양한 액젓도 수입 소금으로 만들어지고 있다. 그렇게 수입 소금이 우리의 먹거리의 중심에 들어와 있다. 물론 수입 소금이 국산 소금보다 나쁘다는 뜻도 아니고 좋다는 뜻도 아니다. 우리가 먹는 소금이 그렇다는 말이다.

　그럼 우리가 먹는 소금은 어떻게 만들어지고 있을까? 국산 천일염과 수입 천일염은 어떻게 다를까? 암염은 어떻게 만들어지고 있을까? 이른바 고급 수입 소금들은 어떻게 만들어진 소금일까?

　소금은 이름이 같다고 해서 같은 방법으로 만들어지는 것은 아니다. 국산 천일염이라고 해서 다 같은 것은 아니다. 봄에 만든 천일염, 여름에 만든 천일염, 가을에 만든 천일염이 다르다. 비 온 뒤에 만든 천일염이 다르고, 비 오기 전에 만든 천일염이 다르다.

　소금은 다르다. 하지만 무엇이 다른 것일까?
　그 차이점은 어디에서 올까?
　우리가 먹는 물은 개울물, 수돗물, 우물물, 정수기 물, 생수로 나누어 볼 수 있다. 물론 수돗물도 어느 하천의 물로 만들었느냐에 따라 다르고, 우물물도 어디 우물이냐에 따라 다르다. 정수기 물도 어떤 방식의 정수냐에 따라 다르고, 어떤 기능을 부여했느냐에 따라 달라진다. 생수 역시 어느 지역

〈 미네랄 성분 차별화로 인정받은 제품들 〉

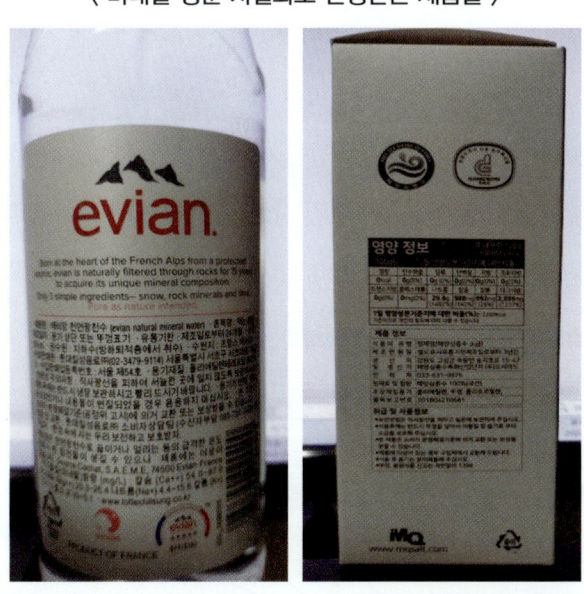

* 에비앙 생수, 엠큐눈소금 성분표

유명한 약수는 왜 약수로 평가를 받을까? 왜 효능을 나타낼까? 그것은 약수에 들어 있는 특정의 미네랄 때문이다. 그 미네랄의 종류와 함량에 따라 모든 것이 결정되는 것이다.

의 생수이냐에 따라 맛도 다르고 가격도 천차만별로 달라진다.

그 물은 무엇으로 차이가 증명될까? 답은 딱 2가지이다. 깨끗함과 미네랄 함량이다. 그것으로 물의 모든 것이 증명된다. 물론 포장 병의 디자인도 한몫하지만 그것은 외적 부분이고. 내용물은 2가지로 평가가 된다. 그것에 의해 가격이 수십 수백 배가 달라진다.

소금 역시 마찬가지인 것이다. 어떤 바닷물로, 어떤 지역에서 어떤 방식으로 만드느냐에 따라 그 성분과 성질이 달라진다.

암염을 물에 녹여 다시 결정화시켜 만든 소금과 천일염을 물에 녹여 다시 결정화시킨 소금은 다르다. 단순하게 구운 소금과 죽염은 다르다. 해양심층수로 만든 소금과 서해안의 바닷물로 만든 소금은 다르다. 천일염 식으로 만든 소금과 진공증발관에 넣어 만든 소금은 다르다. 이온교환막을 이용한 소금과 분무건조방식으로 만든 소금은 다르다.

왜 다를까?
무엇으로 소금이 각각 다름을 평가할 수 있을까?
그것은 물과 마찬가지이다. 크게 보면 4가지로 구분하면 충분하다. 입

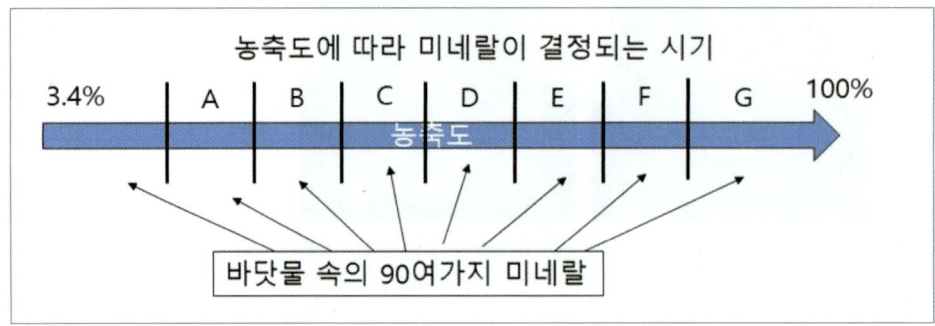

〈 농축도에 따라 미네랄이 결정화되는 시기 〉

자크기, 미네랄 함량, 맛, 깨끗함이다. 이 중에서 제일 중요한 것은 미네랄 함량의 차이이다.

원료에 들어 있는 미네랄 함량의 차이와 만드는 과정에서 미네랄을 포함하는 기술의 존재 여부에 따라 소금은 달라진다.

위의 표에서 확인할 수 있는 것처럼 염도 3.4%의 바닷물의 수분을 증발시켜 농축을 진행하면 바닷물 속에 있는 수많은 미네랄은 자기 고유의 농도 기준에 따라 결정화되고 바닥으로 가라앉게 된다.

미네랄마다 결정화되는 시점이 다 다르다는 이야기이다. 통상의 소금제조 방법은 염화나트륨이 결정화되는 시점, 예를 들면 그 기점을 D라고 하면 농축도가 D지점의 농도에 이를 때 염화나트륨은 결정화되어 가라앉게 되고 이를 소금으로 수확한다. 다시 말하면 그때 소금 즉 염화나트륨을 분리 추출한다는 뜻이 된다. 그러면 A, B, C, E, F, G 지점에서 결정화되어 가라앉는 미네랄은 D지점에서 분리 추출한 염화나트륨에 포함될 수 없다.

물론 D지점에서 염화나트륨만 순수하게 분리 추출할 수는 없으므로 일부의 C 혹은 E지점에서 결정화되는 미네랄이 일부 함께 추출된다. 그렇게 해서 고순도의 염화나트륨 소금이 만들어지게 된다.

그럼 왜 A부터 G까지 그사이에 가라앉은 모든 미네랄을 포함한 소금을 만들지 않고 D지점의 염화나트륨만을 끄집어내어 염화나트륨 소금을 만들까?

여기에는 4가지의 이유가 있다.

첫째는 깨끗한 바닷물이 없었다.
둘째는 첨단 기술이 없었다.
셋째는 소금제조 비용이 증가하는 문제가 있었다.
넷째는 각각의 미네랄 맛을 조절하는 기술이 없었다.
다섯째 미네랄 소금은 보관하기가 어려웠다.

깨끗한 바닷물

바닷물은 우리가 볼 때 깨끗한 것처럼 보이지만 - 그마저도 오염되어 그렇게 보이지 않는 때도 있지만 - 실은 많은 것들이 포함되어 있다. 수많은 플랑크톤도 있고, 펄, 먼지, 육지의 오염물질도 들어 있다. 해조류, 물고기 알 등 작은 것들 또한 들어 있다. 요즈음 문제가 되는 미세플라스틱도 들어 있다.

바다의 모든 미네랄이 들어 있는 소금을 만들기 위해 표층수를 사용할 경우 이들 또한 소금에 들어갈 수밖에 없다. 그렇기 때문에 바닷물이 깨끗하지 않으면 좋은 소금을 만들기가 어렵다.

해양심층수가 개발되기 전에는 깨끗한 바닷물을 구하기가 쉽지 않았다. 깨끗한 바닷물로 만든 소금이 아니면 오염되고 이물질이 많게 된다. 이물질은 맨눈으로 골라내거나, 세척을 통해 씻어내야 한다. 사람은 보이는 것은 골라낼 수 있지만 보이지 않는 미세플라스틱 같은 것은 골라낼 수가 없다. 또 눈에 보이는 것도 골라내는 데에 한계가 있다. 비용과 시간이 너무 많이 든다.

씻을 경우도 마찬가지이다. 씻는 순간 수많은 미네랄이 씻는 물에 녹거나 같이 쓸려 내려가기 때문에 미네랄의 손실이 일어난다. 또 세척으로 모든 것을 씻어낼 수도 없다. 그러니 세척으로 문제를 해결하는 것은 불가능하다. 원천적으로 깨끗한 바닷물로 깨끗하게 만든 소금이 아니면 안 되는 것이 미네랄 소금이 가진 숙명이다.

깨끗한 해양심층수의 등장으로 진짜 미네랄 소금의 생산이 가능하게 된 것이다. 해양심층수 미네랄 소금은 깨끗한 해양심층수를 마이크로 필터로 다시 한번 필터링하여 청정성을 확보한 후 소금제조에 사용하여야 청정성을 확실하게 담보할 수가 있다.

첨단 기술

모든 미네랄을 포함하는 소금을 만드는 기술은 매우 어려운 기술이다. 이 기술이 오씨아드에 의해 개발된 것은 그리 오래되지 않았다. 오씨아드의 기술을 흉내 내 많은 사람이 비슷한 소금을 만들려고 했지만 번번이 실패했다. 또 다른 방식을 써서 바다의 모든 미네랄을 포함하는 소금을 만들려고 했지만 그 역시 실패했다.

그 이유는 간단하다. 바다의 미네랄은 종류가 수십 가지다. 그 미네랄은 각각의 특성이 있고 독특한 성질을 가지고 있다. 이것을 이해하지 않고서는 이들이 포함된 소금을 만든다는 것은 불가능하다. 각각의 미네랄이 가진 특성을 이해하고 설비를 만들고, 시스템을 구축해야 만들어 낼 수가 있다.

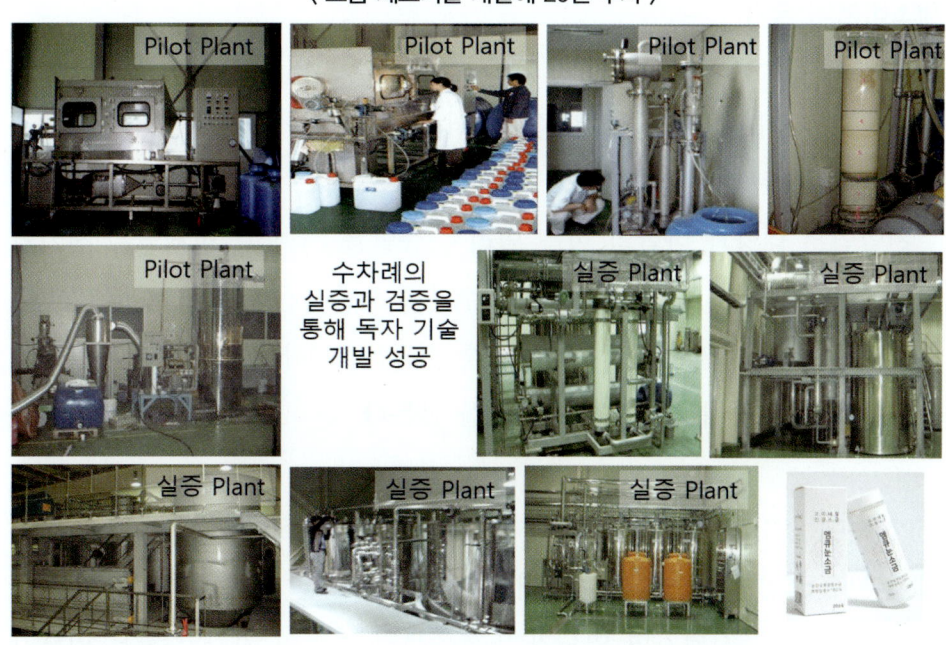

〈 소금 제조기술 개발에 20년 투자 〉

수많은 사람들이 많은 시간과 돈을 들였지만 실패한 것에는 나름의 이유가 존재한다. 바닷물과 해양심층수의 특성, 미네랄의 특성을 이해해야 그 문제를 풀 수가 있다. 그런데 그동안 오씨아드처럼 이 문제의 해결을 위해 수십 년을 매달린 사람이 없었다. 그러기에 문제를 풀지 못한 것이다. 기본적인 원리만 안다고 해서 만들 수 있는 것도 아니다. 그 원리에 더하여 수십 가지 기술과 노하우가 합해져야 비로소 제품으로서의 소금이 만들어진다.

오씨아드의 경우 수십 년의 시간을 연구개발에 투자한 후 공장을 준공하고도 1년 동안 시험 운전을 통해 제품에 대한 수많은 테스트를 진행한 후 시장에 제품을 출시하였다.

좋은 소금을 만들기 위해 소금제조 기술개발에 수십 년을 투자하고 그 기술을 특허화한 기업은 오씨아드 외에는 지금까지 없다.

제조비용의 증가

모든 미네랄이 포함된 소금을 만드는 방식은 필연적으로 소금 제조비용의 증가를 가져온다. 바닷물을 증발시켜서 소금을 만들려면 에너지를 사용하여 수분을 증발시켜야 한다.

천일염은 태양과 바람의 힘을 빌려서 증발을 시키고, 정제염은 전기와 이온교환막 그리고 증발관을 통해서 수분을 증발시킨다. 자염은 끓여서 수분을 증발시킨다. 일반적인 해양심층수 소금은 RO라는 역삼투막을 이용·농축한 후 증발관에서 증발시켜 소금을 만든다.

해수에는 3.5%의 염분이 들어 있다. 나머지 96.5%는 수분이라는 이야기이다. 3.5의 소금을 얻으려면 거의 30배에 가까운 수분을 증발시켜야 한다. 해수를 농축시켜가면 염도가 26%쯤부터 소금이 가라앉는다. 염도가 32% 정도가 되면 염화나트륨은 대부분 가라앉는다. 대부분의 제염은 이때 가라앉은 소금을 끄집어내는 것으로 소금 생산 단계를 끝낸다. 더이상 에너지 비용을 들이지 않고 잔여물은 버리거나 가공하여 간수로 판매한다.

하지만 모든 미네랄을 포함된 소금을 만들려면 그 후에도 계속 에너지를 투입해야 한다. 하지만 농도가 짙어질수록 증발에너지는 많이 들어간다. 그리고 더 큰 문제는 농도가 짙어지면 용기에 들러붙는 양도 증가를 한다. 이래저래 많은 에너지 비용을 수반한다. 그렇다고 천일염처럼 태양 빛에 의존할 수도 없다. 외부에 노출되는 순간 외부 오염물질들이 들어오기 때문이다. 비닐하우스를 하면 증발효율이 매우 떨어진다. 결과적으로 매우 큰 비용 상승을 수반하는 문제가 발생한다. 만들기도 어렵고, 에너지 비용도, 관리비용도 많이 들기 때문에 만드는 제조업자들이 없는 것이다.

쉽고 값싸게 소금을 만드는 방법이 널려있는데 비싼 수고를 할 필요가 없다고 생각하는 것이다.

맛의 조절

그리고 더 큰 문제는 각각의 미네랄이 가진 고유의 맛이다. 그렇게 만든 소금은 수십 가지의 미네랄을 포함하고 있으므로 염화나트륨이 가진 짠맛뿐만이 아니라 다양한 맛을 지니고 있다. 각각이 가진 맛이 다양하고 그중에는 매우 강한 맛을 지닌 미네랄도 있다.

대표적인 것이 마그네슘이다. 마그네슘은 간수의 주성분인 미네랄이기도 한데, 매우 쓴맛이 난다. 한자로는 苦土고토라고 표기할 정도이다. 소량만 들어 있어도 쓴맛을 나타낸다. 이외에도 각각의 미네랄은 자기 고유의 맛을 낸다.

우리가 소금을 먹는 것은 대부분 음식을 통해서인데 쓴맛이 난다는 것은 요리하고 먹는 사람들로서는 매우 큰 문제가 된다. 쓴맛으로 인해 음식의 맛이 나빠지니 결국은 제거하는 쪽으로 모두가 선택한 것이다. 그러니 모든 미네랄을 담는다는 것은 맛을 포기하는 결과를 초래하게 된다.

지금까지 소금에 모든 미네랄을 담을 수가 없었던 이유가 여기에 있다.

소금에서 추출한 간수는 한 방울만 들어가도 음식 전체의 맛을 나쁘게 한다. 그러니 그것을 감수하고 미네랄 먹자고 음식에 넣을 간 큰 사람은 없었다.

보관성

또한, 마그네슘 미네랄은 습기를 빨아당기는 힘이 아주 세다. 가마니에 천일염을 넣고 방치를 하면 얼마 안 있어서 공기 중의 수분을 빨아당겨서 스스로 녹아내린다.

바다의 모든 미네랄이 들어 있는 소금을 만들어 놓아두면 얼마 안 있어도 그대로 물이 되어버린다. 그러니 미네랄 소금은 만들어도 보관할 수가 없었다. 만들어도 보관할 수가 없는 소금이 미네랄 소금이었다.

각각의 미네랄이 가진 특성을 이해하고 제어하는 기술이 없으면 그런 소금을 만들 수가 없다. 미네랄의 특징을 알고 이들을 잘 조절하는 기술이 개발된 결과 우리가 미네랄 소금을 먹을 수 있게 된 것이다.

오씨아드가 청정한 해양심층수와 순간공중결정제염기술을 개발함으로써 이 문제를 해결해 낸 것이다. 바다의 모든 미네랄을 포함하면서도 쓴맛이 적고 미세플라스틱이 없는 깨끗한 소금을 생산해내는 기술을 개발해 낸 것이다.

반면에 다른 소금제조 기술은 이러한 문제를 해결하지 못하였기 때문에 염화나트륨 중심의 소금을 계속 생산 판매하고 있다.

그리고 그 소금에 만족하지 못한 사람들은 볶은 소금, 구운 소금, 용융 소금, 죽염, 재제염, 꽃소금, 조미 소금, 첨가염 등의 가공 소금을 개발하여 사용하고 있다. 조금이라도 더 나은 소금을 만들기 위해 투자를 하는 것이다.

다시 말하면 무엇인가 부족하고 안심할 수 없었기 때문에 기존 소금을 가지고 이리저리 방법을 찾아보고 있는 것이라고 할 수 있다. 그런데도 그 방법은 소금의 맛은 어느 정도 해결을 해주었는지 모르지만, 애초부터 소금에 포함하지 못한 미네랄 성분의 부족 문제는 해결을 못하고 있다.

처음 만들어진 소금이 미네랄이 부족한데 이것을 이리저리 가공한다고 없던 미네랄이 생기는 일은 없기 때문이다.

그런 이유로 우리 주변에는 미네랄 없는 미네랄 소금만이 생산 판매되고 있다.

건강혁명을 위한 반란의 무기, 미네랄 소금은 어려운 기술개발과정을 거쳐 그렇게 너무도 늦게 우리에게 왔다.

4. 법 – 법을 바꾸어야 만들 수 있는 소금

　소금은 법으로 그 규격이 정해져 있다. 그 기준에 맞추어 만들어야 판매할 수 있다. 만드는 것이야 자유지만 규격에 어긋나면 생산과 판매가 불가능하다.

　대한민국에서는 총기 휴대가 불법인 것처럼 미네랄 소금의 제조가 불법이었던 적이 있었다. 정부에서 그토록 자랑하는 천일염도 식염으로 판매할 수 없었던 적도 있었다. 많은 사람이 미네랄 부족으로 건강을 잃어가고 있는데 미네랄이 많으면 불법 소금으로 몰려 생산도 판매도 할 수가 없었다.

　소금에 대한 기준은 과거에는 2가지 기준만 충족하면 되었다. 하나는 수분함량과 불순물 함량이 그것이었다. 수분함량을 따지는 것은 수분이 많아지면 물의 무게가 소금의 양에 포함되게 되어, 단순하게 무게로만 측정하면 물의 함량에 따라 소금의 함량은 상대적으로 줄어들게 되어 소금양을 속이는 결과가 된다. 소금을 샀는데 결과적으로는 물을 산 결과가 되니 규제한 것이다. 또 수분이 많아지면 녹아내리는 현상이 심해져서 보관도 어려워지고 수분이 유통과정에서 증발하면 무게가 변하는 문제가 있었기 때문에 수분량에 대해 규제한 것이다.
　그렇다고 해도 과거에는 수분량을 측정하는 기술이 없으니 정확하게 측정을 할 수가 없었다. 그래서 소금을 쥐었을 때 손에 묻어나는 정도를 가지고 수분함량을 판단하여 좋은 소금과 나쁜 소금을 구별하였다. 잘 건조되어 수분함량이 낮으면 소금이 손에 묻지 않게 된다. 또 수분함량이 많으면 탈수가 제대로 되지 않았다는 것을 뜻하기 때문에 쓴맛을 내는 마그네슘 미네랄이 소금에 포함되어 있음을 나타내고, 결국 마그네슘이 제거되지 않았기 때문에 쓴맛이 나는 경우가 많아서 기피 대상이 되기도 하였다.

불순물 함량도 마찬가지이다. 불순물이 많아지면 사용에도 문제가 되고 색도 탁해지거나 누런색이나 붉은색을 띠기도 한다. 맨눈으로 보이는 불순물이 많은 경우는 판정에서 등급이 낮은 판결을 받기도 한다. 불순물 함량이나 색에 따라서 동물용과 사람이 사용하는 식용으로 구분하여 불순물이 많고 색이 탁하거나 붉은 경우는 식용이 아닌 동물용으로 사용하였다. 어쨌든 이런 주먹구구식으로 소금에 대해 평가를 하고 가격을 매기고 사용하여 왔다. 이것이 과거의 소금 관련 규정이고 법이었다.

그러다가 소금의 성분이 구체적으로 무엇인가에 대해 검토가 있었고 화학적으로 규명이 되면서 소금이 염화나트륨 NaCl이라는 것으로 판명이 났다. 그 후 소금에 대한 정의가 새롭게 바뀌었고, 새로운 규격들이 만들어지게 되었다.

즉 소금은 염화나트륨이니 다른 성분 즉 다른 미네랄은 불순물로 판단하고 제거하는 것으로 결론이 났다. 그러면서 고순도의 NaCl을 좋은 소금으로 판단하기 시작하였다. 이에 따라 소금에 대한 나라마다 지역마다 소금의 규격이 정해지고 소금 관련 법들이 생겨나기 시작하였다.

한국의 경우는 과거에는 자염이 중심을 이루었으나 일제 강점기를 거치면서 천일염 중심으로 바뀌었고, 소금 관련 법도 천일염 중심으로 짜이게 되었다. 그 후 일본에서 정제염 기술과 설비가 들어오고, 태움 용융 소금인 죽염이 개발되고, 천일염의 불순물을 제거하고 염도를 높인 꽃소금 즉 재제염이 개발되어 현재의 소금산업의 틀을 형성하고 있다.

2002년도 개정 규정을 보면 천일염은 비식염으로 분류가 되어있음을 알 수 있다. 이때까지도 천일염은 먹을 수 없는 소금이었다는 뜻이다. 이온교환막을 이용해서 순수 소금에 가깝게 만든 정제염과 천일염에 정제염을 혼합 세척 후 가공한 재제소금 일명 꽃소금, 죽염이나 구운 소금의 태움 용융 소금, 그리고 기타 가공 소금만이 식염으로 분류되어 있다.

물론 해양심층수 소금은 이때까지 존재하지도 않은 소금이니 당연히 만들 수 없는 소금이었다.

〈 표: 2002년 개정 소금 규정 〉

구분	식염				비식염
	재제소금 (꽃소금)	가공소금		정제소금	천일염
		태움 용융 소금	기타 가공소금		
염화나트륨(%)	88 이상	88 이상	93 이상	95 이상	80 이상

〈 2009년 개정 규정 〉

항목 \ 유형	천일염	재제소금 (꽃소금)	태움·용융소금	정제소금	기타 소금	가공소금
염화나트륨(%)	70.0 이상	88.0 이상	88.0 이상	95.0 이상 (해양심층수염은 70.0 이상)	88.0 이상	35.0 이상
총염소(%)	40.0 이상	54.0 이상	50.0 이상	58.0 이상 (해양심층수염은 40.0 이상)	54.0 이상	20.0 이상
수분(%)	15.0 이하	9.0 이하	4.0 이하	4.0 이하 (해양심층수염은 10.0 이하)	9.0 이하	5.5 이하
불용분(%)	0.15 이하	0.02 이하	3.0 이하	0.02 이하	0.15 이하	—
황산이온(%)	5.0 이하	5.0 이하	5.0 이하	0.4 이하 (해양심층수염은 5.0 이하)	5.0 이하	5.0 이하
사분(%)	0.2 이하	—	0.1 이하	—	—	—
비소(mg/kg)	0.5 이하	0.5 이하	0.5 이하	0.5 이하	0.5 이하	0.5 이하
납(mg/kg)	2.0 이하	2.0 이하	2.0 이하	2.0 이하	2.0 이하	2.0 이하
카드뮴(mg/kg)	0.5 이하	0.5 이하	0.5 이하	0.5 이하	0.5 이하	0.5 이하
수은(mg/kg)	0.1 이하	0.1 이하	0.1 이하	0.1 이하	0.1 이하	0.1 이하
페로시안화 이온(g/kg)	불검출	0.010 이하	0.010 이하	0.010 이하	0.010 이하	0.010 이하

2009년 개정판을 보면 이때 비로소 천일염이 식염의 범주에 들어오고, 해양심층수 소금이 정제염의 범주에 들어와서 신설 규정이 만들어졌음을 알 수 있다.

이 개정판은 해양심층수 소금을 식염으로 만들기 위한 기준 개정이었다고 보아도 될 것이다. 이때 천일염의 염도가 기존 80에서 70으로 내려왔다. 해양심층수 소금의 염도 규정이 70으로 설정이 되면서 구색을 갖추려는 조치로 보인다.

법과 규정의 개정 작업은 오랜 시간과 많은 분의 노력이 더해져서 이루어졌다. 법이 바뀌고 규정이 바뀌는 일은 그저 되지를 않는다. 수없는 노력과 부당함을 알리는 작업이 선행하지 않으면 불가능한 일이다.

〈 2021년 6월 개정 규정 〉

항목 \ 유형	천일염	재제소금 (꽃소금)	태움·용융소금	정제소금	기타소금	가공소금
염화나트륨(%)	70.0 이상	88.0 이상	88.0 이상	95.0 이상 (해양심층수염은 70.0 이상)	70.0 이상 (암염, 호수염은 88.0 이상)	35.0 이상
수분(%)	15.0 이하	9.0 이하	4.0 이하	4.0 이하 (해양심층수염은 10.0 이하)	9.0 이하	5.5 이하
불용분(%)	0.15 이하 (토판염은 0.3 이하)	0.02 이하	3.0 이하	0.02 이하	0.15 이하	-
비소(mg/kg)	0.5 이하					
납(mg/kg)	2.0 이하					
카드뮴(mg/kg)	0.5 이하					
수은(mg/kg)	0.1 이하					
페로시안화이온(g/kg)	불검출	0.010 이하				

해양심층수 소금의 규정 설정은 매우 큰 의미가 있다. 해양심층수를 별도의 수자원으로 인정을 했다는 것과 진정한 미네랄 소금을 만들 수 있는 법적 토대를 만들었다고 할 수 있다. 그전까지의 소금은 염도가 최저 80이었다. 나트륨은 줄이고 다른 미네랄이 많은 소금은 만들고 싶어도 만들 수가 없었다. 법으로 좋은 소금을 만들 수 있는 길을 차단해 두고 있었다.

물론 오씨아드라는 기업이 소금을 생산하기 전까지는 그 누구도 염도 80 이하의 소금을 만들겠다는 사람들이 없었기 때문이기도 하지만 바닷물에 포함된 미네랄 함량을 모르고, 기술도 없었기 때문에 설정한 한계였다.

2021년 개정판의 큰 차이점은 그전까지 있던 염소이온, 황산이온에 관한 규정이 사라진 것이다. 소금은 염화나트륨이다. 즉 염소이온과 나트륨이온이 만나 이루어진 것이다. 염도 즉 염화나트륨 함량에는 이미 염소이온의 양이 반영되어 있는데 불필요하게 염도 규정을 두고 이중으로 염소이온 규정을 두어 왔다.

이 규정은 염소이온에 대한 규제라기보다는 황산이온에 대한 규제였다. 황산이온은 마그네슘과 결합하여 황산마그네슘이 되기도 하고 칼슘이온과 결합하여 황산칼슘이 되기도 한다. 이렇게 황산이온은 다른 미네랄과 결합하여 소금 속에 미네랄로 존재하고 있다. 황산이온을 규제함으로써 의도와는 다르게 마그네슘과 칼슘이라는 미네랄을 소금에 포함되지 못하게 만든 규정이 되었다. 이로 인해 소금에 황과 칼슘과 마그네슘을 비롯한 다른 미네랄이 소금에 포함될 수 없도록 나쁜 규제가 이루어진 것이다.

미네랄을 먹어라, 저염을 하라고 하면서 저염 소금, 미네랄 소금을 만드는 것을 원천적으로 막아왔던 불필요한 규제들이 2021년 개정을 통해 사라진 것이다. 이 규정의 개정 역시 오씨아드가 해낸 일 중의 하나이다. 건강을 위협받는 사람들에게 미네랄이 풍부한 소금을 먹게 하자는 생각을 실천하기 위한 일환이었다. 그것을 가로막는 수많은 법들을 하나하나 바꾸고 새로이 한 것이다.

〈 2023년 8월 개정 규정 〉

항목＼유형	천일염	재제소금	태움·용융소금	정제소금	기타소금	가공소금
염화나트륨(%)	70.0 이상	88.0 이상	88.0 이상	95.0 이상	70.0 이상 (암염, 호수염은 88.0 이상)	35.0 이상
수분(%)	15.0 이하	9.0 이하	4.0 이하	4.0 이하	9.0 이하 (해양심층수염은 10.0 이하)	5.5 이하
불용분(%)	0.15 이하 (토판염은 0.3 이하)	0.02 이하	3.0 이하	0.02 이하	0.15 이하 (해양심층수염은 0.02 이하)	-
비소(mg/kg)	0.5 이하					
납(mg/kg)	2.0 이하					
카드뮴(mg/kg)	0.5 이하					
수은(mg/kg)	0.1 이하					
페로시안화이온(g/kg)	불검출	0.010 이하				

2023년 개정 규정의 핵심은 지금까지 해양심층수 소금이 정제염에 포함되어 억울하게 정제염 소금 취급을 받았었는데 기타 소금으로 바뀌면서 새로운 모습을 갖추게 되었다는 것이다. 해양심층수 소금이라는 독자적인 카테고리를 만들지는 못했지만 진일보한 조치라고 할 수가 있다.

위의 여러 표에서 확인해 볼 수 있는 것처럼 소금에 관한 규정들은 계속해서 변화하고 있다. 그런데 그 변화는 그냥 이루어지지 않았다. 저절로 이루어진 변화는 하나도 없었다. 미네랄 소금을 만들고자 하는 사람들이 일구어낸 성과이고, 그것에 호응해준 공무원분들, 전문가분들의 노력의 결과였다.

각 단계 단계마다 부당함을 알리고 합리적인 변화를 촉구하는 수많은 사람이 있었다. 기나긴 투쟁의 시간이 있었다.

그 중심에 늘 오씨아드가 있었다. 그 이유는 소금에 대한 전문가가, 미네랄의 중요성을 알고 있는 사람이 한국에는 별로 없었기 때문이었다. 특히 심층수를 이용한 소금에 대한 전문가는 더욱 없었다. 해양심층수에 대한 전문성과 소금에 대한 전문성을 같이 가지고 있는 사람은 더 없었다. 미네랄 소금을 만들어 낼 수 있는 기업이 없었기에 가장 괴롭고 제일 목마른 주체는 오씨아드였고 나였다.

오씨아드라는 회사는 한국에 해양심층수라는 단어가 본격적으로 등장한 2002년에 설립된 회사이다. 해양심층수라는 그 하나의 목적을 위해 설립된 가장 오래된 기업이기도 하다. 설립부터 지금까지 한국의 해양심층수 사업과 그 궤를 같이 해왔으며 해양심층수 및 해양심층수 소금에 대한 정보 및 관련 자료들을 발굴하고 생성하여 산업 발전에 앞장서 왔다.

〈 해양심층수 소금 규정 신설 청원서 〉

오씨아드가 개발한 소금제조 기술로 만든 소금은 염화나트륨 이외의 칼슘, 마그네슘, 칼륨 등의 미네랄이 많아서 염도가 매우 낮았다. 따라서 일반 소금의 기준 즉 천일염을 기준으로 만들어진 소금의 규격에는 맞지 않았다. 당시의 기준은 천일염은 염도가 80% 이상, 정제염은 95% 이상이어야 했다. 만드는 방식도 완전하게 달랐다. 해양심층수 소금이라는 소금에 관한 규정은 아예 존재하지도 않았다. 따라서 첨단 기술로 만든 오씨아드의 해양심층수 소금은 규정에도 없었고, 염도 기준에도 맞지 않는 이상한 소금이었다. 소금으로 인정받을 수 없는 불법 제품이었다. 따라서 새로운 기준을 만들어야 하고 새로운 규정을 만들어야 했다.

2002년 소금 규정에서 확인할 수 있는 것처럼 오씨아드가 설립될 당시 2002년에는 오씨아드는 미네랄 소금을 만들 수 없는 관련법으로 인해 소금을 만들 수도 없었고, 소금을 만들어서도 안 되었다.

전 세계에 지금까지 없던 새로운 소금이 만들어졌으니 당연한 일이었다. 오씨아드가 걸어가는 길이 바로 새로운 소금 길이 되어야 했다. 그 아무도 가보지 않은 미답의 길로 오씨아드는 홀로 가시덤불을 헤치고 나아가야 했다.

해양심층수 소금에 대한 기준, 미네랄 함량을 고려한, 새로운 낮은 염도 기준을 만들어야 했고, 각 관련자를 설득하고 법을 제정하고 식약청 기준을 만드는 일을 오씨아드 혼자서 감당해야 했다. 이 과정에 근 20년의 시간이 걸렸다. 그렇게 해서 2009년이 되어서야 소금 법이 개정되어 소금에 해양심층수 소금이라는 항목이 생겼고, 염도 기준이 70% 이상으로 정해졌다. 해양심층수 소금의 기준은 염도 70%로 정해진 덕분에 천일염도 70%로 같이 낮추어 설정되었다. 물론 독자적인 카테고리를 만드는 데는 실패하고 정제염 밑에 별도의 영역을 갖는 것으로 일차적인 개정을 마무리했다.

하지만 또 하나의 문제가 남아있었다. 종래의 소금 관련 규정은 염도 규정에 더해서 음이온인 염소이온$_{CL}$, 황산이온$_{SO_4}$에 관한 규정이 또 있었다. 염소이온은 규정보다 많아야 하고 황산이온은 기준보다 낮아야 한다는 규정이었다. 이 규정은 진정한 미네랄 소금을 만드는 것을 방해하는 규정이었다. 마그네슘이나 칼슘처럼 황산이온과 결합하는 미네랄의 양을 늘리는 것을 원천적으로 불가능하게 하는 규정이었다.

오씨아드는 규제개혁위원회에 규제 개혁 철폐를 요구하였고 다양한 설득과 자료 제출 과정을 통해 작업을 통해 2021년에 음이온에 관한 규정이 철폐되어 진정한 미네랄 소금을 만드는 것이 가능하게 되었다.

여러 차례의 개정에도 해양심층수 소금은 정제염이라는 카테고리에 묶여있었다. 정제염은 이온교환막을 이용하여 염화나트륨만 추출하는 방식으로, 염도가 99%에 이르는 순수 소금 이미지가 너무 강했기 때문에 미네랄 함량이 높은 소금을 지향하는 해양심층수 소금의 이미지와는 맞지 않았다. 해양심층수 소금은 단지 다른 곳에 포함하기가 적당하지 않고, 공장에서 만들어진다는 공통점을 핑계로 정제염에 억지로 집어넣어서 그 하위에 규정을 만들어 어정쩡하게 포함시킨 상황이었다.

〈 해양심층수 소금 관련 제도 개선을 요구하는 제안서 일부 〉

■ 해양심층수 소금 관련 제도개선(안)

□ 제안 단체

(주)강원심층수, (주)글로벌심층수,
자연드림솔트로드(주),
(주)오씨아드, (주)울릉심층수, (주)큐비엠,
해양심층수이용자협회, (재)해양심층수산업고성진흥원,
해양심층수산업협회, 아이쿱생협연합회,
(사)한국해양심층수이용학회

1. 제안사항
 - 식품 및 식품첨가물 공전(이하 식품공전)의 '식염'의 분류기준 중 정제소금과 해양심층수 소금의 분리 개정

다시 수년간의 설득, 공청회, 세미나, 회의 등을 통해 2023년에 정제염이 아닌 기타 소금이라는 새로운 범주로 이전해서 새로운 이름을 갖게 되었다.

"기타소금" 아래 '해양심층수 소금'이라는 형식을 갖게 된 것이다. 하지만 해양심층수 소금, 미네랄 소금이라는 완전한 새로운 독자적인 기준을 갖게 되는 그날까지 도전은 계속될 예정이다. 이처럼 미네랄이 풍부한 소금의 탄생과 자신만의 이름을 갖는 작업은 매우 어렵고 힘들고 시간이 오래 걸리는 일이다.

국회에서 벌어지는 일들을 보면 잘 알 수가 있다. 법을 하나 바꾸는 일이 얼마나 어려운 일인지, 식약처의 고시 하나를 바꾸는 일이 얼마나 어려운 과정인지. 설득하고, 설명하고, 이해를 구하고, 형식을 갖추어나가는 일은 결코 만만치 않다. 세미나, 공청회도 열어야 하고, 관련 부처도 설득해야 한다. 국회의원을 일일이 찾아다니며 읍소를 하기도 해야 한다.

작은 중소기업이 하기에는 너무나 벅찬 일이었다. 돈도, 시간도 어느 것 하나 우리 편인 적이 없었다. 그런데도 그것을 해냈다.

물론 그 과정에서 수많은 분의 도움이 있었다. 양심적이고 국민을 위해 봉사하려는 마음을 가진 많은 공무원이 있었다. 감사할 일 투성이다. 그런 과정을 통해 해양심층수 미네랄 소금이 우리 곁에 올 수가 있었다. 거의 20년의 세월이 걸렸다. 2002년 3월 회사를 설립하고 2023년 8월 고시 개정까지, 법의 개정, 고시의 개정이 여러 차례 이루어졌다.

새로이 법을 개정하고 막힌 규정을 뚫어서 우리는 지금 미네랄 소금을 먹을 수가 있게 되었다. 이것이 우리가 지금 사용하고 있는 소금에 숨겨진 또 하나의 진실이라고 할 수 있다.

건강에 도움을 주는 진짜 미네랄 소금은 그런 긴 법적 투쟁의 과정을 통해 우리에게 왔다. 법을 바꾸고, 그것을 뛰어넘어 탄생한 소금이 바로 미네랄 소금이다.

3절

미네랄이라는 반란의 무기

1. 소금 – 미네랄 없는 소금

해양심층수 구성성분 (이온화된 미네랄 함량)

원소	존재형태	평균농도(ng/해양심층수 1L)	원소	존재형태	평균농도(ng/해양심층수 1L)
Cl	염소(Cl-)	19,360,000,000	W	텅스텐(WO 2-)	10
Na	나트륨(Na+)	10,780,000,000	He	헬륨(He)	6.8
S	유황(SO,2-)	2,710,000,000	Ti	티탄(Ti OH)	6.2
Mg	마그네슘(Mg2-)	1,280,000,000	La	란탄(La2+)	2.6
Ca	칼슘(Ca 2-)	417,000,000	Ge	게르마늄(H GeO)	5.1
K	칼륨(K+)	399,000,000	No	니오브(No OH-)	5
Br	브롬(Br-)	67,000,000	Nd	네오디뮴(NdCO-)	3.6
C	탄소(CO2-)	26,000,000	Hf	하프늄(Hf OH)	3.4
N	질소(N,NO-)	48,270,000	Ag	은(AgCl+)	3.2
Sr	스트론튬(Sr+)	7,800,000	Pb	납(PbCO2)	2.5
B	붕소(BOH)	4,500,000	Ta	탄탈	2.5
Si	규소(SiO)	15,100,000	Er	에르븀(ErCO-)	1.3
O	산소(용존산소)	2,800,000	Dy	디스프로슘(DyCO-)	1.3
F	플루오르(F-)	1,300,000	Gd	가돌리늄(GdCO+)	1.3
Ar	아르곤(Ar)	480,000	Ce	세륨(CeCO-)	1.3
Li	리튬(Li+)	170,000	Co	코발트(Co2+)	1.2
Rb	루비듐(Rb+)	120,000	Yb	이테르븀(YbCO+)	1.2
P	인(HPO4-)	182,000	Ga	갈륨(GaOH-)	1.0
I	요오드(IO-)	58,000	Pr	프라세오디뮴(PrCO+)	0.8
Ba	바륨(Ba2+)	16,000	Te	텔루르(Te O+)	0.7
Mo	몰리브덴(MoO2-)	11,000	Sc	스칸듐(SCOH-)	0.7
U	우라늄(UO CO, 4-)	3.200	Sm	사마륨(SmCO-)	0.6
V	바나듐(H,VO4-)	2,000	Ho	홀륨(HoCO+)	0.6
As	비소(HAsO2-)	1,700	Sn	주석(Sn OH-)	0.5
Ni	니켈(Ni+)	470	Hg	수은(HgCl4-)	0.3
Zn	아연(Zn2-)	390	Lu	루테튬(LuCO-)	0.4
Cs	세슘(Cs+)	310	Tm	톨륨(TmCO+)	0.3
Cr	크롬(CrO2-)	260	Tb	테르븀(TbCO+)	0.24
Sb	안티몬(Sb OH-)	240	Pt	백금(Pt)	0.2
Kr	크립톤(Kr)	230	Be	베릴륨(BeOH+)	0.2
Sc	셀렌(SeO 2-)	160	Eu	유로퓸(EuCO-)	0.18
Ne	네온(Ne)	140	Rh	로듐(Rh)	0.08
Cu	구리(Cu OH)	130	Pd	팔라듐(Pd)	0.06
Cd	카드뮴(CdCl)	70	Th	토륨(Th)	0.05
Xe	크세논(Xe)	66	Bi	비스무트(BiO+)	0.03
Fe	철(FeOH)	24	Au	금(AuCl-)	0.03
Al	알루미늄(AlOH)	27	In	인듐(InOH)	0.02
Tl	탈륨(Tl)	25	Ru	루테늄(Ru)	0.005
Re	레늄(ReO4-)	19	Os	오스뮴(Os)	0.025
Zr	지르코늄(ZrOH)	18	Ir	이리듐(Ir)	0.00013
Mn	망간(Mn2-)	16	Ra	라듐(Ra)	0.00013
Y	이트륨(YCO+)	13			

우리는 늘 소금을 먹는다.

요리나 식사를 준비하는 사람, 식품을 만드는 사람은 소금이 중요하다는 것을 잘 알고 있다.

간혹 몇몇 사람은 '난 소금을 사용 안 해.'라고 말할 수는 있다. 하지만 소금에서 자유로울 수 있는 사람은 아무도 없다.

왜냐하면 소금이 없으면 음식이 없고, 생명이 없고, 생존할 수 없기 때문이다.

소금!

그렇게 늘 먹고 있지만 많은 사람은 소금을 사용하면서 죄책감에 시달리고 또 많은 사람은 내가 사용하는 소금이 좋은 소금일까 하는 의문을 품으면서 사용하고 있다.

왜 늘 먹고 있고, 먹어야 하는 식자재를 놓고 죄책감에 시달려야 하고, 고민을 해야 하는가?

물론 소금뿐만이 아니다.

우리는 밥을 먹으면서는 살이 찔까 걱정하고 고기를 먹으면서는 지방과 콜레스테롤을 걱정한다. 과일을 먹으면서 당뇨를 걱정하고, 채소를 먹으면서 영양부족을, 농약을 걱정한다. 그러고는 이 불안을 잠재우기 위해 제약회사, 건강식품 회사들이 만든 약을 수시로 먹는다. 미네랄, 비타민, 영양제, 치료제, 현상유지제, 중화제, 다이어트약, 살찌는 약을 추가로 또 먹는다.

그럼 그런 제약회사, 건강기능식품 기업들이 만든 제품은 안전할까, 아무런 부작용이 없을까?

왜 우리는 수많은 질병에 시달리며 완치도 안 되는 약을 매일 매일 먹으면서 살고 있을까?

안심 먹거리, 그러면서 건강에 도움이 되는 먹거리는 없는 것일까? 무엇을 바꾸어야 이 모든 것을 뒤집어엎을 수가 있을까?

소금이다.

소금을 바꾸어야 한다.

우리가 지금까지 먹어온 소금을 바꾸어야 한다. 그럼 소금을 어떻게 바꾸어야 할까? A소금을 B소금으로 단순하게 바꾸면 되는 것일까? 서해안 소금을 동해산으로, 수입 소금을 국산으로 바꾸면 되는 것일까? 그렇지가 않다.

미네랄 없는 소금에서 미네랄 많은 소금으로 바꾸어야 한다. 이름만의 미네랄 소금에서 벗어나 진짜 미네랄 소금으로 바꾸어야 한다. 그럼 어떤 소금이 진짜 미네랄 소금일까. 미네랄 없는 소금은 어떤 소금일까?

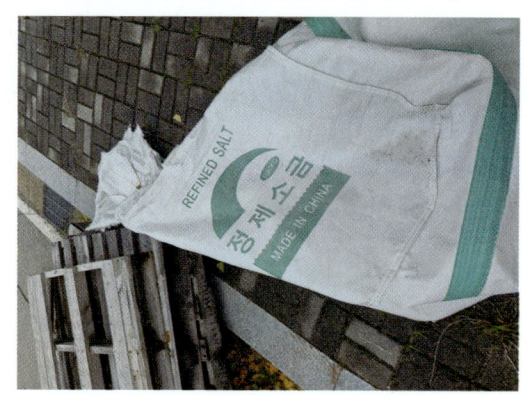

〈 길거리에 나뒹구는 중국산 정제염 포대 〉

중국산 천일염을 넘어서 중국산 정제염까지 널리 유통되고 있다. 포댓자루가 길거리에 나뒹굴 정도로 우리 곁에 가까이 와있고 널리 유통되고 있다. 값이 싸다는 이유로 미네랄의 함량과는 상관없이 그저 짠맛을 위해 사용되고 있다.

아쉽게도 소금을 만드는 사람들이 중요하게 생각하는 것은 미네랄이 아니다. 소금을 만드는 사람이 가장 중요하게 생각하는 것은 소금이 일단 만들어져야 한다는 것이다. 그것도 값이 싸게, 그리고 대량으로 만들 수 있어야 한다. 이것이 매우 중요하다.

소금제조 기술의 발달사를 보면 그렇게 흘러왔다.

소금 만들기에 처음 도전하는 사람들이 보기에 소금은 참 만들기 쉬워 보인다. 접시에 소금물을 담아서 밖에 내놓으면 한나절이면 바닥에 소금이 결정화된다. 냄비에 바닷물을 넣고 몇 시간 끓이면 소금은 아주 쉽게 만들어진다.

하지만 값싸게, 대량으로, 연속적으로 소금을 만드는 일은 매우 어렵다. 그것은 바닷물이 바다에 있고, 수많은 미네랄 90여 가지이 들어 있으며, 바닷물 속 미네랄의 양3.5%이 매우 적기 때문이다.

  바닷물이 바다에 있다는 말은 바닷가에 공장이나 염전이 있어야 한다는 뜻이다. 바닷가에 땅을 마련하여 공장을 짓거나 염전을 만드는 일은 쉬운 일이 아니다. 허가도 까다롭다. 과거에는 그나마 쉬웠지만, 지금은 매우 어렵다.

  수많은 미네랄이 들어 있다는 것은 그 수많은 미네랄이 자기만의 특성이 있어 설비에, 맛에, 공정 흐름에 악영향을 미친다는 것을 의미한다. 설비와 기구를 망치고, 맛을 망치고, 공정 흐름을 막아선다.

< 열교환기 파이프를 막은 소금 및 미네랄들 >

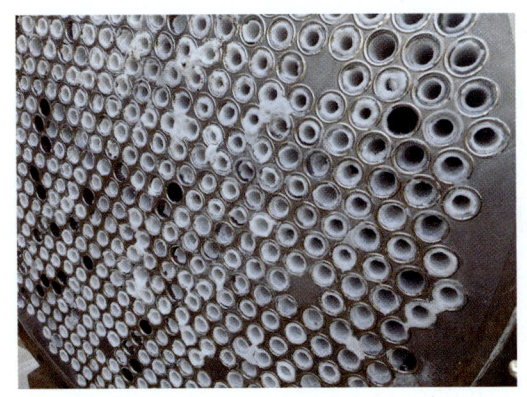

바닷물 속 3.5%의 미네랄은 나머지 96.5%의 막대한 물을 증발시켜야 한다는 것을 의미한다. 물을 증발시킨다는 것은 엄청난 양의 에너지 투입이 필요하다는 뜻이다. 그러기 때문에 상업적인 소금제조는 어렵고도 어려운 일이 된다.

  예전에는 그 에너지 조달을 나무를 태워서 하는 경우가 많았었는데 그로 인해 소금 공장 인근에는 나무가 남아나지를 않았다. 한국의 경우는 소금을 사러 오는 사람이 나무를 수레에 싣고 와서 소금과 교환해 갔을 정도로 나무 구하기가 어려웠다. 유럽의 경우는 암염이 녹아 나오는 소금물을 증발시켜서 소금을 만드는 경우가 많았었는데 공장 인근의 나무가 다 소모가 되어 더 이상의 조달이 어려워지면 나무가 많은 지역, 나무 조달이 쉬운 곳으로 거대하고 긴 수로를 통해 소금물을 이동시킨 후 그곳에 소금 공장을 다시 건설하여 소금을 만들기도 하였다.

  다음의 사진에서 왼쪽 아래 길처럼 보이는 것이 실은 소금물 이동길이다.

깔린 나무판 밑으로 소금물이 흐르는 도랑이 만들어져 있다. 그렇게 소금물을 수십 킬로를 이동시켜서 나무가 많은 곳에서 소금을 만들었다.

이렇다 보니 소금을 만들 때는 효율성이 최고였다. 소금으로서의 기본만 갖추면 된다는 생각이 지배적이었다. 그 결과 우리 주변에는 미네랄 없는 보통 소금만이 만들어지게 된 것이다.

염전에서 만드는 소금도 마찬가지이다. 바닷물 속 모든 미네랄을 다 소금에 담으려면 시간이 오래 걸리고, 염전도 망가지고, 소금도 맛이 없어지고, 불편하고 하니 가장 편리하게 만드는 방법을 선택해버린 것이다.

쉽게 말하면 미네랄 소금을 만들려고 하니 기술도 없고, 어렵고, 비용도 많이 들고, 맛은 좋지 않으니 만들 이유가 없는 것이다.

하지만 세상이 변하였다. 가장 기본적인 NaCl 염화나트륨만 들어 있는 소금으로 건강을 담보할 수 없는 세상이 된 것이다.

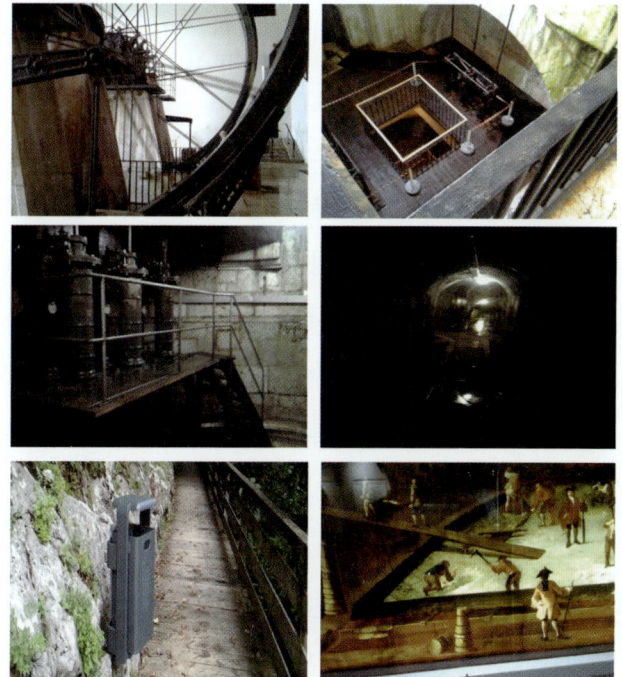

〈 유럽의 소금 공장 – 소금물 펌프, 이동로, 소금 만들기 〉

땅에 미네랄이 줄어드니 덩달아 우리가 먹는 음식에서 미네랄이 줄어들어 버렸다. 식품 가공산업이 발달하니 식품에서 미네랄 함량이 더 줄어 버렸다. 어느 순간 음식으로 미네랄이 충족이

II_환자의 반란

안 되는 세상이 되어버린 것이다. 모두가 어디선가 미네랄을 찾아 먹어야 건강하게 살아갈 수 있는 시대가 도래한 것이다.

또 평균수명이 점점 늘어나면서 예전에는 젊은 기운으로 버텼는데 이제는 아니게 되어버렸다. 추가적인 미네랄 공급이 없으면 노년의 건강을 장담할 수 없는 세상이 되어버렸다.

평균수명이 40세, 50세, 60세 하다가 100세를 바라보는 시대가 되었다. 과거 일찍 죽을 때는 미네랄 그까짓 것 할 수 있었지만, 평균수명 100세를 이야기하는 시대에는 더이상 적용이 되지 않는다. 따라서 미네랄을 따로 구해 먹지 않으면 안 되는 시대가 어느 순간 우리 곁에 와버렸다.

돈은 있지만, 건강은 없는 시대에 미네랄을 돈을 주고 사 먹어야 하는 시대가 되었다. 칼슘, 철분, 아연, 마그네슘, 칼륨, 게르마늄, 황…….

하지만 그 수많은 미네랄을 일일이 구해 먹을 수도 없는 일이고, 화학적으로 공장에서 만든 미네랄 제품을 믿을 수도 없는 일이다 보니 고민이 커져만 가는 것이다.

다행스러운 것은 기술의 발달로 과거에는 풀지 못했던 맛의 문제, 기술적 어려움을 해결할 수가 있게 된 것이다.

미네랄 없는 소금이 난무했던 시대에 종지부를 찍을 수 있게 된 것이다.

미네랄 소금을 통해 미네랄의 섭취가 가능한 시대가 열린 것이다. 수십 년의 연구개발 과정을 통해 우리가 먹을 수 있게 된 것이다.

다음의 표에서 확인 가능한 것처럼 미네랄 없는 소금과 있는 소금의 차이는 비교할 수 없을 정도로 크다. 이렇게 만들어진 소금을 통해 건강을 찾는 사람들이 늘어나고 있다.

⟨ 미네랄 소금과 미네랄 없는 소금의 차이 ⟩

구분	염화나트륨	나트륨	마그네슘	칼슘	칼륨	기타
일반정제염	99.52%	38.99g	10mg	30mg	20mg	표층바닷물
엠큐눈소금	75.49%	29.64g	3,893mg	988mg	992mg	해양심층수
차이점	24.13% 낮음	9.35g 적음	389배 많음	32배 많음	49배 많음	100g 기준

위의 표에서는 정제염 소금과 비교를 했지만 다른 소금이라고 별반 다르지가 않다.

미네랄 없는 소금의 시대는 이제 끝이 나야 한다. 적어도 건강을 위해 소금을 먹는 사람이라면 미네랄 소금을 먹기 시작해야 한다.

건강혁명은 환자들이 미네랄이라는 무기를 손에 들 때 시작될 수 있다.

식탁 위에 그리고 우리 손에 미네랄 소금을 올려놓아야 한다.

그래야 건강이 찾아온다.

2. 생명 - 미네랄로 움직이는 생명

〈 인도네시아 지도 〉

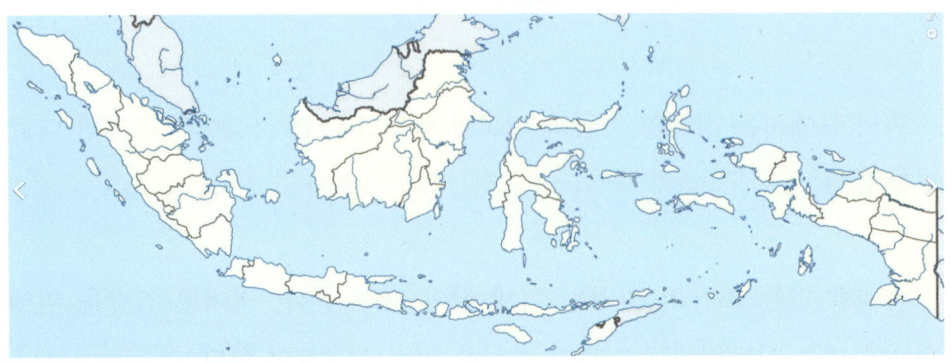

위의 사진은 수많은 섬으로 이루어진 인도네시아 지도이다. 지도를 보면 가운데 큰 섬이 하나 있다. 보르네오섬이다. 그 우측에 K자 모양의 섬이 있는데 술라웨시섬이다. 같은 위도에 있으므로 보르네오섬과 술라웨시섬은 기후도 비슷하다. 또 섬이라는 공통점도 가지고 있다. 하지만 사는 식물이나 동물이 완전하게 다르다. 다를 것이 전혀 없는 두 섬이 왜 그렇게 달라졌을까? 차이는 단 하나다. 하나는 화산활동이 활발한 섬이고 다른 하나는 화산활동이 없다는 점이다.

〈 화산재와 용암이 분출되는 화산활동 모습 〉

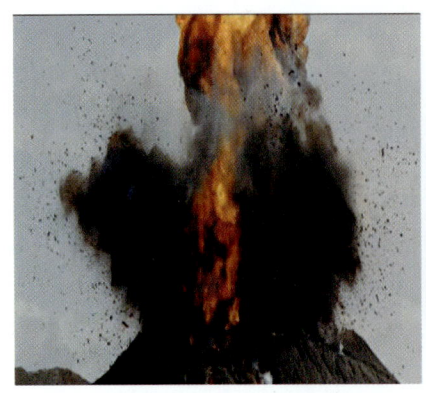 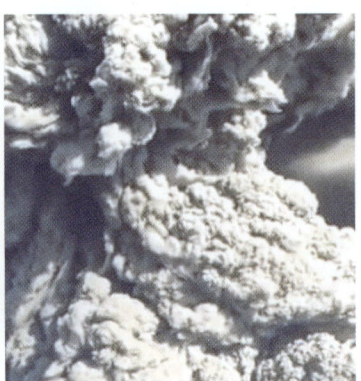

보르네오섬은 화산활동이 없고 술라웨시섬은 화산활동이 매우 활발하다. 어느 쪽 섬이 살기 좋을까? 어느 쪽 섬의 식물과 동물이 더 풍요를 누리고 있을까?

답은 술라웨시섬이다. 화산 폭발이 많은 술라웨시섬이 더 풍요로운 섬이다. 두 섬이 위치한 이곳은 비가 많은 열대 우림 기후이다. 비는 내리고 내려 땅의 모든 미네랄을 녹여 강으로 바다로 실어나른다. 그러니 땅에 미네랄이 남아날 리 없다.

하지만 술라웨시섬은 주기적인 화산활동으로 인해 화산재가 섬을 뒤덮는다. 화산재는 땅속에 있던, 땅속에 숨겨두었던 미네랄로 구성되어 있다. 화산 폭발은 미네랄 덩어리 화산재를 지표면에 고르게 뿌리는 역할을 한다. 일종의 비료를 주기적으로 땅에 공급하는 것이다. 그러다 보니 땅은 비옥해져 식물이 잘 자라고, 미네랄이 풍부하다 보니 이것을 먹고 자라는 초식동물, 곤충, 새들이 번성하고 이를 잡아먹는 육식동물이 번성할 수 있게 된다.

미네랄이 풍부하니 농사도 잘되고 수확이 높아서 농부들이 농사짓기에 아주 좋은 땅이 되었다. 물론 화산 폭발의 위험, 뜨거운 화산재로 인한 피해도 있지만, 그것은 수십 년 혹은 수백 년마다 있는 일이고, 피할 수도 있으니 크게 문제가 되지 않은 것이다.

술라웨시섬은 화산 폭발로 인해 죽을 위험성과 미네랄로 인해 번성할 가능성 중에서 미네랄로 인한 번성의 가능성이 더 큰 점수를 받은 것이다.

그것이 생명 진화의 새로운 역사를 만들어 내었다. 술라웨시섬에는 동물도 크고, 정상적으로 살아가는 동물이 많다.

반면 보르네오섬은 동물도 작고, 기생하는 생물이 많다. 식충식물도 많다.

흙에서 영양분을 얻을 수 없으니 변칙적인 삶을 꾸려가는 것이다. 미네랄의 공급 없이 쏟아지는 비로 인해 끊임없이 미네랄이 씻겨 나가기만 하니 그 땅은 미네랄 없는 황무지 땅이 되어가고 있다. 비가 많으니 식물이 자라고 동물이 자라지만 건강하지 못한 생태계가 형성되어 건강하지 못한 삶들이 영위되고 있다.

〈 보르네오섬에 사는 기생 버섯, 식충식물 〉

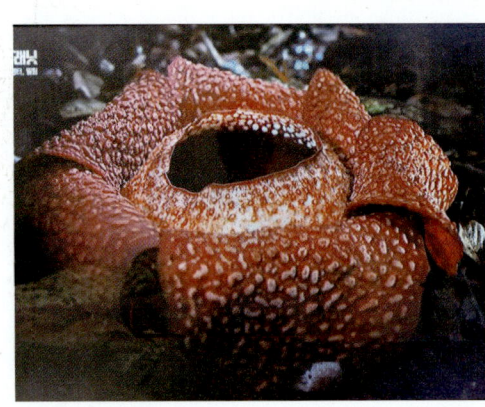 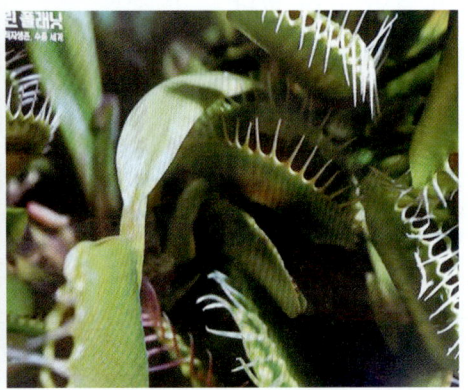

미네랄을 충분하게 섭취할 수 있느냐 없느냐가 삶에 절대적인 영향을 미친다. 미네랄은 이처럼 생태계에 지대한 영향을 미친다.

일본의 원숭이 한 무리는 고구마를 주면 바닷물로 씻어서 먹고, 간을 맞추기 위해서 주기적으로 바닷물에 담갔다가 먹는다. 모든 무리가 그렇게 소금을 섭취함으로써 건강하게 살아간다. 이는 학습이 되어 어린 세대들도 배워서 대를 이어서 전승된다고 한다.

〈 고구마를 바닷물로 씻고, 소금물을 묻혀서 먹는 원숭이들 〉

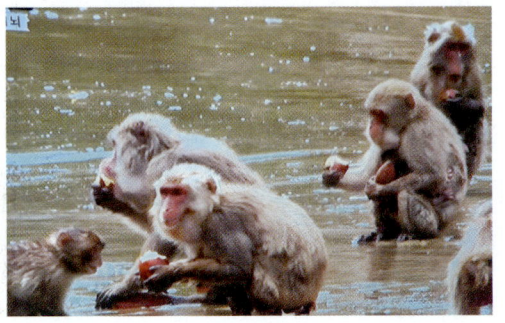

아프리카의 한 원시 부족은 소금을 얻기 위해 특이한 방법

을 사용한다. 원시 부족이라 그릇이 없다. 소금을 만들 줄도 모르고, 만든다고 해도 운반할 그릇이 없다. 그런데도 소금을 먹지 않으면 살 수 없기에 매우 특별한 방법으로 소금을 구해 먹는다.

　나무껍질을 벗겨서 길게 찢은 다음 그것을 묶어서 소금물이 나오는 산으로 간다. 소금물이 솟아나는 곳에 그것을 던져 넣어서 소금물이 침투하도록 하는 것이다. 그렇게 나무껍질을 소금에 절여서 가지고 와서 그것을 소금처럼 활용해서 미네랄을 섭취한다.

〈 원시 부족의 소금 수확과 운반 〉

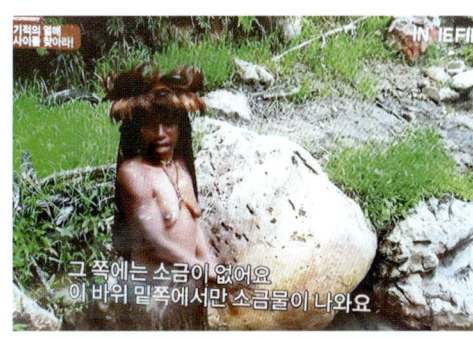
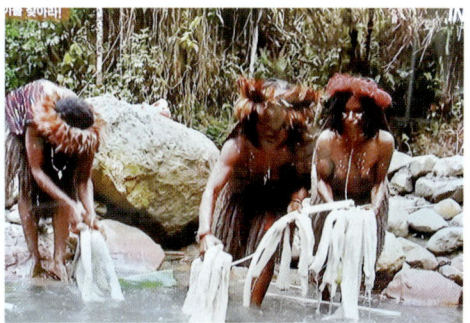

　이 산에서 나오는 소금물이 없었다면 이 부족은 살아남을 수 없었을 것이다.
　선조들 누군가, 이 지역에 처음 정착한 누군가가 소금물이 나오는 곳을 발견했기 때문에 생존해 올 수가 있었을 것이다. 그리고 그것이 대대로 계승이 되어 이 부족의 오늘이 있게 된 것이다.

　소금은 생명이다. 소금 속에 포함된 수많은 미네랄이 생명을 살아있게 하고 대를 이어가게 하는 것이다.

　다음 장의 사진은 소금을 찾아 바위를 핥아먹고 있는 산양들의 모습이

〈 소금을 찾아 바위를 핥아먹는 산양들 〉

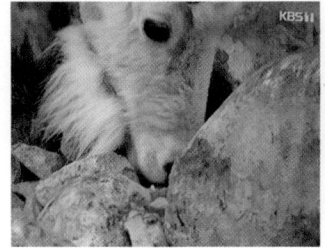 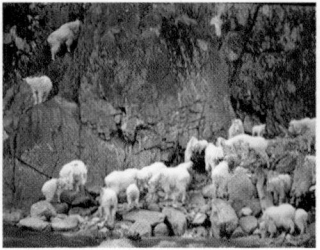 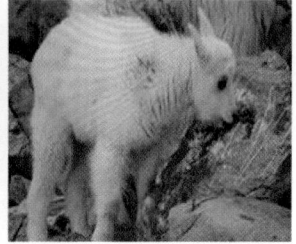

다. 주기적으로 소금성분이 들어 있는 바위를 찾아와서 핥아먹고 있다. 그렇게 그곳이 무리에게 전승됨으로써 산양의 무리는 건강하게 살아갈 수가 있는 것이다. 이 소금기 섞인 바위가 없었다면 이들은 어찌 되었을까 또 어딘가로 그런 곳을 찾아 헤매든가 아니면 건강을 잃고 사라져 갔을 것이다.

페루 염전, 티베트의 염전, 유럽의 소금광산, 아프리카의 소금 호수, 등등 생명이 있는 곳에는 늘 소금이 있었고 소금을 공급받을 수가 있었기에 생명이 있다.

소금이 없는 곳에 생명이 없고, 미네랄이 있는 곳에 생명이 있다. 건강한 삶을 위한 우리의 무기는 미네랄 소금이다.

3. 기술 - 소금 가공기술이 발달한 이유

소금을 굽는다. 죽염을 만든다. 용융 소금을 만든다. 이런 현상은 유독 우리나라에만 존재한다.

일본에는 소금 제조업체도 수백 곳이고 소금 가짓수도 수천 가지에 가깝지만, 한국과 같은 구운 소금, 죽염, 용융 소금은 없다. 미국에도, 유럽에도 남미에도 없다. 중국에도 물론 없다.

한국은 왜 소금을 가져다가 굽고, 녹이고 하는 그 어려운 일을 하는 것일까?

역사적으로도 없다. 동의보감 같은 것에 소금에 관한 이야기가 나오지만 굽고 녹이고 하라는 이야기는 없다. 그저 중국 소금을 가져다 약에 넣거나 소량 볶는 정도의 이야기만 있을 뿐이다.

일본의 경우는 바닷물로 좋은 소금을 만들 수 있다는 것에서 소금 제조 철학이 출발한다. 처음부터 좋은 소금을 만들자는 것이다. 그렇게 처음부터 좋은 소금을 만들면 나중에 이를 가지고 가공하고 하는 일이 필요가 없다. 그래서 그들은 아주 다양한 소금 제조기술을 적용하여 다양한 소금을 만들어 낸다.

소금을 만드는 방법도 참으로 많고 기술도 다양하다. 흔한 이온교환막을 이용한 정제염부터 시작해서 역삼투막을 이용하여 농축한 후 소금을 만드는 방법도 일본이 상업화에 성공한 기술이다. 자염은 흔하고, 외국에서 천일염과 간수를 수입해서 혼합한 후 다시 만든 소금도 있고, 산호 지대에서 끌어 올린 소금물로 만든 소금, 지하 염수로 만든 소금 등 실로 다양하다. 초현대식 방법도 있고, 아주 옛날 전통방식을 고집하여 오로지 인력에 의존하여 소금을 만들기도 한다. 그렇게 지역마다. 필요에 맞추어서 자기들만의 소금을 만들어 사용한다.

유럽이나 미국은 대형 업체들이 시장을 장악하여 표준화된 제품을 대량생산하고 있어서 특별한 가공 소금이 끼어들 자리가 없다. 몇 가지 있는 특별한 소금도 가공 소금이 아니라 해수를 이용하여 직접 만든 소금일 뿐이다.

유명한 천일염인 게랑드 소금의 경우를 보면 아예 소금을 가공하지 못하도록 규정을 정해두고 있다. 탈수도 기계를 이용한 탈수를 못 하게 하고 자연 탈수만을 하도록 하고 있다. 세척도 못 하게 하는 등 가공 소금이 끼어들 여지가 전혀 없다.

〈 프랑스 게랑드 염전 〉

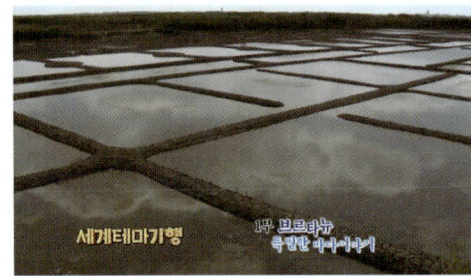 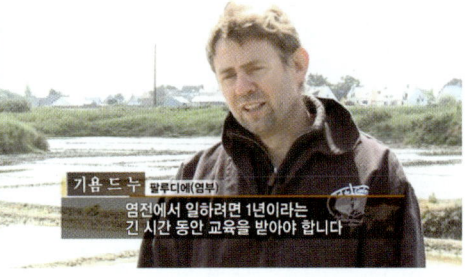

* 게랑드 염전, 1년 교육 이수한 전문가들이 게랑드 소금을 만든다….

소금 가공기술의 발달은 그런 의미에서 한국만의 이야기이다. 그 이유는 무엇일까?

바닷물을 가지고 직접 소금을 만드는 것이 어렵고, 만든다고 해도 무엇인가 부족하므로 가공기술을 발전시키는 방법을 택한 것이다.

한국은 구운 소금도 있고 수많은 첨가 염이 있다. 다른 나라의 경우는 후추 정도가 첨가된 제품이 있는데, 한국의 경우는 거의 보약 수준의 첨가염을 만든다. 뽕나무, 옻, 꾸지뽕, 키토산, 함초, 다시마, 미역, 양파, 버섯, 깨, 마늘, 포도당, 비타민 등 그 수를 헤아릴 수조차 없다. 구운 소금은 온도에 따라 다르고, 굽는 시간에 따라 다르고, 굽는 용기에 따라 다르다. 그렇게 수많은 구운 소금이 존재한다. 죽염도 마찬가지이다.

〈 여러 나라의 다양한 소금 제품 〉

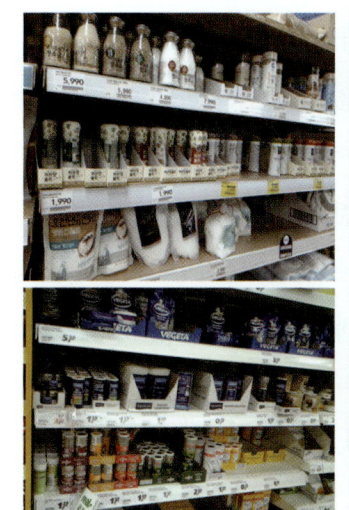
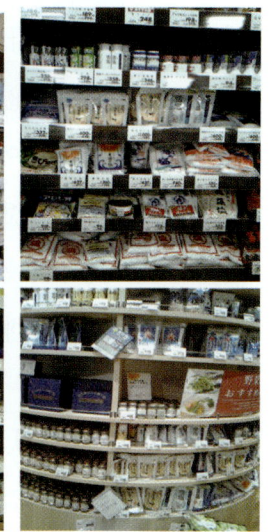

1회 죽염부터 9회 죽염까지 다르고, 용융방법에 따라 또 다르다. 흰 죽염이 있고, 자죽염이 있다. 용융 소금도 별반 다르지 않다. 몇 도에 녹이느냐가 경쟁이 되고, 몇 시간 녹이느냐를 가지고 품질이 좋으니 나쁜지를 다툰다.

게다가 집에서도 가공 소금을 만들어 사용한다. 집마다 소금을 그냥 사용하지 않고, 볶고, 간수를 빼고, 장기간 보관을 하고, 무엇인가를 첨가하고 해서 자기 집 나름의 소금을 만들어 낸다.

그렇게 원료 소금은 천일염 하나인데 그것을 가지고 수백 가지 다른 소금을 만들어서 자기들 소금이 좋다고 주장한다.
이렇게 가공한 소금을 여러 국가에 수출하기도 한다. 다른 나라에 없는 소금이니 궁금증도 유발하고 뭔가 차이점이 있다고 받아들여지는 측면도 있다.

왜! 다른 나라는 하지 않는 행동을 한국인은 소금을 가지고 하는 것일까? 왜 그렇게 가공 소금에 진심일까? 아니면 뭔가 다른 것이 있을까?

그것은 3가지 측면에서 찾아볼 수가 있다.

첫째는 원료 소금에 대한 불신이다. 한국의 주력제품인 천일염과 정제염이 아무런 문제가 없는 소금이라면 가공 소금이라는 영역이 만들어지지 않았을 것이다. 일본에서 정제염만 만들게 하자 정제염을 불신하고 소금 자유화를 외치고 그것을 끝내 쟁취하여, 지역마다 자유로이 다양한 소금을 만들어 낸 것처럼 한국도 천일염과 정제염에 대한 불신이 있어서 소금 가공을 통해 그것을 해결하고자 하는 것이다.

위생에 대한 불신, 맛에 대한 불신, 미네랄에 대한 불신, 효과에 대한 불신, 오염에 대한 불신 같은 것이 있어서 가공을 통해 해결하고자 한 것이다. 불순물을 씻어 없앤다든가, 불순물을 고온으로 태워 없앤다든가 하는 것이다.

두 번째는 무엇인가를 첨가를 하면 더 좋아지지 않을까 하는 것이다. 이는 기존 소금에 부족한 무엇인가를 첨가하여 좀 더 완벽한 제품을 만들고자 하는 것이다. 몸에 좋은 무엇인가를 첨가하여 더 좋아지고, 건강에도, 맛에도 좋은 영향을 미치고자 하는 것이다.

세 번째는 가공하면 신비한 어떤 변화가 일어나서 약의 기능을 하지 않을까 하는 기대를 담고 있는 측면이다. 날로 아픈 사람은 늘어가는데 집에는 마땅한 상비약들이 없고, 소금이 가진 기본적인 약성에 더해 가공과정을 통해 좀 더 신비한 어떤 작용이 일어나 약의 기능을 하지 않을까 하는 기대 속에 온갖 종류의 가공 소금을 만들고 있다.

염원이든 실제로 가능하든 많은 사람이 원천 바닷물로 차별화된 소금을 만드는 일에 뛰어들기보다는 소금 가공과정에 뛰어들어 활동하는 과정에서 한국은 전 세계 어디에도 없는 가공 소금 왕국이 되었다. 그렇게 해서 너무나 다양한 소금이 다양한 가격으로 생산되고 판매가 된다. 아주 비싼 가격에 판매가 되는 경우도 여럿 있다.

그럼 그렇게 가공 소금을 만들어서 소금이 가진 문제들이 모두 해결이 되었을까? 일본은 원천 소금 만드는 기술을 발달을 시켰고, 한국은 소금가공기술을 발달시켰다. 일본은 원천 소금에 변화를 주어서 문제를 해결하려고 했고 한국은 가공과정에서 목표한 바를 이루려고 했다.

미네랄 없는 미네랄 소금의 문제, 위생문제, 성분문제, 효과 문제 등이 가공과정으로 다 해결이 되었을까? 그렇지는 못하였다.

그렇게 많은 가공 소금이 출시되었지만, 문제는 여전히 남아있다. 미네랄 소금에 여전히 미네랄은 없고, 위생적인 측면에서도 미흡함은 남아있다. 먹어서 건강에 도움이 되는 측면도 명확한 결론에 도달하지 못하고 있다. 그것은 미네랄이 부족한 원료 소금이 가진 한계를 아직도 뛰어넘지 못하고 있기 때문이다.

미네랄 없는 소금을 아무리 가공한다고 한들 미네랄이 증가할 리가 없기 때문이다. 그런데도 지금도 새로운 가공 소금들이 지속해서 출시되고 있다.

이제는 소금에 대해 올바른 접근법을 찾을 때도 되었건만 아직도 우리 손에는 미네랄 없는 소금이 너무나 많이 들려 있다.

4. 미네랄 – 엠큐눈소금 제조 기술

만약 완벽한 소금을 만들어 낼 수 있다면 소금에 대한 쓸데없는 논쟁도 끝이 나고 건강한 삶을 위한 출발점이 만들어질 수 있게 될 것이다.

완벽한 소금은 없을까?
완벽한 소금을 만들 수는 없는 것일까?

완벽한 소금의 조건을 정리해본다면 10가지 정도로 요약할 수 있다.
1. 해수의 깨끗함, 2. 풍부한 미네랄, 3. 맛, 4. 미네랄의 균형, 5. 알칼리성, 6. 용해도, 7. 위생적인 제조환경, 8. 소금의 깨끗함, 9. 독자적인 기술, 10. 사용의 편리성을 꼽을 수 있다.

물론 이 세상에 완벽한 것이라는 것은 없다. 그럼에도 불구하고 어느 정도 이 조건을 만족하고 있다면 거의 완벽한 소금이라고 할 수 있을 것이다
바닷물 속 모든 미네랄을 100%로 담은 소금. 그리고 그냥 바닷물이 아니라 해양심층수라는 신비하고 깨끗한 바닷물이라면 더할 나위 없이 좋을 것이다.

1) 깨끗한 해양심층수 100%

엠큐눈소금은 해양심층수 100%를 사용하여 만들어진다. 지구상의 가장 깨끗한 바닷물인 해양심층수로 만들어진다. 육지의 오염과는 거리가 먼, 육지에서 6Km 떨어진 수평선 넘어 바닷속 605m, 깊이의 심층수를 길어 올려서 소금을 만든다.

수백 수천 년 전에 심해 로 가라앉아서 현재의 오염 과는 거리가 먼 청정한 해 양심층수를 파이프라인으 로 끌어들여 마이크로 필터 로 한 번 더 필터링하여 더 욱 깨끗한 해양심층수로 만 든 후 이를 사용하여 깨끗 한 소금을 만든다.

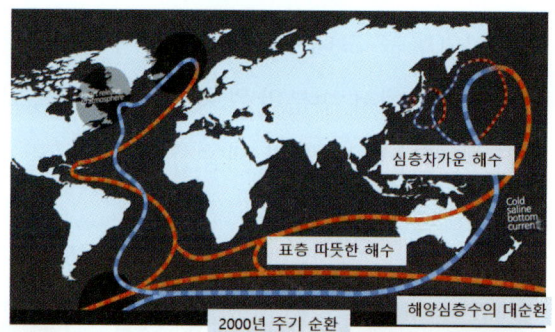

〈 해양심층수의 순환 〉

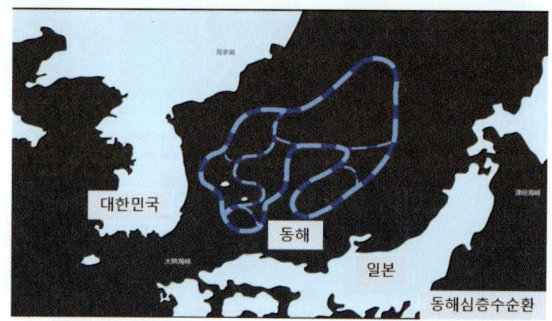

2) 해양심층수의 모든 미네랄 100% 소금에 포함

지금까지 그 어떤 소금도 하지 못했던 일이다. 해양심층수에는 이 지구 상의 거의 모든 미네랄이 녹아 이온 상태로 있다. 이들을 모두 소금에 포 함하는 일은 보통의 기술로는 불가능한 일이다. 소금에 대해, 바닷물에 대 해, 기계장치에 대해 완전하게 터득하지 않고서는 불가능한 일이기 때문에 그렇다. 이는 소금이 무엇인가에 대해 다시 생각해야 하고, 소금을 만드는 방법에 대해서, 그리고 바닷물의 성분, 특성에 대해 완전하게 이해하지 않 고서는 불가능하기 때문이다.

바닷물 속 90여 가지의 미네랄은 그 특성이 각각 다르다. 미네랄의 각각 다른 특성은 기계장치와 만나면 수많은 문제를 만들어 내게 된다. 녹이 슬 게 만드는 것은 하나의 작은 예에 불과하다.

이러한 바다와 소금 그리고 미네랄에 대한 전문성을 바탕으로 제조장치를 만들고 소금제조 조건을 확립할 때 비로소 해양심층수 100%, 해양 미네랄 100%를 그대로 담은 소금이 만들어질 수 있게 된다. 엠큐눈소금은 해양심층수에서 수분만을 제거하고, 소금의 쓴맛을 제거하고, 사용의 편리성을 더하여 만들어 낸 해양심층수 미네랄 100% 소금이다.

〈 미네랄 소금제조 공정도 〉

3) 쓴맛이 없는 복합미네랄 맛을 지닌 소금

엠큐눈소금은 쓴맛을 낸다고 알려진 마그네슘 성분이 다른 소금 대비 수십 배에서 수백 배 많이 들어 있다. 따라서 당연하게 쓴맛이 나서 못 먹어야 정상이다. 시중에는 천일염에 조금 들어 있는 마그네슘 때문에 맛이 쓰다고 해서 3년 묵혀서, 5년 묵혀서 간수를 뺀 소금이라고 비싸게 판매를 하고 있고, 소금을 물에 씻어서 간수 성분을 빼낸 후 볶은 소금, 구운 소금을 만들고 있다.

세계 어디에도 쓴맛 나는 마그네슘 미네랄을 소금에 넣어둔 채 제품화하는 예는 없다.

⟨ 정제염과 엠큐눈소금의 마그네슘양 비교 ⟩

구분(100g 기준)	마그네슘양 (mg)	배수	비고
정제염	10	1	마그네슘 거의 없음
엠큐눈소금	3893	380배 많음	해양심층수의 마그네슘 미네랄을 100% 살림

하지만 엠큐눈소금은 위의 표처럼 그 많은 미네랄 함량에도 불구하고 다른 소금 대비하여 쓴맛을 느끼기 어렵고, 단맛이 돌고, 감칠맛을 느끼는 사람들도 많이 있을 그 정도로 맛이 탁월하다.

이는 엠큐눈소금만의 특수 제조방법에 따라 마그네슘은 살리고 쓴맛만을 제거하였기 때문이다. 마그네슘이라는 미네랄을 살리면서 쓴맛을 제거하는 기술을 적용하여 소금제조 수천 년의 난제를 해결한 것이다. 또한, 마그네슘 이외에도 칼슘, 칼륨 같은 다양한 미네랄이 들어 있어 복합적인 맛을 내기 때문에 미식가들이 많이 찾고 있는 소금이다.

4) 미네랄이 균형 있게 들어 있는 소금

우리가 먹는 음식은 통으로 먹으면 일반적으로 영양을 균형 있게 섭취할 수 있다. 포도를 예를 들면, 포도 껍질, 과육, 씨 이렇게 구성이 되어있다. 이를 다 먹는 것이 건강에 좋다.

무를 먹으면 무 잎과 무뿌리를 같이 먹는 것이 좋다는 것이다, 파를 먹으면 파의 뿌리, 밑의 하얀 부분, 위의 푸른 잎 이렇게 통으로 먹는 것이 영양을 골고루 섭취하는 길이다.

소금 역시 마찬가지이다. 바닷물 속에는 염화나트륨 즉 NaCl 이외에 수많은, 약 90가지의 미네랄이 녹아 있다. 이들 미네랄을 모두 섭취하는 것이 좋다는 뜻이다. 이 중에는 염화나트륨처럼 많이 들어 있는 것도 있고,

바나듐, 요오드, 아연, 철처럼 소량이 들어 있는 예도 있다. 어쨌든 이 모든 것이 우리 몸에 필요한 미네랄이다. 심지어 중금속조차도 소량은 필요하다. 과학의 발달에 따라 정밀 분석이 이루어지고 우리 몸의 구성 및 작동 메커니즘이 밝혀짐에 따라 우리 몸이 필요로 하는 미네랄의 숫자가 엄청나게 많다는 것이 속속 입증되고 있다. 그 어느 것 하나라도 균형이 무너지면 부족하면 우리 몸에 질병을 가져온다.

철이 부족하면 빈혈이 오고, 칼슘이 부족하면 골다공증이 오고, 요오드가 부족하면 갑상선질환에 지능까지 낮아진다. 아연이 부족하면 정력이 감퇴하고, 크롬이 부족하면 당뇨병에 걸린다. 모든 미네랄이 우리 몸에 필요하다. 그리고 그 미네랄이 가장 고르고 풍부하게 들어 있는 것이 바닷물이다. 따라서 미네랄을 균형 있게 섭취하려면 바닷물 속 미네랄이 그대로 든 소금을 먹어야 한다.

〈 해양심층수 및 모든 미네랄을 담은 소금 제조원리 〉

5) 알칼리성

우리 몸은 산성도 아니고 알칼리성도 아닌 중성에 가깝다. 엄밀하게 말하면 약알칼리라고 할 수 있다. ph 7.2~7.4로 유지가 되고 있다. 7이 중성이니 아주 약한 알칼리로 보는 것이 맞다. 문제는 우리가 먹는 음식이나 음료가 점점 산성화되어 간다는 것이다. 즉 먹는 것만으로 약알칼리를 유지하기가 어려워지고 있다는 뜻이다. 우리 몸은 우리가 먹는 미네랄을 이용하여 산·알칼리의 균형을 맞추어 움직인다. 그런데 먹는 것이 자꾸 산성 쪽으로 가니 무리가 따르고 몸에 문제가 생기게 된다. 우리 몸은 아주 민감해서 그 균형이 조금만 흐트러져도 건강에 심각한 영향을 주게 된다.

이러한 몸에서 산 알칼리 균형을 잡아주는 미네랄이 바로 소금이다. 알칼리 성질을 띤 소금이 그 균형을 잡아주는 것이다. 따라서 알칼리성이 높은 소금이 건강에 도움이 된다.

산성화된 음식과 음료를 알칼리 소금이 중화를 시켜주어 우리 몸이 약알칼리 체질을 유지하는 데 도움을 주는 것이다. 엠큐눈소금은 다른 소금보다 알칼리도가 높은 소금이다. 따라서 건강에 도움을 준다.

6) 용해도

소금에 있어 용해도는 매우 중요하다. 보통 소금을 물에 넣고 녹이려면 한참을 휘저어야 녹는다. 농도가 좀 높다 싶으면 이마저도 어렵다.

엠큐눈소금은 소금 자체가 나노입자 수준으로 만들어진다. 해양심층수를 미세한 안개 상태로 만들어서 공중에 날리고 여기에 뜨거운 열풍을 불어 넣어 순간적으로 수분과 소금을 분리한다. 6%짜리 해양심층수에서

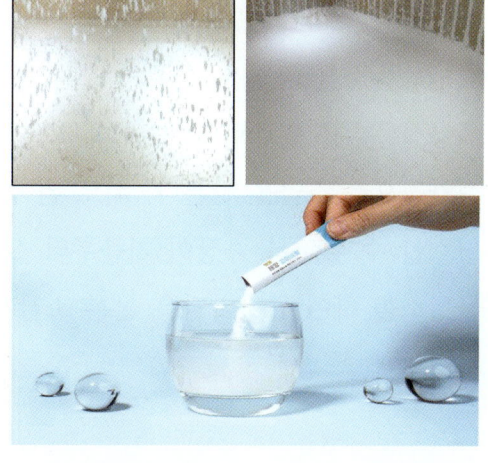

〈 오씨아드 소금 생산공정과 용해도 〉

94%의 수분이 순간적으로 증발해 버리면 미세한 안개 상태의 해양심층수 물방울은 나노입자 수준의 미네랄 소금 입자로 바뀌어 바닥에 떨어져 쌓인다.

이것을 여러 가공과정을 거쳐 사용하기 편리한 작은 입자로 뭉쳐 놓은 것이 엠큐눈소금이다. 따라서 물에 닿으면 바로 풀어지고, 순식간에 이온화된다.

따라서 그 어떤 소금보다 탁월한 용해도를 자랑한다. 물에 넣고 한번 흔들어 주면 완벽한 미네랄 워터로 바뀐다. 이보다 용해도가 좋은 소금은 없다.

7) 위생적인 제조환경

소금을 만드는 곳은 일반적으로 지저분하고 위생적이지 못한 곳이 많다. 그것은 물과 소금을 다루는 곳이기 때문에 그렇다. 물과 소금, 물이 있으면 습하고, 또 소금은 수분을 끌어당긴다. 그래서 소금 공장 곳곳이 축축하다. 또 소금은 쇠를 녹슬게 한다. 쇠로 만들어진 모든 것에 녹이 발생한다. 그러다 보니 대부분 공장은 바닥이 질척거리고, 공장 곳곳에 녹물이 흐른다. 천일염전 역시 마찬가지이다. 갯벌에서 만들다 보니 소금에 기본적으로 뻘 성분이 들어오고, 온갖 먼지, 벌레들이 소금에 포함이 된다. 이를 제거하는 것도 쉬운 일이 아니다.

엠큐눈소금 공장은 기존의 소금 공장과는 그 원리를 달리한다. 청정한 해양심층수를 원료로 하여 소나무 원목으로 만든 위생적인 제조 공간에서 순간적으로 소금을 만든다. 쇠로 된 공정이 없다. 완전하게 물을 이용하여 청소할 수 있도록 공장이 처음부터 설계가 되었다. 1일 생산 후 완전하게 물청소를 하여 공장바닥은 물론 소금제조 장비를 물로 깨끗하고 완벽하게 관리한다.

16년 동안의 연구개발 과정을 통해 기존의 소금 공장이 가진 문제점을 완벽하게 해결할 길을 찾았다. 실증과 검증을 통해 충분한 검토를 한 후 공장을 설계·완공한 것이다. 공장바닥에 앉아서 쉬어도 될 정도로 깨끗하고 위생적으로 관리를 한다. 제품 생산 후에도 철저한 검사를 하여 혹시라도 들어가 있을지도 모를 이물질에 대해 완벽한 검사를 한 후 제품을 출하한다. 깨끗한 원료, 위생적인 제조환경, 철저하게 관리된 제조 공정, 완벽한 품질 검사를 통해 제품이 생산되고 있다.

8) 지금까지 없던 깨끗한 소금

소금은 먹는 것이다. 또한, 많은 식품의 원료이다. 그렇지만 천일염을 비롯한 많은 소금이 제조 공정상에 위생성을 확보하기가 어려워, 약간의 이물질 함량은 묵인하고 이해하고 넘어가고, 법으로도 소량의 사분(펄 혹은 모래성분) 함량은 허용하여 주었다.

하지만 청정 소금에 대한 요구들이 많아지고 환경오염에 대한 우려가 커짐에 따라 소금에 대한 소비자의 걱정도 점점 커지고 있다.

물론 과거의 경우 소금을 깨끗하게 만들 수 있는 기술이 부족한 면이 있었다. 그러기 때문에 정제염이라는 소금의 제조기술이 탄생한 것이다. 순도 높고 깨끗한 소금에 대한 요구를 받아들여 탄생한 것이 정제염이다. 또한, 많은 국가에서는 소금을 씻어 식용 소금으로 사용하고 있다. 그만큼 깨끗한 소금에 대한 열망이 높은 것이다.

엠큐눈소금은 지금까지 없던 청정성을 확보하면서 수많은 미네랄까지 포함하고 있는 특별한 소금이다.

다른 소금은 청정함을 확보하기 위하여 어쩔 수 없이 미네랄을 빼버리는 전략을 택하였다. 세척이라는 방법은 소금에 포함된 불순물을 씻어내는 효과가 있어 긍정적이지만 세척의 과정에서 우리 몸에 꼭 필요한 마그네슘,

칼슘, 칼륨 같은 미네랄이 같이 제거되어 버리는 부작용이 나타난다. 깨끗함을 확보하려고 하다가 오히려 건강에 도움이 되는 미네랄을 잃어버리는 잘못을 저지르고 있다.

더 큰 문제는 이 문제의 심각성을 알지 못한다는 것이다. 그렇게 세척과정을 거친다고 해도 오염물질을 완전하게 제거하는 것은 불가능하다. 그 이유는 세척에 사용되는 물 역시 완벽하게 깨끗한 물이 아니기 때문에 그렇다. 지금 전 세계의 소금에서, 그리고 물에서 미세플라스틱이 검출되고 있다. 하지만 엠큐눈소금은 미세플라스틱 불검출 확인을 받았다. 이 한 가지만으로도 엠큐눈소금의 깨끗함이 입증된다.

깨끗함과 풍부한 미네랄을 동시에 확보한 소금이 엠큐눈소금이다.

9) 독자적인 기술

소금 만드는 것에도 기술이 필요할까?

물론 필요 없을 수도 있다. 접시에 바닷물을 담아 햇볕에 두면 소금이 만들어진다. 냄비에 바닷물을 넣고 끓여도 소금이 만들어진다. 하지만 소금은 만들어도 소금 제품은 만들 수가 없다. 소금이 제품이 되고 경제성을 갖고 시장에서 판매가 되고 지속해서 판매되는 수준으로 만들려면 고도의 기술이 필요하다.

냄비에다 바닷물을 넣고 끓이면 소금은 만들어지지만, 그 냄비는 금방 망가져서 재사용을 할 수가 없게 된다. 한번 해보면 알게 된다….

바닷물 속 수십 가지의 미네랄이 냄비 바닥과 옆에 들러붙어서 냄비를 망가뜨리고 열효율을 떨어뜨린다. 또 그렇게 만든 것이 소금이기는 하지만 그 성분은 제각각이 되어 표준화가 되지를 않는다. 그리고 그 소금은 수분함량이 높고, 맛도 이상하게 된다. 한마디로 소금은 소금이되 상품성은 없고 용기는 반복 사용을 할 수 없게 망가져 버린다.

작은 냄비이니 몇 번 사용하고 버릴 수도 있겠지만 거대한 소금제조 설비라면 그 이야기는 달라진다. 그렇다고 한국에 소금 제조설비를 잘 만드는 사람이 많은 것도 아니다. 한국에 소금제조 설비를 제대로 만들 수 있는 사람은 없다고 해도 틀린 말이 아니다. 소금 설비를 만들어 본 사람이 없고, 소금 설비를 연구해본 사람도 없으니 당연한 말이다.

한국의 소금제조 공장은 울산에 있는 한주 소금이 거의 유일하다. 그곳은 일본에 의해 일괄수주로 지어진 이온교환막을 이용한 소금 공장이다.

한국의 소금 공장, 해외의 소금 공장을 둘러보면서 느낀 점은 소금을 만드는 일에 엄청나게 다양하고 복잡한 기술이 관련되어 있다는 것이었다. 한국에는 소금 공장이랄 것도 없지만….

오씨아드는 이 모든 과정의 어려움을 극복하고 새로운 소금 제조기술을 만들어 내어 특허 기술로 만들었다. 다양한 특허를 통해 이중 삼중의 장치를 하였고, 특허화되지 않는 무형의 노하우를 통해 누구도 따라 올 수 없는 독자적인 소금 제조기술을 개발하였다.

그 결과 기존의 소금이 가진 문제점을 100% 해결한 소금을 만들어 내었다.

10) 사용의 다양성과 편리성

엠큐눈소금은 다양하게 사용할 수 있다. 음식에 사용하면 간을 맞추고, 물에 타면 미네랄 음료로, 칫솔에 묻히면 치약이 된다. 얼굴에 바르면 세안이

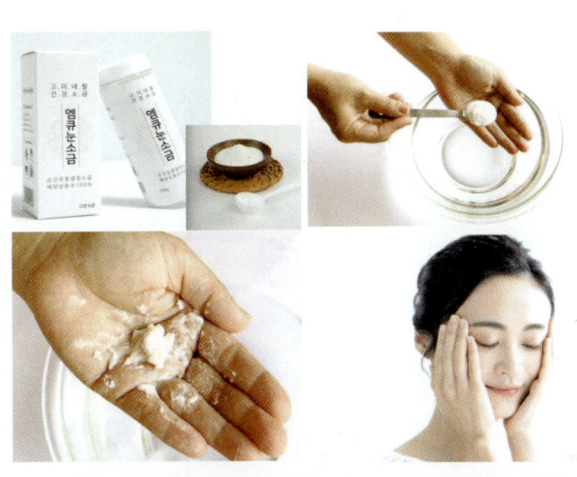

〈 물을 약간 첨가하면 화장품으로 변하는 미네랄 소금 〉

되고, 피부에 바르면 로션이 된다. 각각에 맞추어 변신이 자유롭다. 입자가 나노 수준의 입자로 만들어져 용해도가 뛰어나서 짠맛을 고르게 해주고 피부를 상하지 않게 한다. 부드러운 짠맛은 음식의 맛을 잘 드러내 준다. 엠큐눈소금처럼 사용의 다양성과 편리성을 갖춘 소금은 없다.

〈 생로병사의 비밀을 품고 탄생한 엠큐눈소금 〉

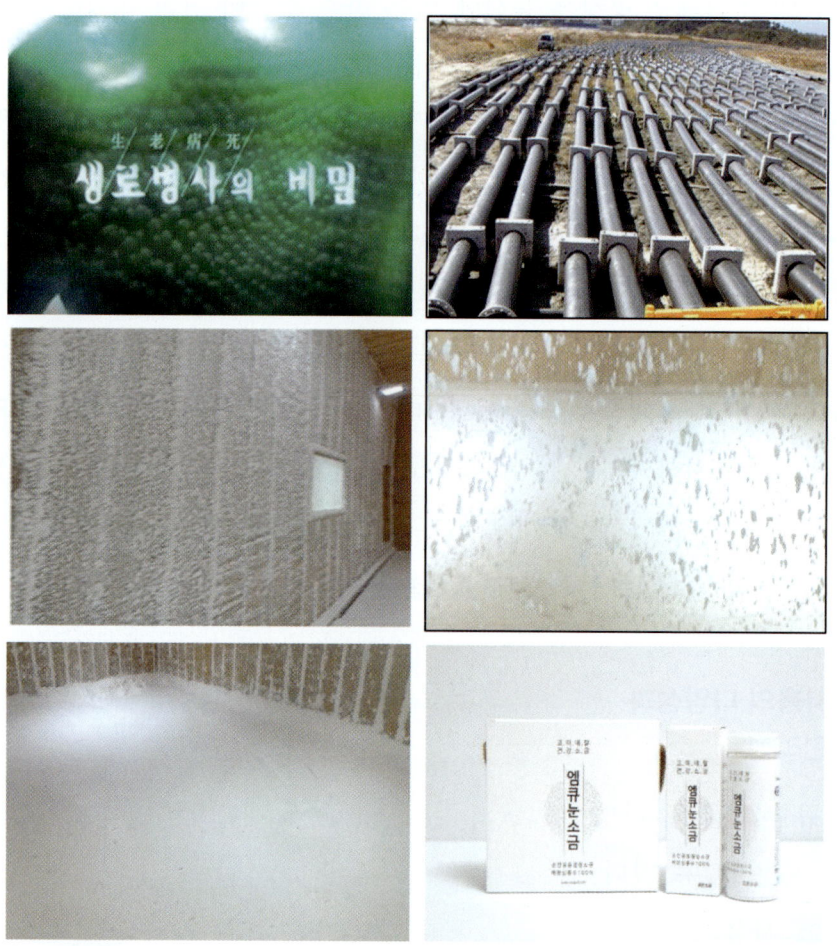

단 하루도 건강에 대한 걱정 없이 안심하고 먹을 수 있는 소금이 없는 세상 그 자리에 미네랄 엠큐눈소금이 있다.

4절
반란의 시작

1. 사용법 – 먹는 법, 사용하는 법

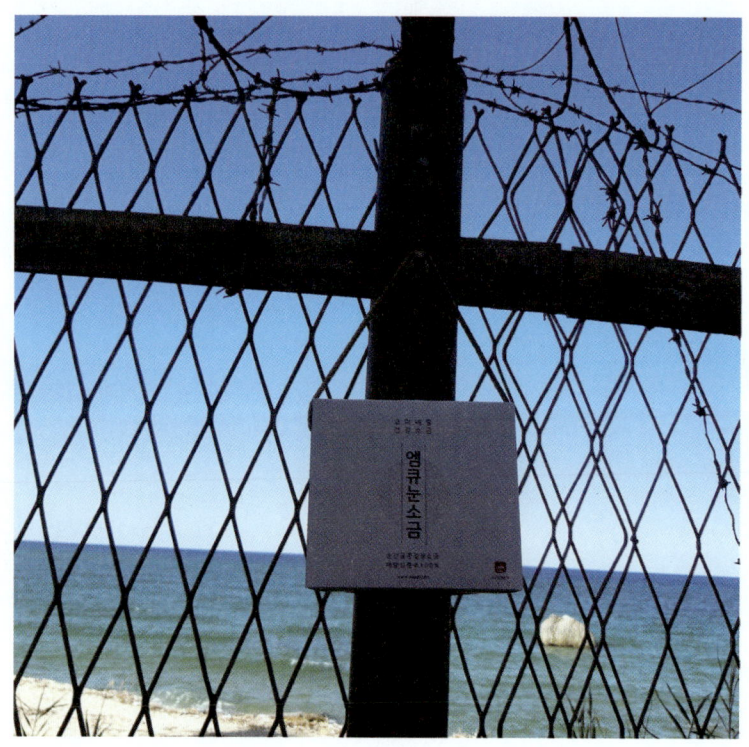

소금 먹는 법, 사용하는 법을 물어보는 분들이 참 많다.

인류가 수천 년 동안 먹어온 소금을, 각자가 수십 년 동안 먹어온 소금을 이제서야 어떻게 먹어야 하는지, 얼마만큼 먹어야 하는지를 묻고 있다.

왜 물어볼까?

모르니까 물어보는 것이고, 불안하니까 물어보는 것이다. 그것은 지금까지 소금을 먹어온 것이 잘못되지 않았을까 하는 걱정이 깔린 것이다.

한쪽에서는 숟가락으로 퍼먹으라 하고 한쪽에서는 절대로 많이 먹으면 안 된다고 주장하고 있으니 그 사이에서 갈팡질팡하고 있는 것이다.

소금은 숟가락으로 퍼먹을 수 있는 것도 아니고, 안 먹을 수 있는 것도 아니다. 한번 숟가락으로 퍼먹어 보라. 먹을 수 있는지, 소금을 안 먹고 살아보라! 안 먹고 살 수 있는지….

소금 먹는 법과 관련하여 과학적 근거도 없고, 검증되지도 않은 이야기들이 너무나 많이 난무한다. 소변의 염도를 재서 1.2를 넘어야 하고 안 넘으면 소금을 더 먹어야 한다고 주장하는 사람도 있고, 먹는 소금물의 염도를 0.9로 맞추어서 먹어야 한다고 주장하는 사람도 있다. 그렇게 해서 0.9%의 소금물을 만들어 파는 사람도 있다. 이분들의 주장은 몸의 염도가 0.9%이니 소금물을 0.9%로 맞추어 먹어야 한다고 주장한다.

그분들의 주장이 맞는다고 해도 다른 것은 제쳐놓고 물만 0.9%로 맞추어 먹는 것이 무슨 소용이 있다는 것인지 모르겠다. 우리는 밥도 먹고, 반찬도 먹고, 국도 먹고, 과일도 먹고, 그냥 맹물도 먹는다. 다른 것의 염도가 죄다 0.9%가 아닌데 마시는 물만 0.9% 맞춘다고 몸의 염도가 0.9%로 맞추어질까? 말도 안 되고 논리적이지도 않다. 지금까지 그렇게 먹지도 않았는데 우리 몸은 0.9%를 잘만 유지했다.

어떻게 그렇게 말도 안 되는 주장을 버젓이 하는지를 모르겠다.

우리 몸은 항상성을 가지고 있다. 모든 것이 기준을 가지고 있고 그것을 유지하는 많은 시스템을 가지고 있다. 염도 0.9%도 그중의 하나이다. 몸의 pH도 그렇고, 체온도 그렇다, 체액, 혈액의 삼투압도 그렇다. 각각의 시스템은 그 균형을 달성하도록 유기적으로 작동한다.

몸에 염분이 많으면 배출을 하고, 적으면 신장콩팥에서 걸러서 재사용하고 배출을 억제한다. 온도가 올라가면 땀을 흘려 낮추려고 하고, 내려가면

II_환자의 반란

세포를 축소하고 위축시켜서 열이 빠져나가는 것을 줄이려고 한다.

몸의 알칼리도나 산성도도 마찬가지이다. 몸도 어떤 부분은 강한 산성을 유지하게 하고 어떤 부분은 알칼리도를 높게 하기도 한다.

〈 커다란 물고기를 통째로 삼키는 가마우지 〉

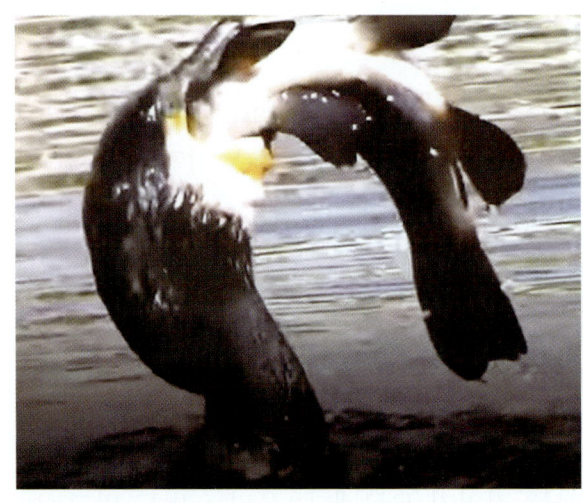 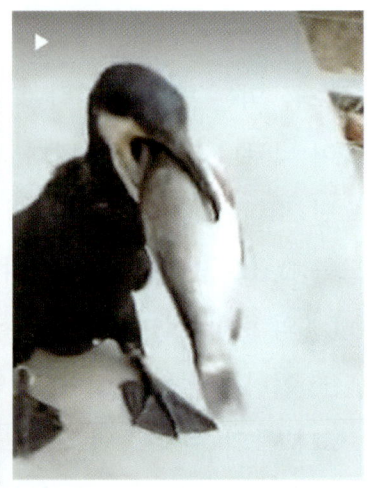

위 사진의 가마우지는 거의 자신의 몸만한 커다란 물고기를 통째로 삼킨다. 우리가 생선을 먹을 때 걱정하는 생선이 가진 가시 즉 머리뼈도 등뼈도 지느러미도 전혀 상관하지 않고 꿀꺽한다. 가마우지는 괜찮을까? 걱정할 필요가 전혀 없다. 그렇게 삼킨 물고기는 어떻게 될까? 하루도 안 되어 뼈까지 다 소화가 된다. 그것은 위에서 나오는 강한 산성 물질 염산이라는 위액으로 인해 가능하다. 강한 산성 물질을 위에서 분비하여 통째로 들어온 생선의 뼈와 살을 녹여 소화하는 것이다. 이와 마찬가지로 우리의 위 또한 강한 산성 물질인 염산이라는 소금으로 만든 위액이 있어 우리가 먹는 것이 소화되는 것이다. 우리 몸은 강한 산성이 필요한 곳도 있고, 이와 달리 강한 알칼리 물질을 분비하는 장기도 있다. 우리 몸은 그렇게 산과 알칼리를 조절하여 우리의 건강을 조절해 나간다.

우리 인체의 주요 기관의 수소이온농도 즉 pH는 기관별로 조금씩 다르다. 위는 강한 산성인 pH가 1.2~2.5 정도 되고, 작은 창자액(소장액)은 8.3~9.3 정도로 알칼리성을 띤다. 혈액은 약알칼리성인 7.4이고 남성의 정자는 알칼리성이고 여성의 난자는 산성이다. 소변은 pH 5.0~8.0으로 섭취하는 음식에 따라 산성과 알칼리를 오간다. 피부는 5.5로 조금 강한 산성이고 침은 6.3~6.8로 약한 산성을 띤다. 또 세포 안은 산성이고 세포 밖은 pH 7.4의 약알칼리로 되어있다. 각각의 역할에 따라 산성과 알칼리를 오고 간다. 하지만 우리 몸 전체적으로는 바닷물의 pH(7.3~7.5)와 유사한 7.4 정도를 유지한다.

그러기 때문에 조금 과해도 조금 모자라도 몸이 조절하여 맞추어 나가게 된다. 따라서 너무 민감하게 반응하는 것도 좋지가 않다. 오히려 크게 스트레스를 받아 건강에 좋을 리가 없다.

그냥 좋은 소금을 사서 사용하고 먹으면 된다. 한국인들은 하루 평균 15g 정도를 먹어 왔다고 한다. 다른 나라도 평균적으로 그렇다. WHO에서는 나트륨 기준으로 2g을 권장하기도 하지만 그렇게 먹었을 경우 건강에 오히려 좋지 않다고 이야기하는 논문들도 많다.

1947년 2월 28일 자 동아일보 기사에는 소금이 부족하다고 하면서 미군정 당국에 소금 확보를 촉구하는 글이 실려있다. 기사에는 조선사람은 평균 1년에 15근의 소금을 사용하고 있다고 하면서 2천만 동포가 먹으려면 20만 톤이 필요하고 공업용으로 10만 톤이 필요한데 조선의 생산량은 16만 톤을 넘지 못하고 있으니 대책 마련이 시급하다고 하고 있다. 연간 15근은 한 근을 600g으로 계산을 하면 9kg이 된다. 이를 365일로 나누면 약 25g이 된다. 당시에는 조선사람이면 평균적으로 매일 25g을 먹었다는 이야기이다. 평균이 그러니 아이와 적게 먹는 사람을 고려하면 하루에

30g 이상 먹는 사람이 많았다는 뜻이 된다.
그런데도 고혈압으로 문제가 된 사람들은 그리 많지 않았었다.

소금에서의 나트륨양은 30%쯤 된다. WHO 권장량을 따라가서 나트륨을 소금으로 바꾸어 계산하면 하루 소금은 6g 정도 먹으라는 말이 된다. 그러나 이 수치를 지키는 사람은 없다. 아마도 이 수치를 만든 사람도 지키지 못할 것이다. 물론 이 정도로 먹어도 된다. 어차피 모자라면 우리 몸은 신장에서 걸러서 재사용할 테니까 말이다. 남으면 배출하는 것과 마찬가지 원리이다.

소금이 신장을 통해 배출된다는 것은 그냥 나트륨이 배출되는 것이 아니다. 독소가 배출되고, 몸에서 버려지는 쓰레기들이 같이 배출된다. 몸에 과잉으로 들어온 다른 미네랄, 중금속이 같이 배출된다. 그것이 배출되지 않으면 우리 몸은 독소로, 염증으로 가득 차게 된다.

물을 안 먹으면 소변이 나오지 않는다. 신장에서 물을 걸러서 재사용하기 때문에 소변으로 나갈 물이 없는 것이다. 그렇게 얼마간 재사용을 통해 살 수 있지만, 재사용이 반복되면 결국 우리 몸은 망가지고 죽음에 이르게 된다.
소변은 사용하고 남은 물이 배출되고, 소금이 배출되는 과정이다. 그 배출 과정을 통해 우리 몸은 청소가 되고 새로워진다.
그 과정은 물만으로도 소금만으로도 안 된다. 같이 움직여야 한다. 쉽게 말하면 염도가 잘 맞아야 한다는 뜻이다. 다시 말해 버릴 수 있는 양만큼을 먹어야 한다는 것이다. 딱 맞는 양을 먹어서는 안 된다는 말이다.

병원에 가면 건강을 위해 식이섬유를 먹으라는 말을 많이 듣는다. 식이섬유는 우리 몸에서 소화도 흡수도 되지 않는 것이다. 소화도 흡수도 안 되는 영양가가 거의 없는 것을 왜 건강을 위해 먹으라고 할까? 왜 소화 잘되고 흡수 잘되는 알짜만 먹으라고 하지 않는 것일까?

식이섬유는 대장균들이 일부 분해를 하지만 인간에게서는 변 즉 똥의 부피를 만들어 내는 것이 주 임무이다. 우리가 소화되고 흡수되는 것만을 먹으면 변으로 나올 것이 없다. 그렇게 되면 소화되고 남은 소량의 찌꺼기만으로는 내보낼 변의 양이 안 되어서 배출되지 못하고 창자 속에 계속 쌓인다. 며칠씩 모으고 모아야 겨우 배출될 정도의 양이 된다. 그렇게 되면 장은 망가지고, 활동이 엉망이 되고, 가스가 차고, 부패해서 냄새도 난다. 결정적인 것은 그렇게 오래 뭉치고 쌓이면 잘 배출이 안 된다는 점이다. 결국, 변비가 되고 질병이 되는 것이다. 그러한 문제를 해결하려고 식이섬유를 먹으라고 하는 것이다. 식이섬유가 배출될 때 우리 몸의 찌꺼기와 쓰레기를 같이 끌고 나가니 식이섬유 섭취를 권하고 있는 것이다.

소금도 마찬가지이다. 소금은 단지 부피만을 만들어 내고 일부 대장균의 먹이가 되는 식이섬유의 수준을 훨씬 뛰어넘은 미네랄 복합체이다. 몸에서도 매우 중요한 생명과 직결되는 역할을 한다. 그리고 그 속에 함께 들어 있는 수많은 미네랄은 우리 몸 곳곳에서 생명 유지와 질병 예방에 엄청나게 이바지한다. 그리고 그렇게 사용된 후 배출의 길을 걸어간다. 그리고 그 배출 과정에서 소금은 식이섬유와 마찬가지로 우리 몸의 수많은 찌꺼기와 독소를 함께 끌고 나가게 된다. 그러기 때문에 우리 선조들은 그렇게 하루에 평균 25g 정도의 소금을 먹어 왔다.

얼마큼 먹어야 하는지는 각자의 몸에 따른다. 신체의 크기가 다르고 활동성도 다 다르다. 땀을 많이 흘리며 일을 해야 하는 사람도 있고 작은 체구에 활동성이 적은 사람도 있다. 소금을 잘 흡수하는 사람도 있고 그렇지 않은 사람도 있다. 그러니 일률적으로 정하기는 매우 어렵다. 또 소변의 염도를 기준으로 맞추는 것도 별로 추천하고 싶지 않다.

그저 몸이 원하는 대로 먹으면 된다는 것이다. 하루 15g을 기준에 두고 음식으로 먹는 것과 물에 타 먹는 것을 구분하면 된다. 활동성이 높다면 20g으로 기준을 바꾸어도 좋다. 물론 하루 25g을 먹는 사람도 있고, 또 그렇게 먹어도 건강에 특별한 문제는 없다. 그렇다고 많이 먹어서 좋을 것도 없다.

많으면 배출하고, 적으면 재사용하고 그래서 보통 미네랄 소금을 충분하게 섭취하는 사람은 건강상에 아무런 문제가 없다. 다만 소금의 배출은 다른 미네랄에 연동된다는 것을 알아야 한다. 소금을 많이 먹으면 배출이 되는데 다른 미네랄인 칼륨과 마그네슘 같은 미네랄이 있어야 배출이 잘 된다는 것이다.

밤에 라면을 짜게 먹고 나면 얼굴이 붓는다. 임산부도 몸이 붓는다. 몸이 붓는다는 것은 나트륨이 안 빠져나가서 물을 잡고 있다는 뜻이다. 그만큼 나트륨이 몸에 많다는 것이다. 이를 빼내야 부기가 빠지는데 왜 나트륨이 배출이 안 되고 물을 잡고 있는 것일까? 나트륨의 배출은 나트륨만 많다고 되는 것이 아니고 다른 미네랄 칼륨, 마그네슘이 많이 있어야 배출이 원활해진다. 그래서 칼륨이 많은 호박을 먹어서 부기를 뺀다. 이처럼 미네랄은 상호 연관성을 가지고 몸에서 기능한다. 반대로 칼륨 과잉인 경우도 많다. 채소, 곡식에는 칼륨이 많다. 나트륨을 적게 먹고 이들만 많이 먹으면 칼륨 과잉이 되어 고칼륨 질환에 걸린다. 이때는 나트륨을 먹어서 빼주어야 한다.

따라서 고른 미네랄 섭취, 고른 미네랄이 들어 있는 소금의 섭취가 중요하다. 미네랄이 제대로 들어 있는 소금이라면 그 양은 고민할 필요가 없다. 그저 몸이 원하는 만큼 먹으면 된다.

소금의 사용법에 관해 물어보는 사람도 많다. 소금 사용법 역시 마찬가지이다. 우리는 수천·수만 년 동안 소금을 사용했다. 음식에 넣어 간을 맞추어 먹고, 염장식품을 만들고, 발효식품을 만들고, 치료제로 사용을 하고, 피부에 양보도 하고 그렇게 살아왔다. 최근 들어 하나 더 늘었다면 물에 타 먹는 것을 들 수가 있다.

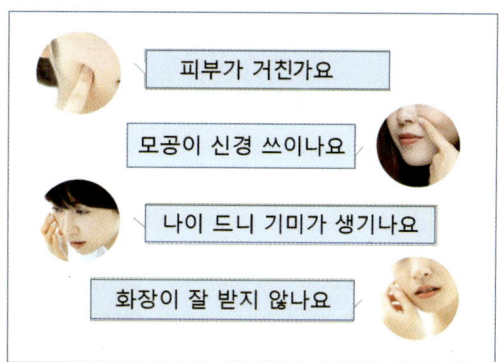

음식의 간을 맞추고, 염장식품각종 채소 절임, 고기의 염장 등을 만들고 발효식품된장, 간장, 고추장 등을 만들고 하는 그것은 내가 사용법을 더 보탤 필요가 없을 정도로 많이 알려져 있다. 치료제, 피부, 물에 타 먹는 것 정도가 새로이 사용법을 고민할 영역이다. 소금을 물에 녹여 세안용으로 사용을 할 수도 있고, 미네랄 보충용으로 사용할 수도 있다. 일반 소금은 각이 있어서 피부 손상의 우려가 있지만 엠큐눈소금은 그럴 걱정이 없다. 물에 녹이면 로션이나 피부 수준의 미네랄 화장품이 된다.

아래의 사진에서 보는 것처럼 엠큐눈소금에 물을 한두 방울 떨어뜨리면 로션처럼 된다. 그것을 가지고 피부에 팩을 해도 되고, 머리에 발라도 되고 피부에 부드럽게 마사지를 해도 된다. 피부 마사지의 경우는 물을 더 추가

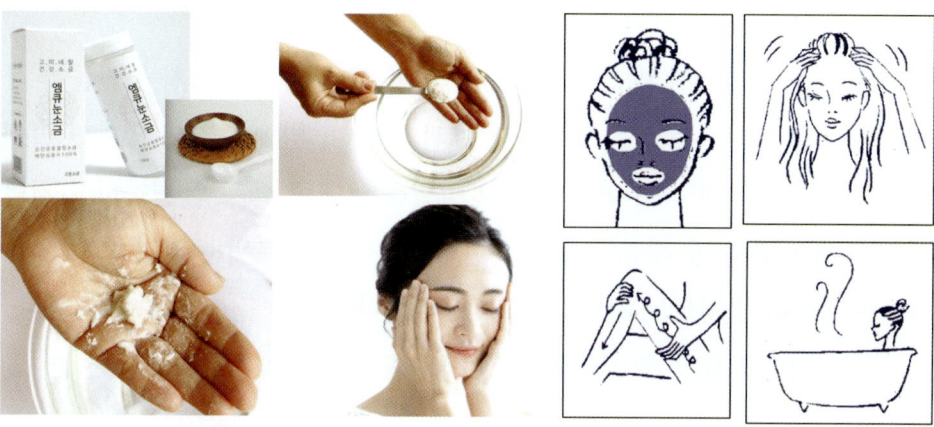

하여 사용하면 훨씬 부드럽고 매끈하다. 욕조에 넣어 목욕해도 되고, 족욕 시에 물에 풀어 넣어 사용해도 된다.

팩이나 머리에 사용할 경우는 사용 후 2분 정도 지난 후에 씻어내면 된다.

〈 피부가 개선된 사진들 〉

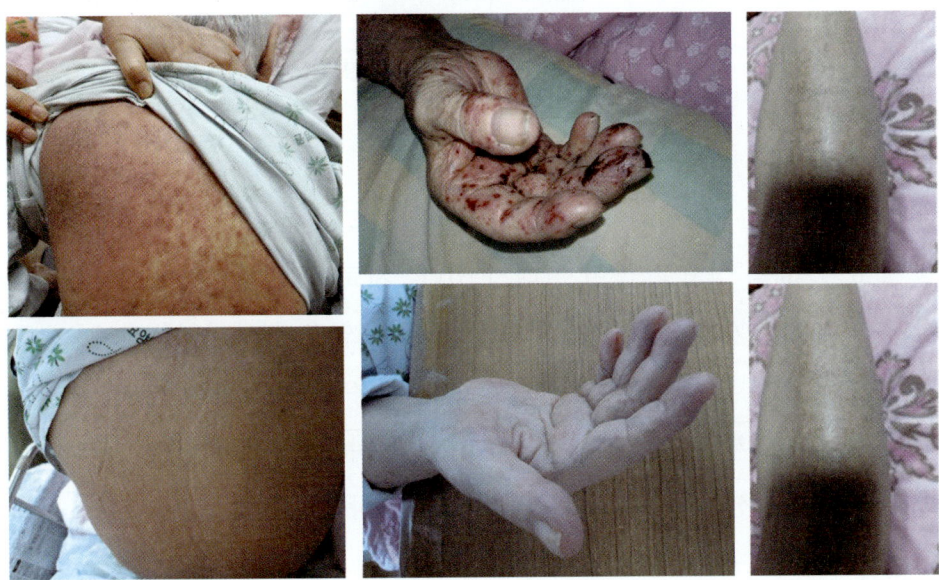

옅은 농도로 만들어 피부에 바르고 5분에서 10분 정도 지난 후 씻어내면 된다. 아주 농도가 낮다면 씻지 않아도 된다. 피부 가려움에도 도움이 된다. 피부에 문제가 있다면, 무엇인가가 났다면 소금을 물에 녹여 발라도 효과가 있다. 소금과 미네랄이 그 효과를 만들어 낸다.

무좀 등으로 망가진 발톱에는 소금을 약간 물에 적셔 반죽처럼 만들어 붙이고 붕대로 매어두는 것을 반복하면 효과가 있다. 발에 습진이 있다면 발에 소금을 약간의 물에 녹여 고루 바르고 양말을 그대로 신은 후 활동하고 저녁에 벗고 씻으면 금방 해결이 되기도 한다. 상처가 난 부위는 따가울 수 있으니 어린아이들의 경우는 견디지 못할 수 있으니 농도를 잘 조절하여야 한다.

물론 이러한 일들이 재발하지 않는 환경을 만들어가는 것도 병행해야 한다.

〈 미네랄 소금과 물 〉

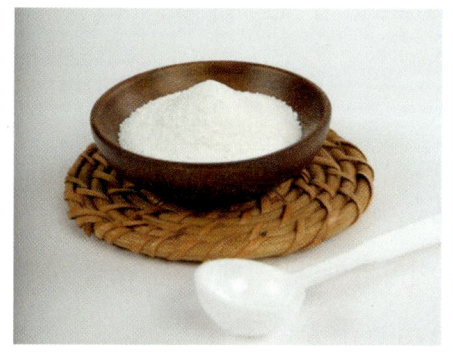
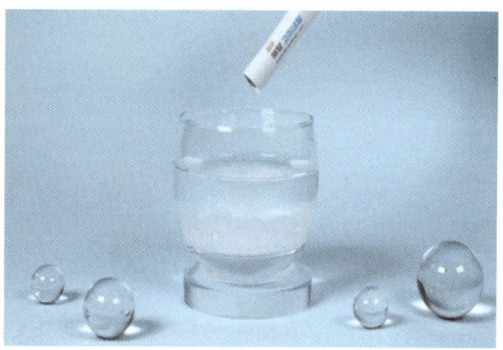

　변비가 심한 사람은 소금물을 진하게 해서 마시면 바로 배설 작용이 일어난다. 그렇게 해서 장 청소에 활용하는 경우도 있다. 진한 소금물을 1-1.5 L 마시면 바로 관장이 된다. 이것 역시 필요하면 할 수 있지만 많은 준비와 주의가 필요하고 자주 하는 것은 건강에 바람직하지는 않다.

　가장 기본이 되는 사용법은 소금을 물에 타서 마시거나 음식을 통해 섭취하는 것이다. 물에 타서 먹는 것이 가장 효과가 빠르다. 물에 녹여 코 세척제로 사용하기도 하고 안약으로 만들어 쓰기도 한다. 이 경우에는 안전에 주의해야 한다. 깨끗한 물 그리고 소금을 완전하게 녹인 후 걸러서 사용해야 하며 오래 보관해서 사용하면 안 된다.

　미네랄 소금은 소화제의 역할도 하고, 변비약이 되기도 하고, 수면을 유도하는 역할도 한다. 머리의 두통에도 효과를 보았다는 분들이 많다. 피부가 좋아졌다는 분들도 많다. 당뇨 수치가 좋아진 분들도 넘쳐난다.
　소금은 그렇게 가정상비약이 된다.
　하지만 소금은 만병통치약은 아니다. 우리 몸의 미네랄의 부족함을 매일매일 채워나갈 때 건강을 가져다주는 자연의 선물이 바로 미네랄 소금이다.
　소금 반란의 시작은 내 몸에 맞는 소금을 찾고 적정 먹는 양을 찾아내는 것에서부터 시작된다.

2. 구별법 – 좋은 소금을 구별하는 법

가끔 TV 프로 같은 데서 소금에 관해 이야기한다. 그때 좋은 소금 구별하는 법이라는 주제를 가지고 이야기하는 경우가 종종 있다.

그러면서 몇 가지를 이야기한다. "손에 쥐었을 때 손에 묻어나지 않아야 한다. 쓴맛이 없어야 한다. 입자가 균일해야 한다. 색이 고와야 한다." 등이다. 이들 조건을 충족하면 좋은 소금일까?

손에 쥐었을 때 묻어나지 않아야 한다는 뜻은 습기를 잘 뺐다는 뜻을 나타내고, 쓴맛이 없어야 한다는 뜻은 간수를 제거했다는 뜻이고, 입자가 균일해야 한다는 뜻은 좋은 날씨에 한 번에 수확했다는 뜻이고, 색이 곱다는 뜻은 펄 성분이 적게 들어갔다는 것을 나타낸다. 하지만 이들 좋은 소금 구별법에는 어디에도 미네랄에 관한 이야기는 없다.

위의 조건을 충족하기는 정말 쉽다. 소금을 수확해서 건조만 잘하면 된다. 입자는 입자 선별기를 통과시키면 되고, 색은 세척을 하면 쉽게 고운 빛깔을 나타내게 만들 수 있다. 하지만 이것은 어디까지나 천일염을 측정하는 하나의 방편일 뿐이다. 우리가 먹은 수많은 가공 소금에는 해당이 되지 않는 측정 기준이다. 그리고 가장 중요한 것은 미네랄인데 그 어디에도 미네랄에 대한 평가는 없다. 그저 자신들의 소금에 미네랄이 많이 들어 있다는 주장들뿐이다.

좋은 소금과 그렇지 않은 소금을 나누는 가장 중요한 기준은 미네랄 함량이 되어야 한다. 좋은 약수와 그렇지 않은 약수를 나누는 기준이 미네랄인 것과 같은 이치이다. 우리가 찾는 미네랄 소금은 과연 어디에서 찾을 수가 있을까?

미네랄은 땅을 구성하는 물질이기도 하지만 이온화된 상태로는 바다에 주로 있다.

45억 년 전 지구가 만들어질 때는 바다가 없었다.

다른 행성과의 충돌, 화산활동을 거치면서 몇억 년의 세월이 지나 지구에는 마침내 염산과 황산의 바다가 만들어졌다.

아무런 생명체도 살 수 없는 죽음의 바다가 만들어진 것이다. 거기다가 뜨거운 온도까지….

그런 바다에 변화를 만들어 낸 것은 땅과 암석에서 녹아 들어간 미네랄이었다.

이 땅에 내린 비는 암석을 녹여서 수많은 미네랄을 바다로 실어 날랐다. 나트륨, 칼륨, 칼슘, 마그네슘….

이들 미네랄이 염산의 염소이온, 황산의 황산이온과 결합하면서 독성을 죽이고 바다를 생명의 바다로 바꾸어 놓은 것이다. 염산과 나트륨이 만나 염화나트륨 즉 소금이 만들어진 것이다. 칼슘은 염화칼슘, 황산칼슘이 되었고, 마그네슘은 황산마그네슘, 염화마그네슘이 되었다. 그렇게 독하디독한 황산과 염산을 유익한 미네랄 집합체의 생명의 바다로 만들어 낸 것이다. 그렇게 바다로 미네랄은 모이고 모였다. 모인 미네랄 중 일부는 다시 땅속으로 돌아가서 암염이 되고 산이 되고 바위가 다시 되었지만, 지구상의 미네랄은 비에 녹아 바다로 계속해서 모여들었다.

그렇게 바다로 미네랄이 모이고 모여 염도 0.9%의 바다가 되었을 때 비로소 생명이 탄생하였다. 우리 몸이 0.9%의 염도를 가진 이유가 여기에 있다. 생명의 탄생 초기의 모습이 우리 몸에 지금도 남아있는 것이다.

그렇게 생명을 탄생시킨 바다는 미네랄이 모이고 모여서 염도 3.4%가 되고 나서야 염도의 증가가 마침내 멈추었다. 바다와 땅과 하늘과 생명과 미네랄 균형이 이루어진 것이다. 더 모여든 미네랄은 바다에서 가라앉거나 생명체의 몸을 빌려서 산호초, 조개류 등 축적이 되어 더이상 바닷물의 염도는 증가하지 않게 되어 오늘날 3.4%의 안정적인 바다가 된 것이다.

그렇게 이 지구상의 쓸만한 미네랄은 대부분 바다로 모이게 되었다.

그러므로 현대에 들어와서 사람들이 필요로 하는 거의 모든 미네랄을 얻을 수 있는 곳은 바다뿐이다.

그러므로 우리가 사용하는 미네랄은 대부분 바다에서 얻는다. 대표적인 미네랄인 소금은 바다에서 얻거나 바닷물이 증발한 후 지각변동으로 땅속에 묻힌 암염에서 얻는다. 칼슘은 조개껍데기 등에서 얻고, 칼륨도 바닷물에서 주로 얻고, 마그네슘도 바다에서 주로 얻어진다. 그리고 해조류, 어류, 연체동물, 플랑크톤 등을 우리가 섭취함으로써 우리는 바다의 미네랄을 섭취한다.

그럼 가장 확실하게 바다에 모여 있는 미네랄을 섭취하는 방법은 무엇일까 그것은 미네랄 소금을 섭취하는 것이다.

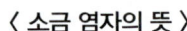

〈 소금 염자의 뜻 〉

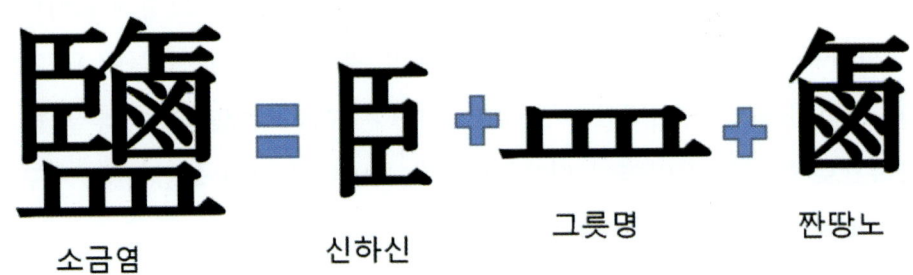

소금 염鹽이라는 한자를 보면 신하 신과 그릇 명, 짠땅 노라는 글자가 합쳐진 글자이다. 풀이하면 국가에서 관리하는 그릇에 담아 먹는 짠 것이라는 뜻이 된다.

소금은 수많은 미네랄 중 하나에 불과하다. 하지만 수십 가지 미네랄 중에 우리가 그릇에 담아 먹고 국가가 관리하는 것은 나트륨이 유일하다. 칼슘도, 마그네슘도, 칼륨도 관리하지 않는다. 유일하게 소금만을 관리하고 그릇에 담아 먹는다. 그 이유는 무엇일까?

그것은 소금에 모든 것이 포함되어 있었기 때문이다. 다른 미네랄이 포함되어 있었기 때문에 그렇게 표현을 한 것이다.

소금을 관리함으로써 사람에게 필요한 모든 미네랄을 같이 관리를 해나갈 수 있었기 때문이다.

예전에 소금은 대부분 바닷물을 솥에 넣고 끓여서 제조하였다. 그래서 소금에 부과하는 세금도 소금물 끓이는 솥당 세금을 부과하였다. 솥을 몇 개 가지고 있으면 생산량이 얼마가 될 것이니 세금을 얼마를 내라 하는 식이었다. 천일염 이전에 우리가 자염(煮鹽)을 먹어 왔던 것처럼 중국도 그렇게 소금을 만들었다.

그렇게 만든 소금은 어느 정도 바다의 미네랄을 포함하고 있었다. 끓이는 과정에서 마그네슘의 쓴맛도 어느 정도 제거가 되어서 맛도 좋은 소금이었다.

좋은 소금은 미네랄 함량으로 구별돼야 한다. 그렇지 않다면 앞의 TV에서 전문가라는 사람들이 측정하는 방식으로 정하면 물로 씻어낸 수입 천일염이 가장 좋은 소금이라는 평가를 받을 것이기 때문이다.

그럼 미네랄 함량은 어떻게 결정이 될까? 간단하다. 미네랄이 들어 있도록 만들면 된다. 생명을 탄생시킨 바다가 간직한 모든 미네랄을 소금에 담아내면 된다. 그리고 그 소금을 첨단 기술로 가공하여 편리하게 사용할 수 있도록 하면 된다.

소금을 구입할 때 제조방법을 보고 미네랄 함량이 표기된 것을 보고 구별하면 된다. 의심이 가면 제조하는 현장을 찾아가서 확인하면 된다. 관광삼아, 구경삼아 소금제조 현장에 한번 가보시면 진실을 알 수 있다.

한 곳만 가지 말고 몇 군데 가보면 된다. 누가 좋더라 하는 말이 아니라 각자가 직접 확인을 하는 자세를 가져야 한다. 그래야 좋은 제품이 만들어지고 생산자도 신경을 쓴다. 제조 현장을 확인해보면 안다. 얼마나 많은 영

〈 모든 미네랄을 담은 소금 〉

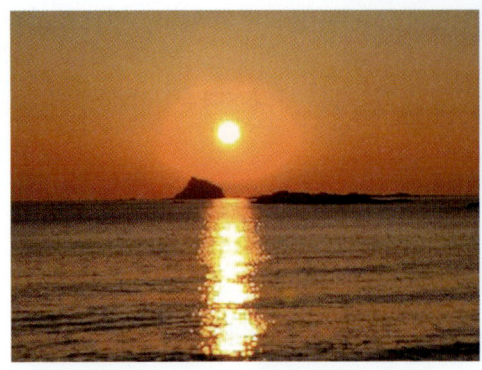
모든 생명체에 필요한 미네랄을 간직한 바다

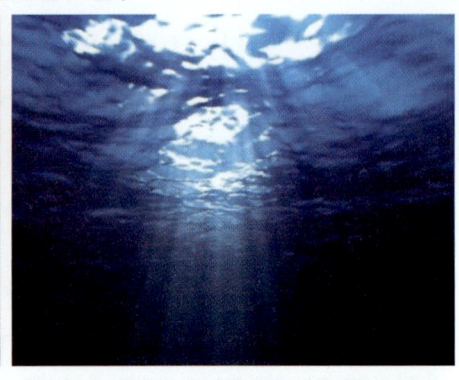
가장 높은 청정성과 미네랄을 담은 해양심층수

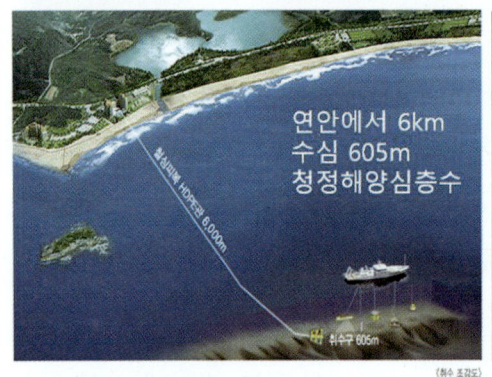
첨단 기술로 해양심층수 취수

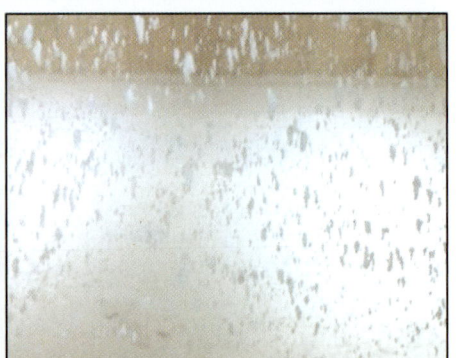
해양심층수의 모든 미네랄을 담아 눈처럼 만든 소금

터리가 있는지, 쓰레기 같이 만드는 것은 아닌지 확인할 수 있다. 엉터리 유튜버, 인플루언서, 전달 매체의 내용을 무조건 믿기 전에 현장을 확인해 보자. 가서 비교해 보면 좋은 소금인지 아닌지를 확실하게 알 수 있다.

바닷물 속 미네랄 비율 그대로의 미네랄 소금을 찾아내는 일이 중요하다. 그리고 첨단 기술로 얼마나 위생적으로 만드는지도 살펴보아야 한다. 좋은 소금의 탄생은 진정한 기업가 정신과 올바른 소금 제조법을 통해 가능하다.

생명의 탄생을 만들어 낸 바다, 생명을 길러낸 바다의 미네랄이 그대로 든 소금을 만들어 먹는 것이 바로 건강을 지켜나가는 길이다.

바다에는 모든 미네랄이 녹아 있다.

건강하게 살아가려면 그것을 찾아서 구별해내야 한다. 그것이 건강혁명을 추구하는 반란군의 핵심자질이다.

3. 공부법 - 소금 미네랄의 가치

우리 몸은 공기로 만들어져 있다!
물로 만들어져 있다!
미네랄로 움직인다!

다 맞는 말이다. 우리 몸은 공기로 만들어져 있다. 공기라니 형체도 없고 만질 수도 없는 공기로 사람이 만들어져 있다니 아니 모든 동식물이 공기로 만들어져 있다니! 믿을 수가 없다고 할 수 있을지 모르나 이것은 틀림없는 사실이다.

생명의 구성체는 무엇이 되었든 탄수화물, 지방, 단백질, 비타민, 미네랄로 구성되어 있다. 이들이 조금씩 변형이 되어, 탄수화물은 당이 되고 단백질은 아미노산으로 되어 몸에서 활동한다. 하여간 그렇게 5대 영양소가 우리 몸을 구성한다.

그러면 단백질은 무엇으로 만들어졌을까?

탄수화물은, 지방은, 비타민은?

답은 C, H, O, N이다. 탄소, 수소, 산소, 질소 즉 공기이다. 이들이 뭉쳐진 것이 바로 탄수화물, 지방, 단백질, 비타민이다.

탄수화물은 C, H, O가 각각 수십 개씩 결합한 것이다. 단백질은 C, H, O, N이 그렇게 결합한 것이다. 지방은 C, H, O의 결합이고 비타민 역시 마찬가지이다.

그럼 어떻게 공기가 눈에 보이고, 만질 수 있고, 먹을 수 있는 영양물질로 바뀌었을까. 그것은 태양 에너지의 힘이고 생명의 신비이다.

뿌리를 통해 빨아 올려진 물H2O이 공기 중에서 잎의 숨구멍을 통해 불러들인 이산화탄소CO2를 만나서 햇볕의 에너지를 이용하여 지지고 볶고 하여 영양물질을 만들고 남는 산소를 내보내는 작용이 바로 탄소동화작용이고 이 지구상의 대부분 영양물질을 만들어 내는 작용이라고 볼 수 있다. 다시 말하면 식물이 공기와 물을 분해 결합하여 모든 생명에게 필요한 탄수화물, 지방, 단백질, 비타민을 만들어 낸다고 보면 되는 것이다.

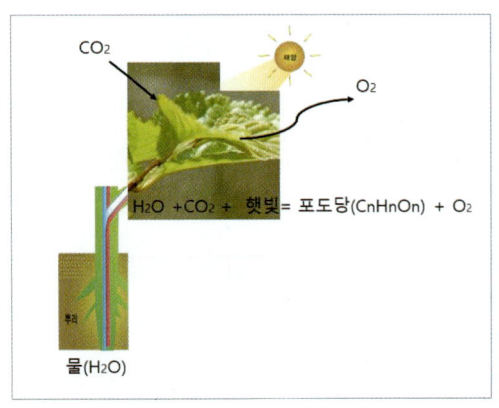

〈 탄소동화작용의 원리 〉

이것이 바로 영양물질이다. 눈에 보이지 않던 것이 식물의 광합성 작용을 통해 비로소 눈에 보이는 것으로 바뀐 것이다. 그럼 이들만 뭉쳐 있다고 해서 생명이 될 수 있을까?

그렇지가 않다. 이들이 생명으로서 살아 움직이려면 미네랄이 첨가되어야 한다. 물론 탄소 통화작용 과정에서도 미네랄이 작용한다.

영양물질을 살아있게 움직이게 반응하게 만드는 것은 미네랄이다. 미네랄이 물과 함께 움직이는 것이 바로 생명이다. 물론 미네랄은 우리 몸을 구성하기도 한다. 뼈대를 만들기도 하고 효소를 만들기도 하고, 혈액을 만들기도 하면서 생명체를 구성한다.

결론적으로 말하면 우리 몸은 너무나 흔한 공기의 결합체인 것이다. 그리고 여기에 미네랄이 촉매로, 연결체로 효소로 들어 있는 것이다.

이렇게 식물에서 만들어진 영양물질은 우리가 먹음으로써 우리 몸에 들어와서 우리 몸을 구성하기도 하지만 우리 몸에서 우리 몸을 움직이는 에너지를 만들어 내고, 다시 원래의 상태인 물과 이산화탄소로 돌아가서 다시 배출된다. 즉 이들이 우리 몸에서 처음의 상태인 물과 이산화탄소로 분해되어 자연으로 되돌아간다.

〈 우리 몸의 에너지 대사활동 메커니즘 〉

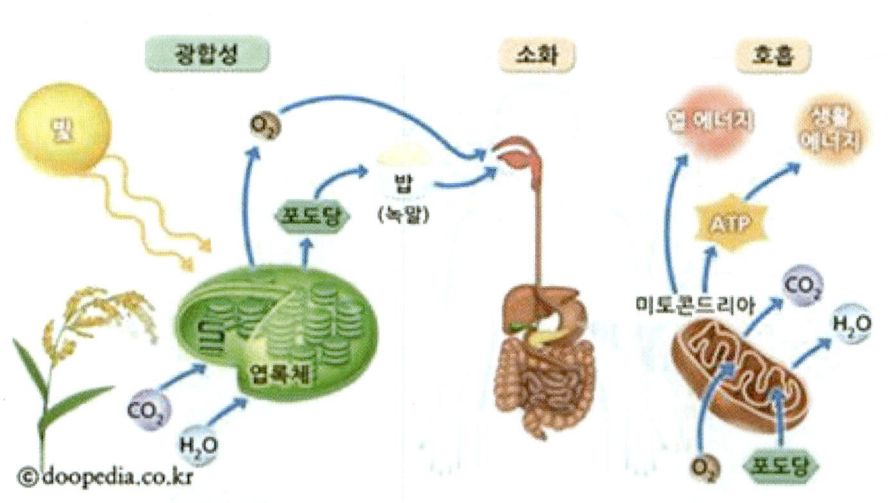

그림에서처럼 우리가 먹은 음식은 호흡을 통해 흡수한 산소와 이화 작용을 하면서 에너지와 이산화탄소 물을 만들어 내면서 자연 속으로 사라지게 된다. 즉 최초의 공기와 물의 상태로 되돌아간다. 이것이 식물에서 이루어지는 탄소동화작용이고 우리의 몸에서 이루어지는 이화 작용인 것이다.

문제는 이 모든 과정에 미네랄이 작용한다는 것이다. 미네랄이 없으면 이런 작용 역시 중지된다. 생명 활동이 정지가 되는 것이다.

물과 공기로 만들어진 우리 몸은 미네랄로 움직인다.
이것을 아는 것이 매우 중요하다. 우리가 먹는 음식에서 영양성분은 넘쳐난다. 의약품 중에서 가장 큰 시장이 다이어트 시장이라고 할 정도로 영

〈 미네랄의 체내 작용과 결핍 시 반응 〉

미네랄	체내 작용	결핍 시 반응
칼슘	뼈와 치아의 생성, 세포막의 유지와 기능, 효소반응의 활성화 및 호르몬 분비	뼈와 치아의 골연화증, 골다공증, 신장 질환, 고혈압, 동맥경화, 당뇨병
인	당질, 지방질 및 단백질 대사에 필수적, 혈장 및 세포 내에서의 산 알칼리 평형에 관여, 골격의 성장과 성숙	신진대사가 원활하지 못하고 뼈가 약해지며 발육부진, 구루병에 걸리기 쉽다.
마그네슘	세포 내의 삼투압이나 산 알칼리의 균형유지, 체온조절 근육의 자극 감수성을 높이는 작용	울혈, 발한, 심실세동, 혈압 저하, 결합 운동성 이상, 근육 기능 저하, 모든 근육의 반복성, 음간대성 경련, 현기증, 눈 떨림, 발육부진, 쇠약, 근육통, 경련, 경기, 협심증, 심근경색, 신부전
나트륨	체내외의 산 알칼리 평형에 기여, 혈압 유지, 세포 내외의 삼투압 유지	체력, 기력 저하, 의식 장해, 다뇨, 설사, 요산증, 에디슨병
칼륨	체내외의 산 알칼리 평형에 기여, 혈압 유지, 세포 내외의 삼투압 유지 과잉된 나트륨 배설	설사, 구토, 요산증, 쿠싱병, 조직 세포의 붕괴
철분	산소와 결합, 조직 세포의 신진대사 유지	빈혈
아연	단백질 및 핵산 합성, 세포의 분열 및 분화 과정에 필수요소, 인슐린의 생리적 기능을 높여주고, 면역능력을 증진하는 작용	단백질의 합성 저해, 뇌의 발달 저해, 식욕부진, 발육부진, 소인증, 생식기능 저하, 미각감퇴, 탈모, 선천성 피부 장애, 정신 심리상의 이상 증세 유발
요오드	갑상선 호르몬의 성분으로 신진대사 조절, 발육 촉진	갑상선 기능 저하, 빈혈, 저혈압, 맥박의 느림, 비만, 유방암 유발
구리	헤모글로빈 합성, 골격 및 탄성 조직의 성장, 중추신경의 기능 및 멜라닌 색소 형성에 관여	혈장농도의 감소, 철분 흡수, 빈혈, 모발 이상, 뼈나 동맥 이상, 뇌기능 장애, 골격의 무기질 분해, 성장부진, 심장순환계 장애
망간	성장, 골격 형성 및 발달 생식기능 중추신경계의 기능 유지	성장부진, 두개골, 장골 등 골격 이상, 운동부족, 경련 발작 다발, 생식능력의 저하, 신생아의 운동실조
게르마늄	혈액의 PH를 중성으로 만드는 역할, 혈액 정화	-

양섭취는 넘쳐나는데 미네랄 섭취는 그것을 따라가지 못하고 있다. 그러다 보니 영양의 불균형, 몸의 대사활동의 불균형이 초래되고 그것이 질병으로 연결이 되는 것이다.

미네랄에 대해 알지 못하면 건강을 알지 못하는 것이다.
작은, 미네랄 하나하나가 우리의 건강에 직접적인 영향을 준다. 그 부족으로 인해 질병에 걸리고 파멸의 길로 간다.
과거에는 별로 중요시하지 않았던 미량미네랄들이 최근 들어서는 매우 중요하다는 평가를 받는 경우가 매우 많다.

리튬 미네랄은 정신과 치료에 쓰이고, 아연은 정자를 만드는 데 관련하는 것으로 알려졌고, 규소도 최근 들어서 그 중요성이 부각되고 있다. 불소 같은 경우는 일부 국가에서 소금에 첨가하는 것이 의무화가 되고 있기도 하다. 요오드 미네랄은 수많은 국가에서 소금에 반드시 넣도록 법제화하고 있기도 하다.

건강한 삶을 꾸려가려면 미네랄에 주목하고 배워나가야 한다. 우리가 먹는 음식에서 미네랄 함량은 점점 줄어들고 있다. 견과류 섭취를 통해 몇 가지 미네랄은 충족이 될 수 있지만, 우리에게 필요한 그 수많은 미네랄을 간직한 곳은 바다이고 그 바다의 미네랄을 모은 것이 바로 미네랄 소금이다.
건강해지고 싶다면 미네랄 소금에 주목해야 한다.

4. 반란군 - 환자의 반란

수많은 환자분들을 만난다.

정말 아픈 분들이 많다. 안 아픈 분들을 찾기가 어려울 정도이다. 뼈, 관절, 장기, 신경, 혈관, 피부 참으로 아픈 부위도 많다.

그 이외에도 온몸 구석구석 다양한 곳이 문제가 된다. 전 세계 수많은 병원이 있고, 다양한 치료기술들이 있지만, 완치가 되거나 완전한 치료법을 가진 질환은 손에 꼽을 정도이다.

인간으로 태어난 이상 생로병사에서 벗어날 수는 없지만 이렇게 과학이 발달한 상황에서 치료법이 없다는 사실은 당황스러울 수밖에 없다.

왜?

그것은 매우 중요한 것을 놓치고 있기 때문은 아닐까? 중요한 것을 치료의 대상, 방법에서 제외하고 있으므로, 가능성을 열어놓고 있지 않기 때문에 치료법을 찾지 못하는 것은 아닐까?

의사들에게 소금 이야기를 하면 경기를 일으키듯 반응을 한다. 환자에게서 질환이 발견되기만 하면 대부분의 처방에는 소금을 멀리할 것을 권한다. 소금이 질환의 원인인 것처럼, 소금만 멀리하면 질환이 나을 것처럼 이야기한다.

소금은 질병의 원인도 아니고 소금을 줄이는 것이 치료의 방법이 될 수가 없다. 소금을 줄여서 낫는 질환은 없다. 그저 조금 증상이 완화된 정도가 일시적으로 나타날 뿐이다.

　소금을 멀리하라고 하는 의사의 권유에 따라 소금을 줄이지만 병은 점점 악화되어 간다. 소금을 줄여서 낫는 질환을 찾기는 참 어렵다.

　왜 그럴까? 소금이 원인도 아닐뿐더러 오히려 소금이 치료에 도움이 되고 있다는 중요한 점을 간과하고 있기 때문이다.

　치료법을 못 찾아 이 병원 저 병원을 전전하던 사람들이 좋은 소금을 만나 광명을 찾는 경우를 많이 본다. 변비로 고생하던 사람이 통쾌한 기적을 맛보고, 피부질환으로 고생하던 사람이 상쾌한 바람을 즐기고, 단잠을 잔다. 불면증에 시달리던 사람이 깊은 잠에 빠지고, 위장질환에 시달리던 분들이 맛있는 식사를 하게 된다. 당뇨로 고생하던 분들이 식사 고민을 덜고, 잇몸질환으로 고생하던 분들이 한시름을 던다. 남들에게 말못할 질환으로 고민하던 분들이 희망을 찾는다. 이 모든 것들이 좋은 소금을 섭취하는 것으로 가능해졌다면 어떨까? 이 외에도 수많은 질환들이 소금을 섭취하는 것만으로 희망을 찾는 경우를 수없이 보게 된다.

　환자의 반란은 그 시작은 간단하다. 어렵지 않다. 소금을 받아들이면 된다.
　우리가 약국에서 철분 약, 칼슘 약, 마그네슘 약, 비타민을 사 먹는 것처럼 소금 역시 미네랄이라는 것을 받아들이면 된다. 약국에서 칼슘을 사면서 이것 너무 많이 먹는 거 아닌가 하면서 고민하지 않는 것처럼 소금도 고민하지 않고 먹으면 된다. 다만 이왕이면 나트륨만 먹는 것이 아니라 수많은 미네랄이 골고루 들어 있는 미네랄 소금을 먹자는 것이다. 나트륨 미네랄 하나가 아니라 수많은 미네랄을 골고루 다 먹자는 말이다. 그래야 한다.

　언제까지 칼슘이 부족하면 칼슘을, 마그네슘이 부족하면 마그네슘을, 나트륨이 부족하면 나트륨만 찾아 먹을 것인가? 그런 단세포적인 반응을 보일 것이 아니라 수십 가지 미네랄이 고르게 들어 있는 미네랄 집합체를 먹자는 것이다. 그래야 진정한 환자의 반란이 시작될 수 있다.

미네랄 소금을 가까이하면 된다. 의사들이 서양 의학적 관점에서 멀리하라고 한 소금, 치료효능이 없다고 질환을 악화시킨다고 한 소금에 관한 생각을 바꾸어서 소금이 건강에 도움이 되는 효과가 있음을 인정하고 받아들여서 질병의 예방에 치료에 건강에 활용을 하면 된다. 이러한 사실을 받아들이는 것이 환자 반란의 시작이다.

왜 칼슘을, 마그네슘을, 아연을, 칼륨을 의사들이, 약사들이 처방하면서 나트륨은 안된다는 것인가?

나트륨을 너무 많이 먹어서 문제라고 한다. 칼슘을 많이 먹는 사람, 마그네슘을 많이 먹는 사람, 비타민을 많이 먹는 사람은 문제 삼지 않는다. 밥을 많이 먹는 사람, 술을 많이 먹는 사람을 문제 삼지는 않는다. 술을 많이 먹는 사람도 술은 다음날 깨고, 소변으로 배출이 되니 문제를 안 삼는 것이다. 밥 역시 마찬가지이다. 물론 술중독처럼 중독의 수준이 되면 문제가 된다. 하지만 우리는 대부분의 경우 문제로 삼지를 않는다. 그것은 배출이 되기 때문이다. 나트륨 같은 미네랄 역시 우리 몸에서 사용되고 나면 배출이라는 절차를 거쳐 배출된다.

배출되기 때문에 특별한 문제가 안 되는 것이다. 오히려 부족한 경우 문제가 된다. 각종 미네랄이 부족하면 심각한 질환을 일으키고 만병의 원인이 된다. 많으면 배출을 하면 되지만 부족할 경우 방법이 없기 때문이다. 부족할 경우는 질병으로 질환으로 연결이 된다. 이 점을 간과하고 있으므로 문제인 것이다.

수많은 미네랄 중에서 어느 것이 얼마만큼 부족한지를 알기가 매우 어렵다. 그렇다 보니 현대에 발생하는 수많은 질병의 원인과 치료방법을 찾지 못하고 있다.

칼슘이 부족하면? 골다공증이요 하고 대답을 한다. 사실 칼슘이 부족해서 걸리는 골다공증 정도는 질병 축에도 못 든다. 칼슘 부족이 심하면 사망에 이르기도 한다. 골다공증은 뼈에서 칼슘이 빠져나가서 발생한다. 몸에 부족하니 저축해 놓았던 것을 빼서 사용하는 것이다.

우리 몸은 수많은 진화의 과정을 거치면서 매우 치밀하게 변화해 왔다.

〈 약과 건강 그리고 미네랄 - 좌측 글은 페이스북에서 퍼온 글 〉

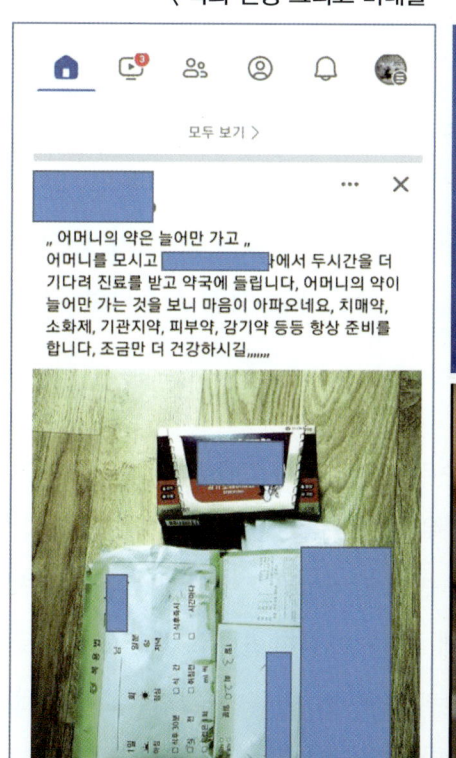
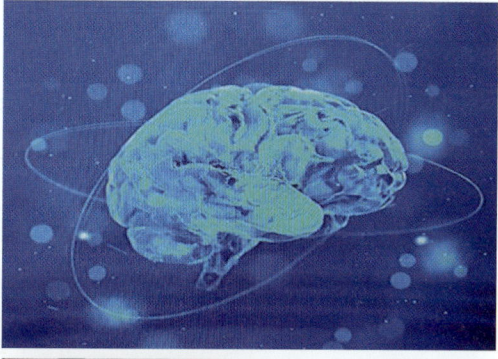
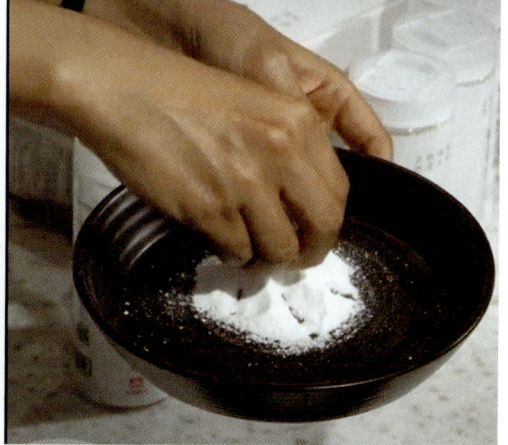

우선순위가 정해져 있어서 중요한 곳부터 먼저 챙긴다. 뼈에서 칼슘을 빼낸다는 것은 뼈보다 더 중요한 곳, 칼슘의 쓰임새가 있는 곳이 있다는 뜻이다. 생명에 직접 영향을 미치는 곳부터 칼슘의 우선순위가 정해진다는 것이다. 뼈 건강보다 우선하는 곳이 있다는 뜻이다. 이 점을 간과하고 우리는 뼈에 집중한다. 더 중요한 곳에 지금 칼슘이 부족해서 문제가 되고 있는데 그것을 모르고 뼈만 쳐다보고 있다는 것이다.

나트륨이 부족하면? 사망이다. 그냥 음식이 싱겁다. 소변 염도가 낮다 이런 것이 아니다. 사망으로 연결이 된다. 그 때문에 단식해도 소금은 먹어야 한다. 음식에 소금을 넣는 것은 단순하게 음식 맛을 내게 하는 것이 아니라 그렇게 먹어야 살 수 있으므로 우리의 입맛이 진화한 것이다. 소금을 멀리해서는 살 수 없기에 그렇게 진화를 한 것이다.

물론 우리가 먹는 다양한 음식에는 소금이 많이 들어 있다. 미네랄 없는 나트륨투성이의 소금이 판을 치고 있다. 또 몹시 짜게 먹는 사람도 있다. 그런 특정한 소수의 사람을 제외하고 대부분은 소금을 먹는 것이 문제가 되지 않는다. 우리 몸은 사용하고 남은 것을 배출하는 배출 시스템을 가지고 있기 때문이다.

소변, 대변, 땀, 호흡 등등을 통해 우리는 배출 시스템을 작동한다. 그 배출을 통해 남은 것을 배출하고, 그때 우리 몸에 쌓인 독소, 찌꺼기를 함께 배출한다. 우리가 물을 몸에 필요한 만큼만 먹으면 어떻게 될까. 소변 볼 일도 땀을 흘릴 일도 없도록 딱 맞게 물을 마신다면, 우리가 대변으로 나올 것이 없게 딱 맞게 다 정제한 것만 먹는다면 어떻게 될까? 소변으로 나올 것도 없이 물을 몽땅 재사용해버린다면 될까?

그러면 생명체는 죽는다. 우리가 소금을 우리 몸에 필요한 것보다 더 먹어도 좋은 이유가 여기에 있다. 그래야 우리 몸이 작동하여 독소를 배출하고 염증을 다스려 건강해진다.

기존의 치료시스템을 넘어선 반란군이 되는 일은 우리 몸의 작동원리를 알고 미네랄을 알고 소금을 아는 일에서 시작이 된다.
조그마한 엉터리 과학상식으로 인간이 소금을 저주하니 소금이 그 저주를 인간에 돌려주고 있다.

환자의 반란은 소금의 진실을 아는 것에서 시작해야 한다.
바다를 알고 소금을 아는 것에서 반란은 시작이 된다.

5. 선각자 – 이건희 회장님
너무 늦어 죄송합니다

좀 오래전의 일이다.

KBS 생로병사의 비밀이라는 방송에서 소금을 다루었다.

그 당시에는 생로병사의 비밀 방송프로그램이 시작된 지 얼마 되지 않았고 내용도 깊이가 있었기에 방송에 대한 시청자들의 신뢰도가 매우 높았었다. 방송 분량도 1시간 가까운 분량으로 관련 주제에 대해 아주 깊이 있게 다루었다. 전 세계의 전문가를 섭외하고 해외촬영을 직접 여러 곳에서 하는 등 상당한 투자를 해서 방송프로그램을 알차게 제작 방영하였다.

특히 사람들의 관심이 큰 소금에 대한 방송이라 시청자들의 관심은 어느 때보다도 높았다.

소금에 대해 다양한 각도에서 현황과 문제점을 지적한 후, 모든 사람이 궁금해하는 **"그렇다면 안심하고 먹을 수 있는 소금은 무엇인가?"** 하는 것에 대한 질문과 답으로 내용이 이어졌다.

그 정답으로 일본의 누치마스 소금이 소개되었다. 하늘에서 눈이 날리듯 소금이 공중에서 만들어져 눈처럼 떨어져 내리는 독특한 기술로 소금을 만들어 세계에서 미네랄이 가장 많은 소금으로 고혈압 환자도 안심하고 먹을 수 있는 소금으로 소개가 되었다. 그 소금은 미네랄 종류가 많은 것으로 기네스 인증까지 받았다.

방송이 나간 후 관련 내용을 중심으로 관련 기업 및 건강을 잃은 사람들 사이에 엄청난 반향이 일어났다. 오씨아드로 한국을 대표하는 재벌 그룹에

〈 생로병사의 비밀 방영 사진(좌), 고미네랄 소금으로 받은 기네스 인증서(우) 〉

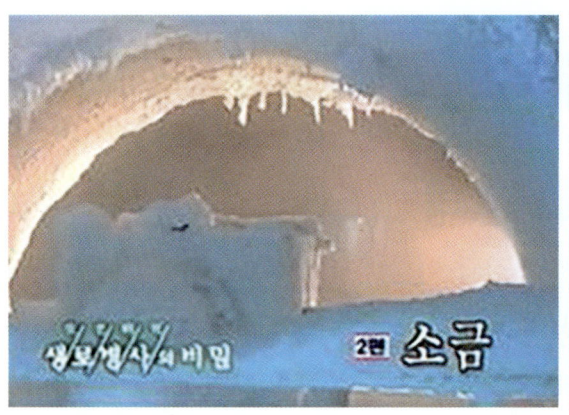
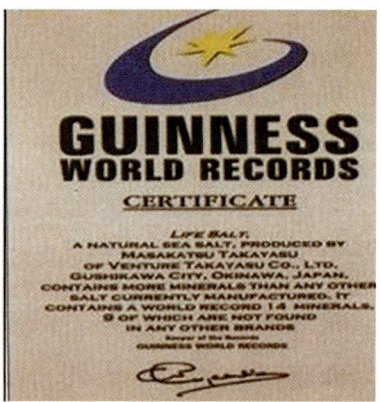

서 만나자는 연락이 쇄도하였다. 대기업들 이외에도 개인 자격으로 연락하신 분들도 참 많았다.

세계에서 가장 미네랄 함량이 높은 소금, 고혈압 환자도 안심하고 먹을 수 있는 소금으로 소개가 되었으니 난리가 나는 것도 당연한 이치였다. 수소문하여 그 소금을 만드는 일본기업에 어렵게 연락하니, 한국의 오씨아드라는 기업에 소금의 제조와 판매에 관한 모든 권리를 이전해 주었으니 오씨아드와 이야기를 하라는 이야기를 듣고 연락한 것이었다.

* 기술 도입 후 오씨아드는 오랜 연구 끝에 더욱 향상된 새로운 기술을 개발 특허 등록을 완료하였고, 현재는 자체 개발한 새로운 특허 기술로 세계 최고의 미네랄 소금을 생산 판매하고 있다.

구체적으로는 롯데, CJ, 대상 그리고 삼성물산 구 에버랜드에서 연락이 왔다.

〈 당시 미팅한 그룹 관계자 명함들 〉

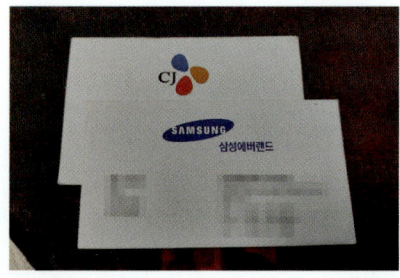

대부분의 기업은 식료품 판매기업의 입장에서 움직였다. 한결같은 요구는 그 유명한 "소금을 판매하게 해달라"였다. 나아가 "같이 생산하자", 저렴하게 "독점 공급해 달라"와 같은 소금의 판권과

이권에 지대한 관심을 보였다. 그 소금이 가진 미네랄 효능으로 인한 국민 건강 같은 문제는 뒷순위였다.

하지만 삼성은 달랐다. 특히 삼성에서 온 분은 이건희 회장의 지시 사항이라는 말을 전했다.

이건희 회장님이 생로병사의 비밀 소금 편을 보시고 "바로 저거다" 하시면서 관련 영상을 CD로 구워서 부장급 이상에게 전부 나누어 주고, 이 소금을 구입하여 명절 선물로 전 직원에게 나누어 주라고 했다고 하면서 우리에게 직원 건강을 위한 선물용으로 소금을 공급하여 달라고 부탁하였다.

그때 오씨아드는 일본에서 기술을 도입한 후 한국에 미네랄 소금공장을 짓기 위해 기술의 한국화와 소금의 원료가 되는 해양심층수를 확보하기 위해 동분서주하고 있을 때였다. 그러므로 당장 소금을 달라고 하는 그 요구를 안타깝게도 충족시켜 줄 수가 없었다.

생산은 아직 준비가 덜 되었고, 법은 규제에 묶여 있고, 수입은 더더욱 어려웠다.

그 당시 한국의 소금 관련 법은 미네랄이 많은 그 기적의 소금을 미네랄 함량이 높다는 이유로 소금으로 인정하지 않았다. 소금에 나트륨 함량이 너무 낮고 다른 미네랄인 칼슘, 칼륨, 마그네슘의 함량이 너무 높아 소금으로 인정할 수가 없다는 것이었다. 소금으로 인정하지 않으니 당연하게 생산도 수입도 안 되는 제품이었다.

* 물론 오씨아드를 중심으로 많은 분의 노력 끝에 지금은 법이 개정되어 미네랄 함량이 높은 고미네랄 저나트륨 엠큐눈소금이 소금으로 인정되어 생산과 판매를 할 수 있다.

어찌 되었든 그 당시에는 안타깝게도 삼성 이건희 회장의 요구 및 지시 사항을 충족시켜 줄 수가 없었다.

**오씨아드는 중요한 사업 기회를 놓쳤고, 이건희 회장은 건강을 잃었다.
본인의 심장질환을 예견한 것은 아닐까?**

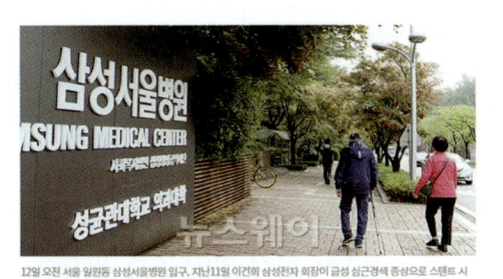

엠큐눈소금에는 고혈압, 심혈관 질환, 당뇨, 골다공증, 생리 통증, 빈혈 등에 효과가 있는 미네랄이 다량 들어있다. 마그네슘이 무려 소금 100g당 3898mg, 칼슘, 칼륨이 각각 거의 1000mg씩 들어있다. 그 이외에도 수많은 미량 미네랄이 들어있다.

1일 소금 섭취량을 10g으로 한다면 마그네슘은 390mg, 칼슘, 칼륨은 100mg씩 매일 섭취를 하게 되는 것이다. 더군다나 이들 미네랄은 천연 미네랄이고 해수에서 이온화되었던 것이기 때문에 몸에 흡수도 잘 된다. 이 소금만으로 하루 필요한 미네랄의 상당 부분의 섭취가 가능해지는 것이 된다.

1일 섭취량 15g으로 하면 미네랄 섭취량은 훨씬 높아진다.

삼성 이건희 회장은 직원들을 생각하여, 직원들에게 건강을 위하여 좋은 소금을 먹도록 하라는 지시를 내린 분이었다.

그 방송내용을 보면서 얼마나 미네랄의 중요성, 건강의 중요성을 느꼈기에 부장급 이상 전원에게 CD를 구워 나누어 주고 소금을 구입하여 선물로 주라고 했을까? 그런 의미에서 보면 **회장님은 미네랄 소금의 중요성을 누구보다 먼저 알아차린 선각자라고 할 수 있다.**

그런 일이 있고 난 뒤 오랜 시간이 걸린 뒤에야 법이 바뀌고, 완벽한 기술이 개발되어 순간공중결정제염법으로 만든 엠큐눈소금이 오씨아드에 의해 강원도 고성에서 가장 깨끗한 바닷물인 해양심층수를 원료로 생산되어 한국에 보급되기 시작하였다.

   수많은 연구개발, 관련 특허 등록, 시행착오, 관련 법의 개정, 식약처 식품공전 고시의 개정 등의 지난하고 힘든 시간을 보낸 후의 일이다….
   그 시간을 견딜 수 있었던 것은 이건희 회장님 같은 미네랄의 중요성을 먼저 알아차린 선각자분들의 응원 덕분이라고 믿는다.

   정말 너무 오랜 시간이 걸렸다. 좀 더 일찍, 이건희 회장이 쓰러지기 전에 이 소금이 보급되었으면 좀 더 보람 있는 일이 되지 않았을까 생각해 본다….

   이 시대를 살아가는 모든 분이 아프지 않고 건강했으면 좋겠다.
   진정한 미네랄 소금을 먹을 때 건강한 삶이 시작된다는 것을 이제는 좀 알았으면 좋겠다.
   이건희 회장님도 구할 수 없었던 좋은 소금을 손쉽게 만날 수 있는 지금이 건강혁명 시작의 적기이다….

   건강혁명을 시작하는 지금 미네랄 소금에 일찍 눈을 뜬 그런 선각자분들이 문득 그리워진다….

III

건강혁명

1. 반란! 그 성공의 경험
2. 반란! 그 혁명을 꿈꾸며
3. 건강혁명 – 질병과의 전쟁
4. 내가 꿈꾸는 건강혁명

1절 반란! 그 성공의 경험

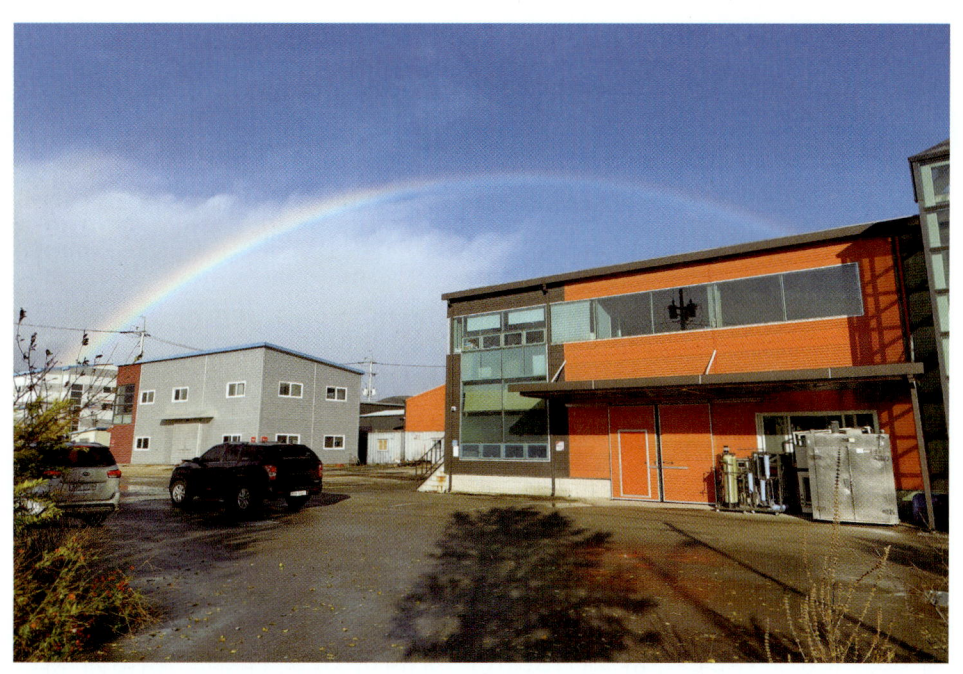

1. 환자 - 환자로부터 온 편지

　엠큐눈소금을 구입하는 분들은 참 다양하다. 연령대도 다양하고, 사는 곳도 다양하다. 한국에서도 구입하고 외국에서도 구입한다. 치료를 위해 드시는 분도 있고, 예방을 위해 먹는 분도 있고, 재발 방지를 위해 드시는 분도 있다. 혼자 남몰래 드시는 분도 있고, 여러 사람과 나누면서 드시는 분도 있다. 그렇게 드시면서 나에게 여러 가지 경로로 사연을, 이야기를 들려준다.

　먹게 된 동기, 앓고 있는 질환, 나아가는 과정, 다른 소금을 먹었던 사연, 엠큐눈소금의 효과, 그리고 수많은 질문을 나에게 쏟아낸다. 모든 것을 다 기억할 수도 없고, 모든 것을 기록해둘 수도 없는 일이다. 때로는 가슴에 묻어 두어야 하는 사연들도 많다. 가족들 몰래, 의사 선생님 몰래 먹고 있다는 이야기를 들을 때는 안타까운 마음에 가슴이 먹먹하다.

하지만 공통된 점은 그분들이 이야기가 전하는 진심이다.

평생을 달고 살았던 질병이 해결되고, 숙명 같았던 자녀의 질환이 해결의 길을 찾았을 때 느끼는 그 감정은 아무나 체험할 수 있는 것들이 아니다. 감격에 차서 전화하고 문자를 날린다. '어찌 이런 일이?!' 수준이다.

엠큐눈소금의 개발자인 나 역시 처음부터 이런 효과가 있을 것이라고는 생각하지 못하였다. 그저 깨끗하고 미네랄 풍부한 소금을 만들어 사람들에게 공급하자. 그런 단순한 생각이었다. 20년의 연구 과정도, 어떻게 하면 소금을 만들 수 있을까였다. 그리고 국회와 식약청을 설득하고 법을 개정하여 한국에서 판매할 수 있을까 하는 1차원적인 생각밖에 하지 못하였다.

소금 연구를 하는 과정이 너무나 힘이 들었기 때문이었다. 육체적으로도 힘이 들었지만, 끊임없이 들어가는 비용으로 인한 경제적인 스트레스는 말로 다할 수가 없었다. 매년 몇억 원의 돈이 들어가다 보니 집안 경제 사정은 말로 다 표현할 수 없을 정도로 엉망이 되었다. 그로 인한 스트레스 역시 끔찍한 수준이었다.

그런 긴 터널을 지나 엠큐눈소금이 세상에 나왔다. 그리고 그 효과를 알아본 것은 내가 아니라 고객이었다. 소비자였다. 먹어보니 다르더라, 내 몸이 달라지더라 하는 이야기가 퍼져 나가고 오씨아드에도 전해졌다.

당 수치가 떨어지고, 피부질환이 해결되고, 혈압이 잡히고, 혈액이 깨끗해지고, 통증이 사라지고, 잠이 잘 오고, 피부가 좋아지고, 입안 염증이 사라지고, 각종 피부 트러블이 해결이 되는 놀라운 일들이 여기저기서 벌어지기 시작한 것이다. 피부 가려움증이 사라지고, 머리가 좋아지고, 치매에도 차도가 있고, 위장장애가 사라지고 하는 일들이 다반사로 벌어진 것이다.

그렇게 소문이 입에서 입으로 전해지는 일이 곳곳에서 벌어지게 된 것이다.
정말 놀라운 사연들이 많다.
앞에 승리의 조짐들에서 10가지 사연들을 소개한 바 있다.
개인의 사생활 영역이기에 드러내놓고 이야기를 할 수 없는 경우도 너무나 많다.
국내 이야기를 넘어서 해외에서도 많은 분이 경험하고 있고 꾸준하게 주문을 해서 먹고 있다.

1) 구입에 얽힌 사연

문자 메시지다. "나 엠큐눈소금 3세트만 사 줘."
앞뒤가 없이 정말 뜬금없이 이렇게 문자 메시지가 뜬다. 모르는 고객이 나에게 보낸 문자이다. 한참을 고민하다가 답장을 보냈다. "소금제조 업체 오씨아드 박주용 이사입니다. 어떻게 해드릴까요?"
바로 답장이 왔다. "딸에게 보내는 것인데 잘못 보냈습니다. 죄송합니다." 그리고 저녁에 딸에게서 소금 구입을 알리는 문자와 함께 입금했다는 연락이 왔다. 이렇게 자녀분들과 소금에 대해 소통하면서 부모님의 건강을 위해 소금을 구입해주는 자녀분들이 있는 반면에 그렇지 못한 가정들도 많다.

전화가 왔다. 통화 내용을 요약하면 다음과 같다. 엠큐눈소금을 사서 먹고 있는데 자녀분이 구매를 못 하게 한다고 하면서 1세트는 구매를 허락해

줄 것 같다고 하면서 고미네랄 세트 2세트 값을 드릴 터이니 안의 포장 내용물을 다 빼고 2세트의 내용을 1세트에다 담아서 보내 달라고 하는 분이 계셨다.

　엠큐눈소금을 먹고 몸이 좋아지고 있는데 자녀분의 생각은 다른 모양이다. 왜 소금 같은 것에 돈을 쓰고 있느냐 하는 것이다. 제품을 포장하면서도 안타까운 마음이 들었다. 그분은 제품을 구매할 때마다 꼭 그렇게 해달라고 하신다. 건강을 위해 먹고 있는데 그것을 이해 못 하는 자녀분들 때문에 힘들어하시는 분 이야기이다.

　어떤 분은 꼭 사무실에 들러서 엠큐눈소금을 사 가신다.
　택배로 사면 자녀분들에게 발각될 수도 있으므로 힘들게 차를 몇 번이고 갈아타고 일산 사무실을 방문해서 직접구매를 해가신다. 참 어려운, 전쟁 아닌 전쟁을 하시는 분들이 참으로 많다. 왜 그렇게 소금을 못 사게 하는지. 소금은 매일 누구나 먹는 것인데. 조금 좋은, 건강에 도움이 되는 것을 조금 먹겠다는데 그것을 못 하게 하는 것인지….

　어떤 집을 방문을 해보니 건강식품으로 가득 차 있다. 참 다양하다. 그런데 정작 소금은 없다. 소금을 권하니 "소금이 건강에 도움이 되나요?" 하신다. 아무도 소금을 권하지 않았던 것이다. 그런데 쌓여 있는 건강식품을 보니 잘 드시고 있는 것처럼 보이지 않는다. 자녀분들이 사 오고 선물이 들어오고 하지만 건강에 도움이 되지 않는지 드신 흔적들이 안 보이는 것이다. 엠큐눈소금을 권해드렸더니 그 후로 꾸준하게 주문을 하고 계신다. 효능을 경험하신 모양이다. 나중에 방문해 보니 건강식품들 박스는 다 사라졌다.

〈 어느 어르신 집에 쌓여 있는 건강식품 〉

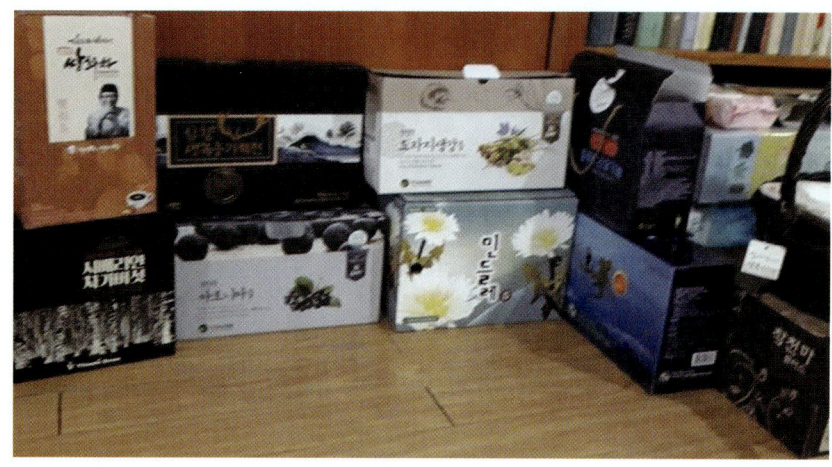

어떤 분은 요양병원에 계시는 것으로 보인다. 주소지가 요양병원 00호로 되어있는 것을 보니…. 힘차게 전화로 주문을 하신다. 00동 00입니다. 엠큐눈소금 보내주세요. 가끔은 같은 호실 다른 분이 주문하는 때도 있다. 주변에 있는 분들이 이 분이 드시는 것을 보고 따라서 주문을 하시는 것이다. 요양병원에서의 삶은 너무나 제한적이다. 그분은 그곳에서 유일하게 남과 다른 것 하나 엠큐눈소금을 드시는 것으로 차별화를 하고 계신다. 몇 년째 꾸준하게 드시고 계신다. 목소리도 변함없이 우렁차시다.

2) 효능에 얽힌 사연

효능에 얽힌 이야기는 너무나 많다. 가끔은 그러한 사연을 들을 때마다. 엠큐눈소금이 진시황제가 찾아다닌 불로초 같은 것이 아닐까 하는 생각마저 들기도 한다. 실제로 그런 이야기를 하는 분들도 계신다. 엠큐눈소금의 효능을 경험한 분들에게는 그렇게 보일 수도 있겠다는 생각이 든다.

앞에 승리의 조짐들에서 몇 개의 사연들은 언급하였다. 그 기적 같은 경험들을 말이다.

소금을 먹었는데 어떻게 당 수치가 떨어지죠?

네 좋은 소금을 먹으면 그렇게 될 수도 있습니다.

"신기하네요. 혈당이 관리가 되고 있어요…."

아마도 가장 많은 전화를 받은 내용일 것이다. 이제는 별로 신기할 것도 없다. 소금물을 먹었을 뿐인데 당 수치가 관리가 되다니 정말 신기한 일이다. 물과 미네랄 소금이 만들어 낸 기적이다. 모든 당뇨 질환 환자에게 일어나는 일은 아니지만 정말 많은 분이 경험한 내용이다. 약이 아니라 별다른 식이요법 없이 만들어 낸 결과이기에 신기해하고 놀란다. 엠큐눈소금은 정말 신기한 소금이다.

혈액이 맑아졌다는, 혈액이 깨끗해졌다는 전화 역시 많이 받는다. 건강 검진결과표를 보내오는 분도 많이 있다. 여러 수치가 나와 있는데 정말 수치들이 정상범위 내에 있다. 엠큐눈소금을 먹음으로써 혈액이 맑아지고 염증 수치들이 떨어지는 일들이 다반사로 벌어지고 있다.

얼마 전 대학 동창들을 만난 적이 있다. 다들 환갑을 훌쩍 넘은 나이이고, 대부분 현업에서 퇴직한 상태이다. 그런데 첫마디가 너는 그대로네 한다. 무슨 소리 나이가 있는데 하고 넘겼지만, 동창들의 얼굴에 나이 듦이 가득하다. 너무 나이 들어 보인다. 아마도 그것이 정상의 나이 듦일 것이다. 내가 젊어 보이는 것이다. 하루하루 병원에 가지 않고 건강하게 살아가고 있다는 것은 좋은 일이다. 이 나이 되도록 한 번도 입원을 한 적이 없다. 그러다 보니 링거주사도 맞아본 적이 없다. 운도 따라 주었지만, 꾸준히 먹고 있는 엠큐눈소금 덕분이라고 생각한다….

신장 질환 환자분들 전화 역시 많다. 신장 질환에 걸린 분들은 의사에게서 가장 많이 듣는 말이 소금을 먹지 말라는 말이라고 한다. 그런 상태에서 나에게 소금을 먹어도 되냐고 묻은 사람도 많이 있고, 또 소금을 먹었더니 좋아졌다고 전화를 주시는 분들도 많다.

　신장 질환이 걸린 분들도 미네랄은 먹어야 한다. 소금도 먹어야 한다. 그래야 살 수 있다. 먹는 양이야 필요에 따라 조절을 해야 하겠지만 안 먹으면 안 된다. 먹어야 하는데 그럼 어떤 소금을 먹어야 하는가가 문제가 될 뿐이다. 엠큐눈소금은 나트륨 함량이 낮고 다른 미네랄 함량이 높다. 나트륨도 미네랄이니 문제 될 것이 없지만 설사 문제가 된다고 해도 다른 미네랄이 보완을 해주고 또 나트륨 배출에 도움을 주는 미네랄이 많이 들었기에 문제가 되지를 않는다. 미네랄 소금을 먹고 건강이 좋아졌다는 이야기를 많이 듣고 있고 나에게 알려준다. 어떤 분은 공장에까지 찾아와서 이런 소금을 발명한 사람은 국가에서 훈장을 주어야 한다고. 국가는 무엇을 하는지 모르겠다고 말씀하신 분도 있다.

　엠큐눈소금이 판매가 되고 초기에 있었던 일이다. 00 병원 00입니다. 하는 전화였다. 엠큐눈소금에 관심이 있습니다. 만나 뵙고 싶다는 것이었다. 병원 원장님의 전화였다. 영업을 위해 내가 전화를 하는 경우도 있지만, 그쪽에서 먼저 연락이 오는 경우도 많다. 이 경우가 그런 경우였다. 만나 뵈니 사연인즉 다음과 같았다. 병원 환자분의 아들이 어머님을 모시고 병원에 와서 어머님의 피부질환이 나은 이야기를 하면서 소금 인간 책을 전해주더라는 것이었다. 원장님도 이 책을 한번 보시고 이런 소금을 환자에게 사용해달라고 이야기를 했다는 것이었다. 그 소금 인간 책은 정식 출판 본이 아닌 오씨아드에서 자체적으로 제작한 책이었다. 원장님은 그 책을 읽어 보신 모양이었다. 그리고 소금을 주문하셨다. 그 환자분의 아드님은 어떤 심정이었을까. 병원에 다녀도 낫지 않던 질환이 엠큐눈소금 먹고 낫게 되니 그 이유가 궁금했고 소금 인간 책을 읽고 이해를 하고 그 결과 병원까지 찾아가서 소금 인간 책을 전한 것은 아닐까. 왜 이런 좋은 제품은 안 팔고, 처방하지 않느냐고 그렇게 간단하게 치유가 될 수 있는데 하면서….

치과의사분이 엠큐눈소금에 빠져서 평소의 치아 관리를 엠큐눈소금으로 하라고 권하고, 한의사분이 평소의 건강관리를 엠큐눈소금 먹으면서 하라고 권하고 있다. 어떤 분은 본인이 먹고 파킨슨병이 호전이 되자 온 집안 사람들 좀 과장하면 사돈의 팔촌까지 엠큐눈소금을 먹도록 한 사람도 있었다. 환자분들의 수와 질환의 수를 헤아릴 수조차 없다. 변비로 고생하던 사람이 소금물로 바로 해결이 되고, 체해서 소화가 안 되고 고통스러워하던 분이 소금물로 바로 고통에서 해방이 되어 기뻐 뛰기도 한다….

엠큐눈소금은 가정의 상비품이며 예방 물품이며, 치료물질이다

일단 한번 시도를 해보자. 먹어보자. 물에 타서 먹어보자. 음식에 넣어 먹고, 채소에 과일에 고기에 뿌려 먹어보자. 새로운 길이 열릴지 누가 알겠는가? 자신만의 기적을 경험할 수 있을 것이다.

기적은 믿음과 실천을 통해 탄생한다.

2. 건강 – 소금으로 건강을 찾은 사람들

엠큐눈소금으로 건강을 찾은 사람들은 수를 헤아릴 수 없을 정도로 많다. 지금까지 판매된 엠큐눈소금을 수십만 명이 넘게 구매했고, 스틱 제품의 경우는 수백만 포가 판매되었을 것이니 사용한 사람들 역시 수백만은 될 것이다. 그 사람 중에는 스틱 한 포만 먹어본 사람도 있을 것이고, 수년 동안 꾸준히 먹어온 분들도 있을 것이다. 치유의 기적, 인생이 달라지는 경험을 한 사람도 많고, 그저 좀 다른 소금이네 하고 느낀 사람도 있을 것이다.

엠큐눈소금은 16년 동안의 기나긴 연구 과정을 거쳐 2018년 9월 출시된 제품으로, 출시 후 몇 년 되지 않았음에도 수많은 사람들이 먹고, 건강 회복과 치유의 기적을 경험하였다.

단순하게 몸의 미네랄 수치의 개선에서부터 시작하여 당뇨 증상, 고혈압 증상이 사라지고, 암으로 고통받던 몸에서 통증이 사라지는 경험까지, 생리통, 치통으로 고생하던 분들이 고통에서 해방이 되는 기적까지, 편두통이 사라지고, 다리의 쥐가 사라지고, 어깨 통증이 사라지는 믿을 수 없는 효과까지, 천식으로 오래 고생하던 분들이 더이상 가쁜 숨을 몰아쉬거나 기침을 연발하지 않아도 되는 기쁨까지, 아침마다 붓던 얼굴이 더이상 붓지 않은 이상한 일까지, 아토피로 긁어 피딱지가 붙어 있던 피부가 원래의 모습으로 돌아오는 행복한 일까지, 심혈관 질환으로 불안한 나날을 보내던 사람이 더이상 가슴 졸이지 않아도 되는 일까지

참으로 믿을 수 없는 일들이 매일 보고가 되고 입에서 입으로 전해지고 있다.

기적을 경험하면서 입에서 입으로 엠큐눈소금의 진가가 널리 알려지고 있다.

어떤 분은 친척들 모두에게 권하기도 하고, 직접 구입하여 나누어주기도 한다. 어떤 분은 직접 대리점이 되어 자기가 체험한 효능을 선전하여 판매에 나서기도 한다. 어떤 분은 의사에게 치료제로 사용을 하라고 권하기도 하고, 약국에서는 판매에 직접 나서기도 한다. 한의사분이 환자에게 권하기도 한다.

어떤 분은 자기 이름으로 제품을 만들어 달라고도 하고 어떤 분은 자기 쇼핑몰에 입점을 제안하기도 한다….

그 수많은 사람 중에 해양심층수 엠큐눈소금의 효능을 가장 많이 경험한 사람 중의 한 사람이 나와 같이 사는 나의 아내라고 할 수 있다.

20년이 넘는 세월 동안 소금을 가지고 지지고 볶고 하다 보니 내 손에는 항상 소금이 들려 있었다. 해외에서 산 소금, 국내 각 소금 공장에서 산 소금, 그리고 내가 실험을 통해 만들어 낸 소금 그런 소금들을 집으로 가지고 왔고 집에서 사용할 것을 권하게 되었다.

사실 그 소금은 지금 생각해 보면 그 소금이 그 소금이었다. 그때까지의 소금은 천일염, 재제염, 자염, 암염, 정제염 그 수준을 넘기 어려웠다.

그리고 그 당시에는 소금이 건강에 좋은 즉 질병의 치료에 효과가 있으리라는 것을 생각하지 못한 상태였었다.

〈 당시 실험실의 모습과 제조한 시제품, 수집한 외국 소금 〉

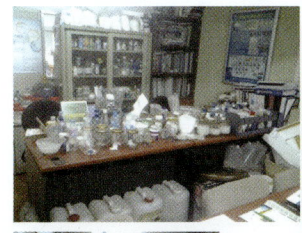
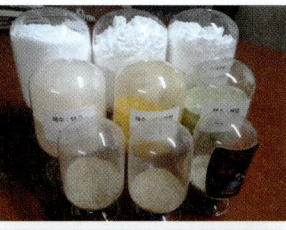
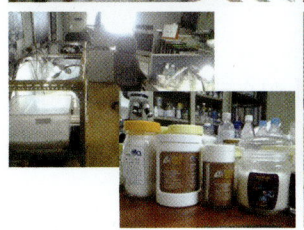
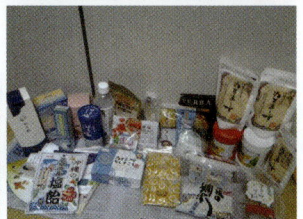

집에 소금은 쌓여가는데 진작 쌓여야 하는 돈은 말라버린 상황이 지속되었다. 그러다 보

니 집에 쌓이는 소금은 소금이 아니라 원망의 대상이 되었다. 아내 입장에서는 꼴도 보기 싫은 그런 것이 소금이었다. 그런 상황에서 이 소금 사용해봐라, 저 소금 사용해봐라 하니 아내 심정은 말이 아니었을 것이다.

그 소금이 그 소금인데. 소금은 안 만들고 실험만 하고, 다른 회사 소금이나 비싼 가격에 사 들고 들어오고, 빚은 늘어가고…. 그런 세월이 20년 가까이 흐르니 소금을 보는 시각이 고울 리가 없었다. 소금을 가지고 가면 "또 소금이야? 가지고 오라는 돈은 안 가지고 오고!" 집에 잔뜩 쌓인 소금을 반복해서 비싼 값을 주고 사 들고 오는 그런 사람이 나였다. 그러다 보니 소금에 관한 아내의 생각이 극히 부정적일 수밖에 없었다.

오랜 세월이 지나 엠큐눈소금이 출시가 되었지만, 그 후로도 아내의 생각은 변하지 않았다. 소금을, 소금 사업을 바라보는 시각이 내내 부정적이었다. 물론 회사 경영은 적자가 계속되고 있었고 봉급을 가지고 갈 수 없는 날이 계속되었으니 그럴 수밖에 없었다. 충분히 이해가 가는 상황이었다.

그러다가 엠큐눈소금의 효능이 점차 알려지던 차에 장모님이 고관절 골절로 수술을 하게 되고 급기야 요양병원에 입원하는 상황이 발생하였다. 요양병원에 입원을 한 후 병세가 급격히 안 좋아졌다. 욕창이 생기고, 피부는 엉망이 되었다. 몸을 긁고 피 나고 해서 성한 곳이 없었다. 병원은 원인을 모르겠다고 하고 점점 환자의 상태는 엉망이 되고…. 하는 수 없이 다른 전문병원에서 진단을 받고 처방을 받았지만, 상태는 점점 악화가 되었다.

긁지 못하도록 우주복을 입혀야 한다고 해서 그것도 구매해서 사용했지만 소용없었다. 매트리스도 교체해 보고, 옷도 다 바꾸어보았지만, 환자의 고통만 가중될 뿐이었다.

절망의 나날이었다.

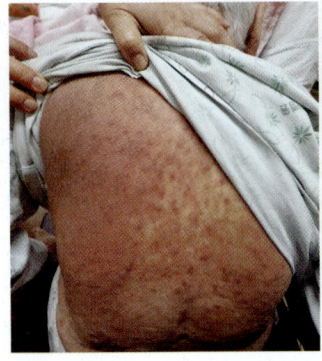
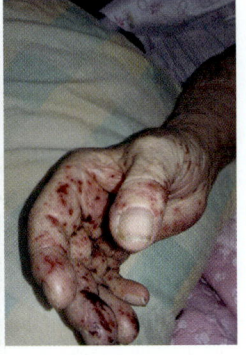

〈 당시 환자의 피부 상태 〉

그 상황에서 마지막 방안으로 엠큐눈소금을 사용하기로 하였다. 물에 녹여 환부에 바르고, 피부에 뿌려주고 물에 타서 드시도록 하였다. 간병인에게 특별히 부탁해서 물을 박스로 사다 놓고 언제든 소금을 타서 드실 수 있도록 조치를 했다. 그러자 병세가 바로 호전되었다. 욕창이 사라지고 피부는 원래대로 돌아왔다.

그렇게 6년을 요양병원에서 사셨다. 고관절이 부러진 고관절 수술함 환자가 그렇게 오랫동안 건강하게 사시는 경우는 많지 않다. 치매도 없이, 코로나가 아

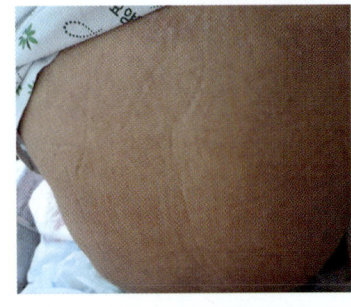
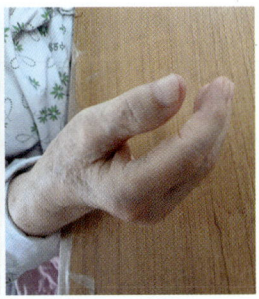

〈 원래보다 다 좋아진 피부 〉

니었으면 더 오래 사셨을 것이다. 나와 아내는 매주, 장인어른은 매일 병원을 방문했다. 코로나 시절은 그렇게 할 수 없었지만….

코로나가 많은 것을 앗아갔다. 어쨌든 그 상황을 거치면서 아내의 엠큐눈소금에 대한 생각은 완전하게 바뀌었다. 본인도 사용하면서 많은 것이 달라짐을 경험하였다. 아이들이 뭔가 이야기를 하면 엠큐눈소금 먹어, 발라! 라는 말을 입에 붙이고 산다….

대학교수로 정년퇴직하신 장인어른 역시 96세를 넘기고 있는데 지금 모

시고 산다. 매일 매일 엠큐눈소금 드시면서 건강하게 계신다. 며칠 전 마트에서 호박을 하나 샀다. 가격이 3000원이 넘는다. 가지고 가서 여쭈어보았다. 호박 이거 얼마에 샀을 거 같습니까? 그러니 한참을 생각하시다가 천 원이라고 하신다. 3000원이 넘어요 하니 되게 비싸네, 비싸서 먹겠나 하신다. 단기 기억은 잘 기억을 못 하지만 옛날 기억은 선명하다. 치매도 없고. 내가 책을 보다가 모르는 일본어를 물어보면 바로 대답을 하신다. 한자도 마찬가지이다. 신문도 보신다….

아내는 이 모든 것이 엠큐눈소금 덕분이라고 생각한다.

세상에는 참 원인을 알 수 없는 질환이 많다. 고객 중의 한 분이 그런 분이시다. 힘이 없고 아침에 못 일어나고, 무슨 큰일이 있으면 뒷목을 잡고 쓰러지는 그런 분이셨다. 병원에 가도 원인을 모르겠다고 하고 한의원에 가면 기가 허해서 그렇다고 하니 미칠 노릇이었다. 그러다가 엠큐눈소금을 만나 먹으면서 그런 질환이 사라졌다고 한다. 건강하게 사신다고, 하루하루 신나게 사신다고 연락을 주셨다. 어떤 인과관계가 있어서 엠큐눈소금을 먹고 나았는지 그런 기적이 찾아왔는지는 모르겠지만 질환이 사라졌고 엠큐눈소금 전도사로 살아가고 계신다.

생활습관병은 나이가 들어가면서 대부분의 사람에게 찾아온다. 그중에 대표적인 것이 고혈압이다. 고혈압은 한번 시작을 하면 약을 평생 먹어야 하는 것으로 알려져 있다. 그런데 얼마 전 연락을 주신 분은 고혈압약을 끊고 혈압관리가 잘 되고 있다는 것이다. 엠큐눈소금을 꽤 오랫동안 드시고 계시는 분이다. 고혈압약은 오래전부터 드시고 계셨다. 혈압이 잘 관리가 되어 약을 끊었는데도 이상 없이 잘 관리가 되고 있다고 한다. 70이 넘으신 나이신데 건강하게 활동하고 계신다. 혈압도 정상관리되고 있다고 하면서 소식을 전해주신다. 아내분의 건강에 대한 관심도가 높다 보니 엠큐눈소금을 철저히 챙기신다.

부산에 사시는 70대 할아버지 이야기이다.

천식으로 심한 고통에 시달렸다. 계속 기침을 해야 했고, 숨이 가빠 좋아하는 등산도 계속 쉬어가면서 올라가야 했다. 엠큐눈소금에 관해 물어보는 전화 도중에도 숨소리는 거칠었고, 잔기침이 계속되었다. 엠큐눈소금을 드시고 바로 차도가 있다고 연락이 왔다. 전화하는 목소리가 경쾌하다. 좋은 소금 만들어 주어 너무나 고맙다고 선물을 보내주기도 하였다.

40대 한의사분 이야기도 있다.

자신을 한의사라고 소개하시면서 한 분이 전화하셨다. 엠큐눈소금을 구입하고 싶다고 말씀하셨다. 엠큐눈소금을 환자분에게서 소개를 받아서 본인도 먹고 다른 환자분들에게 권했더니 확실한 차도가 있다는 것이다. 그래서 여기저기 소개도 하고 본인도 먹겠다고 말씀하셨다. 그 후 주문은 계속 이어지고 있다. 그분의 친척, 환자분이라고 하면서 전화를 해서 주문을 하시는 분이 계속 이어지고 있다.

65세쯤 된 여성분이었다. 밤에 다리에 쥐가 나서 통 잠을 잘 수가 없다고 했다. 쥐만 안 나면 원이 없겠다고 했다. 엠큐눈소금을 드시고 그런 증상이 사라졌다.

수의사분도 엠큐눈소금을 이제는 입에 달고 사신다. 그전에는 다른 소금을 드셨는데 엠큐를 소개받고는 이제는 엠큐만 드신다. 오랫동안 관절이 안 좋아 고생하셨다고 한다. 운동과 식이요법 등으로 이제는 활동에 지장은 없지만, 지속적인 관리를 위해 매일 매일 엠큐눈소금을 드시면서 관리하신다. 등산 갈 때는 반드시 엠큐눈소금을 물에 타서 챙겨 가시고 여분을 챙겨서 가서 동료들에게 나누어 주면서 사신다.

아침마다 어깨 통증으로 고통받던 64세 여성분도 엠큐눈소금으로 고통으로부터 해방이 되셨다.

정말 많은 분들이 효과를 경험하고 있다. 직접적으로 나에게 이야기한 사람들뿐만이 아니라 구매 후기에 달린 수천 개의 댓글을 볼 때 연구개발을 하면서 쌓인 스트레스가 확 풀리곤 한다.

좋은 소금 만들어 주어서 고맙다는 이야기를 들을 때, 이제야 새로운 삶을 찾았다는 감사의 인사를 접할 때 보람을 느낀다.

구매해주고 사용해 주신 모든 분들께 감사를 전하고 싶고, 치유의 기적을 경험한 모든 분들에게 진심으로 축하 인사를 전하고 싶다.

3. 경험 – 공장을 찾는 사람들

㈜ 오씨아드 공장을 찾는 사람들은 참 많다. 단순한 견학생들도 있고, 관공서에서 점검차 오시는 분들도 있고, 엠큐눈소금을 구입하기 위해 오시는 분들도 있고, 신기한 소금 공장이 있다고 하니 구경삼아 오시는 분들도 있다. 물론 기술을 탐내서 염탐꾼으로 오시는 분들도 참 많다.

하지만 가장 많은 분은 왜 소금으로 인해 질병이 낫는지를 궁금해서 오시는 분들, 이 소금이 좋다고 하는데, 왜 좋은지를 확인하러 오시는 분들이 가장 많다.

다시 말하면 엠큐눈소금을 드시고 효험을 보신 분들이 확인을 위해 오시는 것이다. 만드는 방법은 어떻게 다른지, 해양심층수는 무엇인지, 얼마나 깨끗하게 위생적으로 만드는지, 미네랄 성분은 어떤 원리로 하나도 제거되지 않고 소금에 포함이 되는지, 간수를 제거하지 않는다고 하는데 정말 그런지 등등을 확인하고 또 확인하러 오시는 것이다.

오씨아드가 생산하는 소금은 참으로 단순하다. 바다가 간직하고 있는 수많은 미네랄을 하나도 버리지 않고 그대로 소금에 담아낸다는 것이다. 그리고 그 과정에서 외부 오염원으로부터 철저히 차단하여 위생을 빈틈없이 한다는 것이다.

참으로 단순한 이 원칙을 지키는 소금제조 기업은 오씨아드 이외에는 존재하지 않는다. 바다가 간직한 모든 미네랄을 빠짐없이 소금에 담겠다는 철학을 실천하는 일은 쉬운 일이 아니기 때문이다.

그것을 기술로 실현을 해서 소금을 만들어 내려면 수많은 첨단 기술과 노하우가 접목이 되고 경험이 쌓여야 하기 때문이다. 그리고 소금을, 바닷물을, 해양심층수를 알지 못하면 할 수 없는 일이기도 하다.

공장을 방문하여 공정을 설명하면 이해를 하면서도 참 쉽네 하는 느낌을 갖는 분들이 많다.

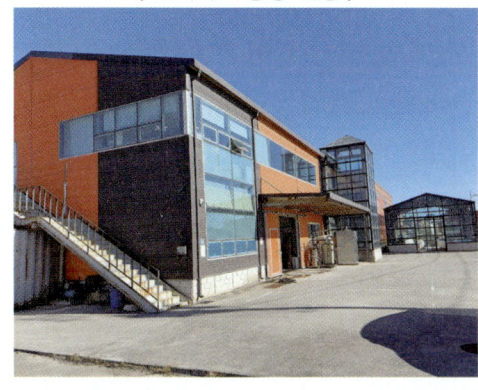

〈 오씨아드 공장 전경 〉

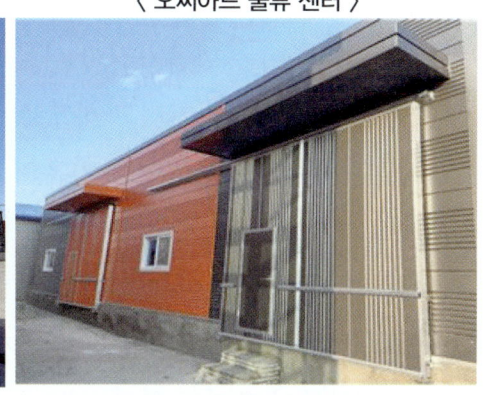

〈 오씨아드 물류 센터 〉

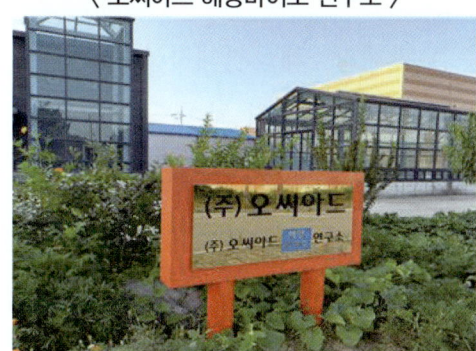

〈 오씨아드 해양바이오 연구소 〉

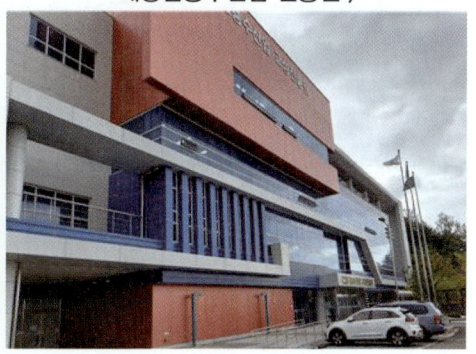

〈 오씨아드 연구소(309호)가 입주한 해양심층수산업 진흥원 〉

하지만 자세한 설명을 진행해가면 아! 왜 개발에 16년의 세월이 걸렸는지를 이해하게 된다. 법에 가로막혀 생산과 판매를 하지 못한 시점에 가면 기가 막혀 한다. 이 좋은 소금을 진작에 구입하여 먹지 않은 것에 대해 후회를 한다.

물론 오시는 분들이 다 그렇게 감동하고 가지는 않는다. 그런 분들은 애초부터 목적이 다른 분들이라고 할 수 있다. 자기가 많이 알고 있다고 생각하시는 분들에게는 새로운 소금 이야기가 들어갈 여지가 전혀 없기 때문이다. 그분들은 그저 신기한 소금이네 하는 수준의 감정과 이해만을 가지고 돌아간다.

하지만 아픔을 간직하고 있는 분들, 엠큐눈소금을 드시고 계시는 분들은 다르다. 한 가지라도 놓칠세라 귀를 모아 듣는다. 하나라도 더 보려고 하고, 더 알려고 한다. 소금을 구입하여 가는 것은 물론, 소금물을 주어 재배하는 농작물까지 더 얻어가려고 한다. 그만큼 미네랄의 중요성을 알기 때문이다. 받아들이는 마음가짐이 다른 것이다. 내가 몸으로 느끼는 그 효능과 효험의 원인을 찾아가려고 하므로 진심이 느껴지는 것이다.

그런 분들은 건강에 있어서 치유의 기적을 경험한다.

단체로 견학을 오는 분들도 많다. 동호회분들이 모여 오시는 경우도 있고, 대학생, 대학원생이 기업탐방을 위해 오기도 하고, 초등학교, 중학교 학생들이 체험을 위해 오기도 한다. 가족분들이 단체로 오기도 하고, 기업체의 임원분들이 오기도 한다. 개인들이 엠큐눈소금에 반해 비즈니스 기회를 만들기 위해 오는 경우 또한 많다.

외국에서 오시는 분들도 많다. 심층수 관계자, 해양관계자분들도 많이 온다. 그분들은 소금이 만들어지는 원리와 소금이 가진 차이를 느끼고 놀라워한다. 그리고 이런 소금은 그분들의 나라에서는 불법 소금이라고 하면 의아해하기도 한다. 그들 나라는 염도 95%, 99%의 소금만을 소금이라고 하는 경우가 많기 때문이다.

오씨아드 공장은 염전처럼 넓은 공간에 자리 잡고 있지도 않고 대기업처럼 차를 타고 돌아야 하는 큰 공장도 아니다. 아주 작은 소기업이다. 물론 소금 공장을 방문을 하다 보면 규모 면에서 오씨아드보다 작은 공장들도 무수히 많다.

작고 아담한 공장이다. 증설을 계획하고는 있지만, 그동안 쌓인 적자를 아직 덜어내지 못해서 계획만이 존재한다. 다른 공장과 달리 화단 아니 작은 텃밭을 만들어 이것저것 심고 과일나무도 심어서 엠큐눈소금으로 실증실험을 진행하고 있다.

〈 공장 견학 사진 〉

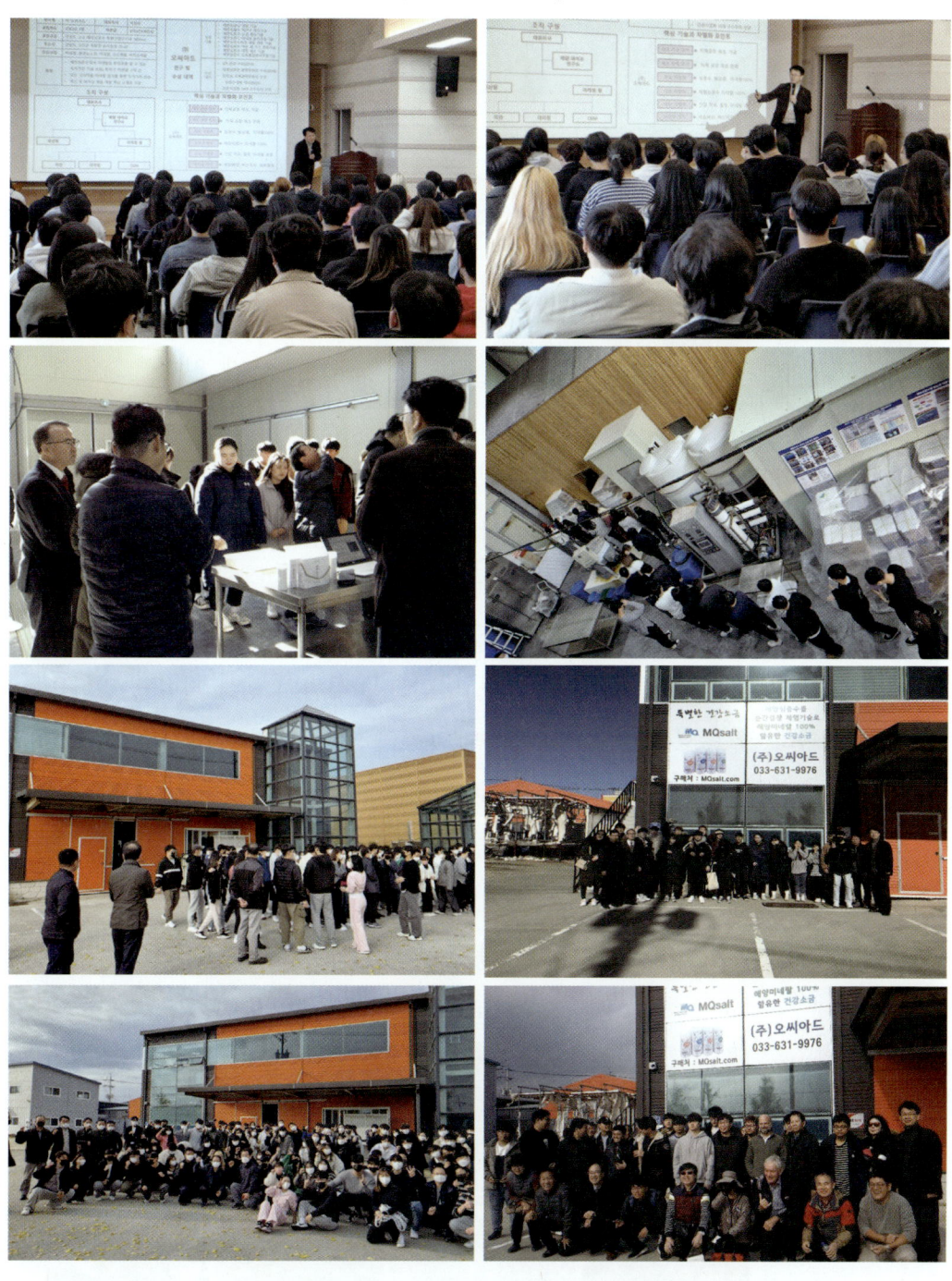

III_ 건강혁명　　263

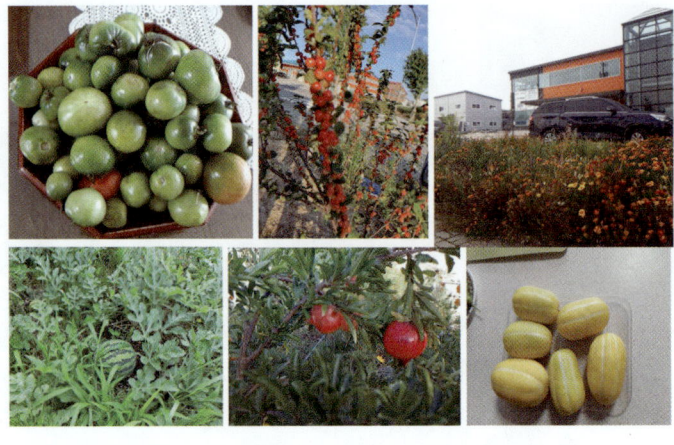
〈 공장에서 재배하는 과일 채소 꽃들 〉

미네랄과 성장에 대한 실험이다. 거름도 팍팍, 비료도 팍팍 주고 농약도 쳐야 하는데 그렇게 하지 않다 보니 수확은 크지가 않다. 그런데도 실험을 통해 미네랄의 힘을 늘 확인을 해나가고 있다.

공장 방문은 이런 모든 것을 확인하는 과정이다. 소금제조의 원리를 확인하고, 제조 공정에서 위생적인 부분을 확인하고, 광고 및 홍보하는 것과 실재 생산이 일치하는지를 확인하는 것도 중요하지만, 수많은 사람이 사서 먹고 건강을 찾은 실제 후기를 들을 수도 있고, 만드는 사람의 생산 철학도 경험을 할 수가 있다. 운 좋으면 텃밭에서 생산된 채소나 과일을 맛볼 수도 있다.

그리고 가장 중요한 것은 눈으로 보고 실제 먹어본 그 경험을 나누는 것이다. 직접 본 것을 자신의 활동무대로 돌아가서 나누는 것이다. 그것을 통해 더 많은 분에게 건강을, 치유의 기적을 선물해 나가는 것이다. 그런 따뜻한 경험을 나누는 과정이 바로 공장 방문 과정이다.

〈 오씨아드 공장에서 자라는 과일과 야채 꽃들 〉
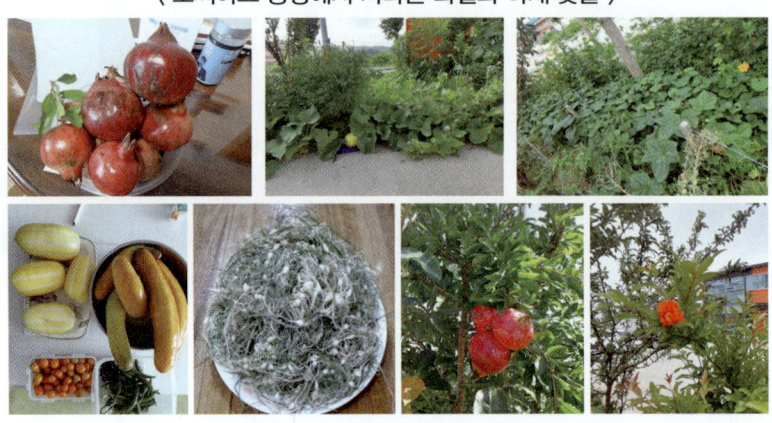

4. 전파 – 소금과 빛

하도 많은 사람이 빛과 소금이라고 하기에 그렇게 알고 있었더니 알고 보니 소금과 빛이 바른 순서라는 것을 알게 되었다. 성경 마태복음 5장 13절은 소금에 관한 이야기고 14, 15, 16절이 빛에 관한 이야기이다. 어쨌든 소금이 빛보다 먼저인 것이다. 순서상으로도 소금이 먼저인 것이 맞다는 생각이 든다.

소금이 있어야 생명이 있고, 스스로 녹아 없어져야 비로소 맛을 내고, 남을 변화시켜가는 소금 그리고 그다음 빛이 있어 타인을 비추고 갈 길을 찾아가는 것이 맞다는 생각이다.

엠큐눈소금은 2018년 9월에 첫 출시가 되었다. 2002년 회사 설립 후 수많은 시행착오와 연구개발의 기간을 거쳐 2015년 3월에 공장 설립을 시작하여 2017년 8월에 공장을 준공하고 1년 동안의 시험 운전을 거치면서 검증하고 검증한 후 2018년 9월에 첫 제품의 출시·판매를 시작하였다. 1년 동안의 검증 기간에 생산한 소금은 전부 폐기하거나 직원들이 검증 테스트용으로 사용하였다.

모든 에너지를 전기로 하므로 전기를 많이 사용한다. 한국전력과 계약 때문에 아무것도 안 해도 한 달 전기료를 300만 원을 내야 했다. 일종의 기본요금인 셈이다. 1년 동안의 테스트 기간은 말 그대로 돈 먹는 하마의 시기였다. 공장을 가동해야 했고, 직원들 월급은 주어야 하고, 비용은 비용대로 들어가는 나날이 1년 동안 계속이 되었다.

그렇다고 테스트용 제품을 판매할 수도 없는 일이었다. 수많은 변수에 대한 검토가 이루어졌다. 온도, 습도, 포장방법, 건조조건, 입자의 크기, 맛, 용해도, 미네랄 함량, 유통기한, 제품명, 소비자의 요구조건, 포장용량 등 수많은 변수를 검토하고 실제 생산을 통해 검증해나갔다. 기존 시장에 나와 있는 제품이라면 그대로 따라 하면 되겠지만 엠큐눈소금은 최초로 출시되는 제품이다 보니 모든 것이 새로이 정립되어야 했다.

심지어 유통기한 설정이라는 불필요한 조항도 따라야 했다. 사실 소금은 유통기한이 없다. 소금에 유통기한이 있다면 땅속에서 수억 년 동안 묻혀 있던 암염은 사용해서는 안 되는 소금이고 산중 호수에서 건져 올린 호수염은 사용해서는 안 되는 것이 된다. 만일 천일염을 몇 년 쌓아두고 간수를 뺀 후 팔면 불법이 된다.

유통 편의상 5년으로 정해서 하고 있는데 엠큐눈소금을 처음 만들어지는 소금이니 5년은 안 되고 3년으로 하라고 해서 3년으로 정하는 일도 있었다.

그렇게 만들어진 소금은 처음에는 깨끗한 소금, 해양심층수로 만든 소금, 미네랄이 많은 소금으로 세상에 알려지기 시작하였다. 미세플라스틱 불검출 확인을 받고, 강원도 도지사 인증 품질인증 마크를 받고, 카카오메이커스에서 판매하면서 조금씩 대중적인 인지도를 획득하기 시작하였다. 카카오메이커스에는 10일 정도에 500세트가 판매되면서 젊은 층들에 어필할 수 있게 되었다. 깨끗한 소금의 이미지가 설득력을 가진 것이다.

그러다가 한 죽염업체에서 미네랄을 섭취하려면 엠큐눈소금을 같이 먹어야 한다는 주장들이 나오면서 엠큐눈소금이 건강 소금의 길로 접어들게 되었다. 그러면서 엠큐눈소금을 먹었더니 몸이 달라졌다는 이야기가 나오고 소금을 물에 타 먹으면 더 좋다는 이야기들이 등장하기 시작하였다. 엠큐눈소금이 음식용 소금에서 건강용 소금으로 새로이 알려지기 시작을 한 것이다.

한두 사람에게서 나오기 시작한 체험담이 여기저기서 우후죽순처럼 터져 나오기 시작하였다.

그러자 대리점을 하겠다는 분들이 여기저기서 나타나기 시작하였다. 그리고 그 흐름을 살리기 위해 엠큐눈소금 미네랄 스틱 제품을 출시하였다. 한 포 한 포 물에 타 먹는 소금의 출시는 새로운 바람을 일으켰다. 본격적인 물에 타 먹는 소금 시대가 열린 것이다.

유튜브를 통해 효능이 알려지고, 소금인간 책을 통해 더욱 깊이 있는 설명이 더해지자 엠큐눈소금에 대한 차별성은 더욱 높아지게 되었다.

〈 소금인간 책 출판 〉

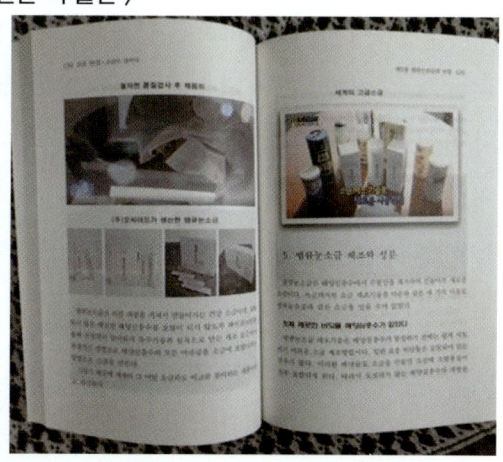

〈 소금전문가 유튜브 활동 〉

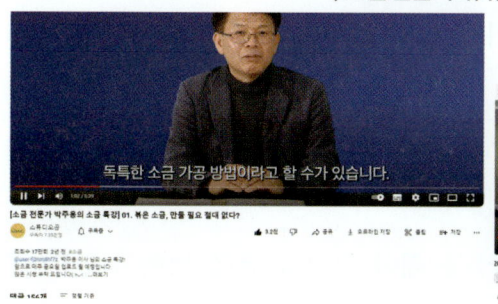 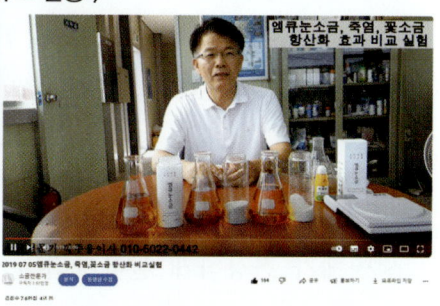

* 다양한 영상이 올라가 있으며 조회 수가 수십만에서부터 수백 회까지 다양하며, 댓글이 수백 개가 달리는 것이 있을 정도로 열띤 호응을 보여주었다.

소금 인간 책은 오씨아드 자체 제작 3000부가 배포되었고, 정식출판사를 통해 3000부가 제작 판매되어 총 6000부가 세상에 풀렸다. 이 책은 소금 인간 2로 출판이 될 예정이고, 몇몇 저명한 분들이 엠큐눈소금을 주제로 하는 책의 출판을 준비하고 있고, 출판이 되고 있다.

아무리 좋은 것도 남이 알아주지 않으면 소용없는 일이다. 사람들에게 엠큐눈소금을 설명하면, 그런 소금도 있어요, 왜 몰랐을까요? 하는 분들이 많다. 누구누구에게 소개받았어요, 누구누구에게서 선물 받아서 사용해보고 연락드립니다, 하는 분들이 참 많다.

나뿐만 아니라 엠큐눈소금에 진심인 여러 사람이 유튜브를 통해 엠큐눈소금을 알리는 것에 나섬으로 인해 더욱 많은 분들에게 엠큐눈소금의 효능 차별성이 알려지게 되었다. 어떤 분의 유튜브는 조회 수가 1백만 회가 넘기도 했다. 그만큼 엠큐눈소금에 대한 정보에 목말라 하는 분들이 많다는 뜻이다

소금 이야기를 하면 빛이라는 단어는 꼭 따라 다닌다.
빛과 소금, 소금과 빛….
빛이 있으라 하매 빛이 있었다는 성경 구절이 아니더라도, 소금은 빛이 있어야 만들어지고 또 효과를 발휘한다. 천일염이 그러고, 암염이 그렇고 소금은 빛을 이용하여 만들어진다. 또 빛으로 인해 탄생한 수많은 생명을 키우는 데 절대적으로 필요한 것이 소금이다. 빛이 없으면 생명이 없지만, 소금이 없어도 마찬가지이다.
생명체가 건강하게 살아가려면 빛을 쫴야 하고 소금을 먹어야 한다. 햇볕 없는 곳에서 살아가는 생명체도 햇볕으로 인해 만들어진 영양소를 먹고 살아간다.

생명체가 존재하기 위해서는 빛과 소금 이외에도 수많은 것들이 필요하다. 물도 필요하고 흙도 필요하다. 숨 쉬는 공기도 필요하다. 그런데 하필 빛과 소금일까?

소금과 빛은 공통점이 있다. 바로 썩지 않게 한다는 뜻이다. 썩는 것을 방지한다는 뜻이다. 빛이 있으면 건조해지고 마르고 부패가 방지된다. 곰팡이가 사라지고 음습한 것이 없어진다. 빛이 있으면 썩는 것이 방지되고 건강이 찾아온다. 소금 역시 마찬가지이다. 소금을 뿌리면 썩는 것이 방지되고 염증이 치료된다. 피를 맑게 하고, 음식의 맛을 찾아준다. 바다의 수많은 생명을 살게 한다. 소금은 그렇게 빛과 공통적인 일을 한다. 빛이 높은 곳에서 일한다면 소금은 지극히 낮은 곳에서 일한다. 빛이 홀로 공중에서 일한다면 소금은 물과 함께 일을 한다. 그렇게 생명체 곳곳에서 부패를 방지하고 생명을 살리는 역할을 하는 것이 소금의 역할이다….

그러므로 빛과 소금이라는 단어는 떨어지려야 떨어질 수가 없다. 소금물이 빛을 만나면 소금이 드러난다. 빛이 사라지고 물을 만나면 다시 소금물이 된다.

소금과 빛은 많은 것을 순환시킨다. 빛은 만물의 순환 에너지를 제공한다. 물을 증발시켜 수증기를 만들고 구름을 만들고 비와 눈을 만들어 낸다. 바람을 불게 하고 태풍을 만들어 낸다. 식물이 물을 빨아올려 탄소동화작용을 하게 해서 영양분을 만들어 동물이 먹게 하고 이를 다시 자연계로 되돌리는 역할을 한다. 이 모든 것이 빛이 하는 역할이다. 소금 역시 마찬가지이다.

바닷물에서 소금으로 동물과 식물의 몸으로 다시 자연계로 돌아간다. 동물과 식물이 살아 움직이게 하는 역할을 하는 것 역시 소금이다. 소금이 있어 동물의 몸속으로 물이 돌고, 영양이 돌고, 신경 체계가 움직인다….

물과 소금이 있어야 삼투압 작용이 일어나고, 광합성이 일어난다. 삼투압 작용을 통해 식물의 몸속으로 물과 미네랄이 이동을 한다. 그리고 그렇게 흡수된 물과 미네랄을 원료로 하고 이산화탄소를 더해 빛은 광합성 작용을 통해 영양물질을 만들어 낸다. 그것은 동물이 먹는 소화 과정을 통해 분해된 후 영양물질과 미네랄은 물과 소금의 힘으로 동물의 체내로 흡수된다. 그리고 사용과 분해의 과정을 거쳐 우리 몸을 살리고 건강하게 한 후 다시 이산화탄소와 물로 배출이 된다. 그렇게 물과 소금의 힘으로 반복 순환한다.

엠큐눈소금은 소금이다. 소금과 빛에서 소금이다. 소금은 짠맛을 내고, 생명을 살리고, 질병을 치유하는 힘이 있지만 스스로 빛을 내는 물질은 아니다. 해양심층수라는 거대한 지구를 감싸고 있는 지구가 만들어 낸 미네랄 덩어리의 바닷물에서 소금을 뽑아내고 제품을 만들고, 그것을 더욱 많은 분이 먹고 마시고 해서 건강을 찾아가도록 하는 일은 우리 인간의 몫이다. 그것을 사용하고 전파를 해야 한다. 건강을 밝히는 빛으로 드러내야 한다.

우리가 사는 이 땅 지구는 소금의 별이다. 소금 인간 1에서 밝힌 것처럼 이 땅 위에 존재하는 바닷물을 모두 증발시키고 땅속의 소금을 모두 캐내면 이 지구는 약 130m 두께의 소금으로 덮인다. 그만큼 소금이 많고 곳곳에 있다는 뜻이다. 그러기에 그 땅 위에서 생명을 부지하고 살아가는 우리는 소금 인간일 수밖에 없다. 소금을 먹고 마시면서 소금으로 된 몸을 움직여 살아가는 존재 소금 인간이다. 그 소금 인간이 빛이 되기 위해서는 타인에게 건강을 위해 소금을 알도록 해야 한다. 좋은 소금에 진심이게 인도해야 한다. 더이상 소금을 멀리하고, 소금에 무지해서는 안 된다는 것을 알려 나가야 한다.

모두가 함께 건강하게 살아가는 것이 가장 중요하다.

소금과 빛으로 살아가야 한다. 그래야 건강 세상이 만들어진다.

2절
반란! 그 혁명을 꿈꾸며

1. 반란 - 소금혁명, 환자의 반란

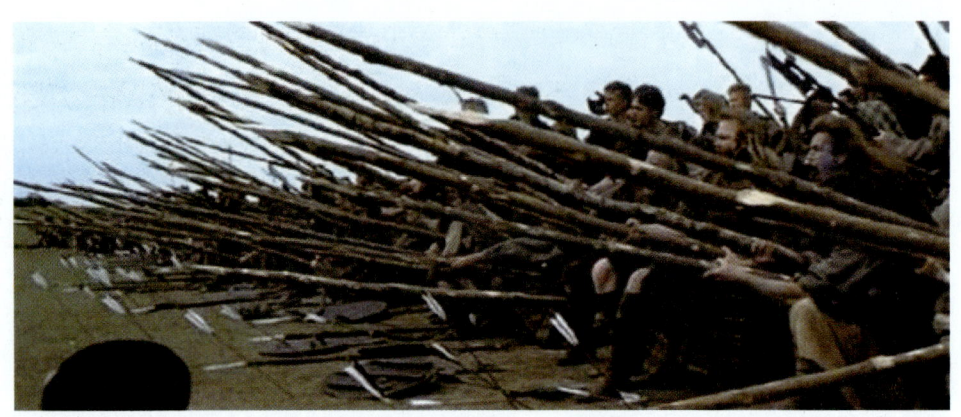

우리가 원하는 것은 건강혁명이다. 모든 인류가 정해진 수명까지 건강하게 살다 가는 것이 혁명의 목표이다.

건강혁명이 성공하기 위해서는 소금혁명, 환자의 반란이 성공해야 한다.

소금혁명이 먼저일까? 환자의 반란이 먼저일까?

두말할 필요가 없이 소금혁명과 환자의 반란은 동시에 진행이 되어야 한다. 소금이 바뀌어야 하고 그 소금을 사용하는 환자가 깨어있어야 한다.

소금이 아무리 좋아도 환자가 그 소금을 알아보지 못하고 사용하지 않으면 소용이 없다. 반대로 환자가 깨어있어도 이를 뒷받침할 소금이 없다면 이 또한, 말짱 도루묵이다.

지금 좋은 소금이 이 땅에 나타났고, 환자의 반란이 일어날 수 있는 시기가 도래하고 있다.

엠큐눈소금이라는 좋은 소금이 개발되었고 때를 맞추어 환자들도 깨어나고 있다. 건강에 있어서 소금의 중요성 미네랄의 중요성을 깨달아서 이를 실천하는 환자들이 늘어나고 있다. 이 두 가지가 맞아야 건강혁명이 성공할 수 있다.

　소금 인간 1에서 언급한 요오드 미네랄로 다시 돌아가 보자.
　요오드 미네랄은 하루 필요량이 150ug 정도만 있으면 되는 극미량미네랄이다. 이 미네랄이 부족하면 갑상선 질환에 걸린다. 과거 내륙국가들. 우즈베키스탄, 카자흐스탄, 러시아, 중국, 남미 내륙, 아프리카 내륙지방 등에 사는 수많은 사람이 갑상선 질환에 걸렸다. 전 지구적으로는 8억 명 정도가 요오드 부족에 시달리고 있다고 한다. 어떤 국가는 전 국민의 40%가 걸렸다고 한다. 이 질환으로 사망에 이르기도 하고, 왜소증, 지능 저하, 발달 장애, 암 등 다양한 갑상선 질환으로 신음했다. 왜 이들 국가 사람들이 이 질환에 걸렸을까?
　원인은 요오드라는 미량미네랄을 먹지 않았기 때문이다. 요오드 미네랄이 들어 있는 해산물, 해조류를 먹지 않았기 때문이었다. 바닷물에 들어 있는 요오드는 자연스럽게 해조류와 어류의 몸에 들어가게 된다. 특히 해조류에 풍부하다. 이들을 섭취하지 못했기 때문에 온 국민이 병에 걸린 것이다.

　원인 파악이 끝이 나자 해결책은 의외로 간단하게 나왔다.
　인류가 매일 먹는 소금, 그 소금에 요오드를 첨가하여 사용하도록 하자는 것이었다. 그 후 많은 나라에서 이것이 법으로 정해졌다. 모든 소금에는 요오드를 의무적으로 첨가를 하도록 한 것이다. 이 소금이 보급되자 그 많던 갑상선 질환은 거의 사라져 버렸다. 일순간에 사라졌다.

　소금 하나를 바꾸었을 뿐인데 소금 속에 극미량의 미네랄 하나를 첨가했을 뿐인데 인류를 질병에서 구해낸 것이다
　극소량의 미네랄 그것도 이 지구상에 존재하는 90여 가지 중의 1가지를 첨가했더니 온 나라, 전 세계를 공포에 몰아넣었던 질병이 사라진 것이다.

미네랄의 힘, 소금의 힘은 바로 이런 것이다. 소금혁명은 소금을 바꾸는 것이다. 미네랄이 제대로 들어 있는 소금을 만들어 내는 일이 바로 소금혁명이다. NaCl만이 소금이라고 주장하는 엉터리 소금 학자들, 유튜버들, 관련 언론에 재갈을 물리고 미네랄이 든 소금이 진짜 소금임을 알게 하는 일이 시작되어야 한다.

　요오드 미네랄 하나로 인류의 건강 판도를 바꿀 수 있다면 칼슘 미네랄, 마그네슘 미네랄, 칼륨 미네랄, 황 미네랄은 왜 안된다는 것인가? 칼슘이 든 미네랄 소금은 골다공증으로 고생하는 수많은 사람에게 희망이 될 수 있고, 마그네슘 미네랄을 심혈관 질환으로 고통받는 수많은 사람에게 꿈을 줄 수가 있다. 우울증, 신장 질환, 정신질환, 전립선질환, 치매, 당뇨 등 수많은 질환이 특정의 미네랄의 부족으로 발생빈도가 증가하고 있음은 익히 알려진 사실들이다. 바다는 인류에게 필요한 모든 미네랄을 품고 있다. 그 미네랄워터 속에서 바다의 수많은 생명체가 살아가고 있다. 오로지 그들은 바닷물에 의지해서 살아가고 있다. 그 바닷물이 간직한 모든 미네랄을 담은 소금을 만들어 내는 일이 소금혁명이다. NaCl 99%의 소금을 걷어내고 바다의 미네랄을 모두 담은 소금을 만들어 내는 일이 바로 소금혁명이고 반란이다.

　지금까지는 그런 소금이 없었기에 울며 겨자 먹기로 일반 염화나트륨 중심의 소금을 먹어올 수밖에 없었다. 그러나 이제는 소금에 대한 인식 소금

〈 소금의 차이는 미네랄 차이를 만든다 〉

구분	염화나트륨	나트륨	마그네슘	칼슘	칼륨	기타
일반정제염	99.52%	38.99g	10mg	30mg	20mg	표층바닷물
엠큐눈소금	75.49%	29.64g	3,893mg	988mg	992mg	해양심층수
차이점	24.13% 낮음	9.35g 적음	389배 많음	32배 많음	49배 많음	100g 기준

에 관한 생각을 바꾸어야 한다.

소금은 NaCl이 아니라 바다의 미네랄 총합이어야 한다. 그 소금을 통해 우리는 건강혁명으로 나아갈 수가 있다.

환자의 반란은 다른 소금을 멀리하고 진정한 미네랄 소금을 찾아내는 일에서부터 시작을 해야 한다. 그리고 그 미네랄을 바탕으로 하여 우리의 삶을 바꾸고 건강을 바꾸어 나가야 한다. 먹는 것, 마시는 것, 생각하는 것, 삶의 태도를 바꾸어 나가야 한다.

소금을 바꾸었듯이 삶 또한 바꾸어 나가야 한다. 내가 내 삶의 주인이라는 의식을 가지고 삶을 선택하고, 질병과 맞서 싸워나가야 한다. 대부분 질병은 생활습관에서 온다. 우리가 약이 아니라 생활습관을 바꾸어 나갈 때 질병과 싸워 이길 수가 있다.

약이 목적이 될 수가 없고 주인이 될 수가 없다. 보조수단이 되어야 한다.

〈 건강혁명을 위해 갖추고 실천해야 할 삶의 태도 〉

구분	주요 내용	나는 얼마나 실천하고 있나
1	규칙적인 생활을 하자	
2	잠을 충분히 자자	
3	식사는 다양하게 먹되 알맞게 먹자	
4	과일, 야채를 섭취하자	
5	바른 자세를 유지하고 운동을 적당히 하자	
6	좋은 친구, 가족과 즐거운 삶을 나누자	
7	공부를 하자, 배우는 자세를 갖자	
8.	물을 충분히 섭취하자	
9	금연을 실천하고 술은 자제를 하자	
10	미네랄 소금을 먹자	

미네랄 부족으로 생긴 질환은 미네랄을 채움으로써 해결이 된다. 독소가 쌓여 생긴 질환은 독소를 **빼냄**으로써 해결이 된다. 소금혁명 환자의 반란을 통해 건강혁명을 이룩해가려면 소금에 관한 생각, 삶에 관한 생각을 바꾸어가야 한다.

우리가 손에 들 수 있는 무기는 아주 단순하다. 기본으로 돌아가고 자연에서 배운 것을 실천하면 된다. 복잡할 것도 어려울 것도 없다. 의사가 아니라 자신을, 약이 아니라 내 몸의 치유력을 믿어야 한다. 그렇다고 병원이나 의사를 부정할 필요는 없다. 그들은 치료행위에 대해 오랫동안 배운 분들이고, 병원은 온갖 진단과 치료의 도구들로 가득 찬 곳이기에 그것을 활용할 때는 활용을 해야 한다. 다만 그들이 모든 것을 알고 있고, 모든 것을 해결해 줄 수 있다는 생각을 버려야 한다는 것이다.

어디까지나 치유는, 예방은 나의 몫이라는 것이다. 예방주사 맞았다고 모든 독감이 예방되는 것이 아니듯이 우리가 우리 몸을 지켜나가는 노력을 게을리하면 언젠가는 질병이 우리를 덮쳐오고, 의사 선생님은 언제나처럼 너무 늦었다고 말을 할지 모른다.
    건강혁명은 소금혁명, 환자 반란이 동시에 진행이 되어야 한다.

2. 성공 – 혁명! 성공을 위한 조건

역성혁명, 쿠데타 등의 모의 과정을 보면 은밀하고 치밀해야 성공함을 알 수 있다. 그리고 그보다 중요한 것은 명분이 있어야 한다는 것이다. 명분 중에 가장 중요한 것은 수많은 사람의 삶을 바꾸어 줄 수 있어야 한다는 것이다. 이러한 조건들이 갖추어져야 성공할 수 있다. 물론 앞선 무력만으로, 공권력만으로 반란을 성공시킬 수는 있다. 하지만 그러면 오래 가지를 못한다. 그리고 그런 것을 혁명이라 부르지는 않는다.

소금혁명은 어떤 것일까?
소금혁명은 소금에 대한 정의를 새롭게 하는 것에서 출발한다. 소금은 그저 짠맛 나는 염화나트륨이 아니라 바닷물 속 미네랄이 총합이라는 새로운 정의가 굳게 세워져야 한다.

'소금은 바닷물 속 미네랄의 총합'이라는 새로운 정의!
그리고 그 새로운 정의를 구현할 새로운 소금 제조방법의 등장이 반드시 이루어져야 한다. 많은 나라에서 소금에 대한 새로운 정의와 관련한 이야기가 있었지만, 그에 걸맞은 새로운 소금제조 방법을 찾지 못해 소금혁명은 선언적 의미에 그치곤 하였다.
순간공중결정제염기술의 등장이 절대적으로 필요하다는 뜻이다. 바닷물 속 미네랄을 온전히 소금에 담아내는 일 그것이 핵심이고 그것을 가능하게 하는 것이 순간공중결정제염기술이다.
물론 깨끗한 바닷물의 등장 역시 중요하다. 바닷물이 깨끗하지 않다면 이 기술을 적용하여 만든 소금이라도 깨끗하지 않기 때문이다.

해양심층수의 등장과 순간공중결정제염기술의 등장을 통해 소금혁명의 거대한 한 축이 형성된 것이다.

물론 이것만으로는 되지를 않는다. 이런 사실을 이론화하고 체계화하여 정당성을 끌어내는 일 또한 매우 중요하다.

새로운 도전은 기존 질서의 엄청난 반대를 수반한다. 기존의 소금제조방법에 익숙해져 있는 제조업자, 소비자, 학자, 권력기관은 새로운 것에 대해 기본적으로 반대 입장을 표시한다. 그리고 이러한 움직임이 커지면 커질수록 대응 수위 또한 높여간다.

이러한 움직임에 대응하기 위해서는 이론적인 틀을 정교하게 짜가지 않으면 안 된다. 체계적으로 대응해나갈 수 있도록 자료를 확보하고 연구해 나가지 않으면 혁명을 성공적으로 만들어 낼 수가 없다.

수많은 성공적인 혁명은 이러한 과정을 다 거친 결과물이다. 소금혁명의 성공을 위한 도전에 대한 반대자들의 대응은 지금도 계속이 되고 있다.

소금은 짠맛만 나면 된다. 소금은 나트륨이다. 소금에 들어 있는 미네랄은 중요하지 않다. 현재 기술로는 불가능하다. 그렇게 하면 소금값이 비싸진다. 기존 음식에 맞지 않는다. 지금까지 아무 탈 없이 먹어 왔다. 바닷물 속 미네랄은 흡수가 안 된다. 다른 소금이 더 좋다. 등의 온갖 이유를 대면서 소금의 새로운 정의를 깎아내리고 있다.

소금혁명의 성공을 위해서는 이러한 논리에 대한 명확한 입장표명과 증거를 댈 수 있어야 한다. 확실한 차별화, 효과, 명분이 있어야 한다. 그것을 체계화할 수 있어야 한다. 그래야 혁명이 성공한다. 그리고 그다음은 수많은 동조자를 확보하는 일이다. 죽염의 성공은 그런 과정을 거쳤기 때문이었다.

대의명분이 뚜렷하면 수많은 동조자가 자발적으로 합류하기 시작한다. 엠큐눈소금에 대한 수많은 동참자가 매일 매일 생겨나고 있다. 대학교수, 의사, 약사, 한의사, 대체의학자, 기능의학자들이 동참하고 있고 수많은 엠큐눈소금 복용자들이 매일 매일 생겨나고 있다. 이들의 목소리가 담을 넘어 퍼져가고 있다.

1천 명, 2천 명에서부터 10만, 60만 구독자를 가진 유튜버가 동참하고 있으며, 엠큐눈소금의 효과와 효능을 알리는 영상은 수십, 수백만의 조회수를 기록하고 있다. 새로운 소금 진짜 소금의 등장에 열광하고 있다.

〈 소금 강의를 경청하는 청중들 〉

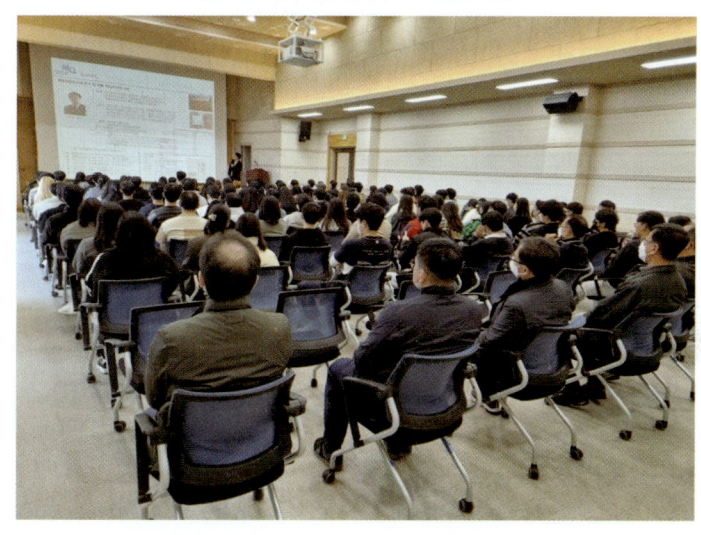

가장 중요한 것은 진실이고 믿음이다. 혁명을 통해 이루고자 하는 건강한 세상에 대한 믿음이 바로 그것이다. 소금혁명은 그 목표가 명확하다. 건강한 세상을 만들어가는 것이다. 그러자면 좋은 소금을 통해 건강이 좋아진다는 믿음이 매우 중요하다. 좋은 소금에 대한 명확한 지식과 그에 대한 확신이 있어야 한다.

바다가 간직한 수많은 미네랄 중 나트륨 하나에 의지하는 소금과 바다의 모든 미네랄을 담은 소금의 차이는 명백하다.

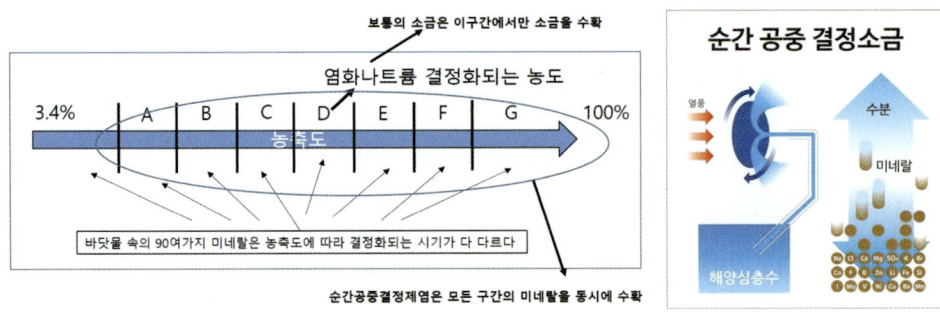

위의 그림에서 확인할 수 있는 것처럼 오직 염화나트륨만을 끄집어내서 만들어진 일반 소금과 순간공중결정제염기술을 활용하여 바다의 모든 미네랄을 담은 소금은 비교할 수 없을 정도로 다르다.

지금 이 책에서 예시한 사례는 빙산의 일각에 불과하다. 수많은 실증 사례들이 지금 쌓여가고 있다. 수많은 사례가 입소문을 통해 전국으로 전 세계로 전파되고 있다.

질병으로 고통받던 사람들이 건강을 찾고 안심하게 되는 상황이 점점 늘어나고 깊어지고 있다. 이미 엠큐눈소금을 통해 체험한 수많은 사람이 신념을 갖고 나서고 있다.

소금혁명을 위한 성공조건은 의외로 간단하다. 소금을 찾는 사람들, 먹는 사람들이 많아지면 된다. 그리고 그 조건들이 나날이 성숙해지고 있다. 체험한 사람들이 뭉치고 먹어본 사람들이 함께 나서야 한다. 좋은 소금으로 달라진 모습을 드러내야 한다. 더 늦기 전에 거대한 이 흐름에 동참해나가야 한다.

잘못된 믿음과 잘못된 소금에 더이상 휘둘리지 않는 건강한 세상을 만들어나가야 한다.

3. 혁명 - 혁명은 전사가 많아야!

건강혁명은 전사가 많아야 성공한다. 어느 싸움이나 마찬가지이지만 숫자는 매우 중요하다. 건강혁명을 위한 전재 조건인 환자의 반란은 깨어있는 환자가 많음을 뜻한다. 기존 치료법의 의학적 질서에 의문을 제시하고 새로운 방법으로 내 건강을 챙겨가겠다는 의지를 가진 사람이 늘어나고 있음을 반증한다.

영화든 옛날이야기든 스토리를 보면 초반에는 주인공들이 고전한다. 하지만 포기하지 않고 도전을 계속해나가면 고난을 이기고 끝내 승리하는 것을 보게 된다. 왜 초반에는 고전하다가 끝에 가서는 이기게 되는 것일까? 같은 주인공인데 초반에는 왜 그렇게 무력하고, 나중에 가서야 힘을 내서 악당을 제압할 수 있게 되는 것일까?

원리는 간단하다. 주인공이 처음에는 혼자이기 때문이다. 반면 악당은 오랫동안 준비를 해왔고, 그에 맞는 힘을 가지고 있다. 하지만 싸움이 지속이 되고 주인공이 포기하지 않고 도전을 해나가면 하나둘 동조자들이 나타난다. 주인공의 대의에 동참하는 사람들이 등장하는 것이다. 이들과 함께 함으로써 끝내 승리를 쟁취하게 된다. 도덕적 정당성이, 포기하지 않고 싸워나가는 주인공의 진정성이 사람들을 불러모으고 함께하게 됨에 따라 수적 우위 힘의 우위, 도덕적 우위를 점하게 되어 승리로 결론이 나게 되는 것이다.

지금 우리가 벌이고 있는 건강혁명을 위한 싸움 역시 마찬가지이다. 끝내는 승리하게 되어있는 필연의 싸움이다. 믿음을 가지고 앞으로 나아가야 한다.

우리가 걸리는 대부분 질환은 원인도 잘 모르고 치료법도 별로 없다. 물론 많은 질병의 원인을 찾아내었고 치료법 또한 찾아낸 것도 사실이지만 아직 너무도 부족하다.

대표적인 사망원인으로 꼽히는 암, 당뇨, 고혈압, 심혈관 질환 등 대부분 질환은 발생원인을 알지 못한다. 막연한 추측만 있을 뿐이다. 그러다 보니 올바른 치료수단이 존재하지 않는다. 결국, 증상 치료, 연명 치료 중심의 세상에 우리는 살고 있다.

내 병의 발생원인은 무엇일까? 치료방법은 무엇일까? 내가 무엇을 해야 할까를 스스로 물어보고 스스로 답을 찾으려는 노력이 필요하다. 내가 먹는 것을 바꾸고 내 삶의 태도를 바꾸고, 내 마음가짐을 바꾸고, 내 행동 양식을 바꾸어 나가는 노력이 필요하다. 내가 내 건강을 위해, 건강혁명을 위해 들어야 할 무기가 무엇인지를 냉철하게 고민을 해보아야 한다.

그런 인식의 전환을 가진 전사가 많아질 때 환자의 반란이 건강혁명으로 연결이 될 수가 있게 된다. 그렇다고 병원 진료를 무조건 거부하자는 것은 아니다. 현대 의술 또한 인류의 소중한 자산이다. 현대 의술로 인해 목숨을 건진 수많은 예가 이를 입증한다. 그렇다고 이를 맹신할 필요는 없다. 또 현대의학이 애써 외면하려고 하는 전통의학, 대체의학, 기능 의학 역시 소중한 자산으로 발전시켜가야 한다.

환자의 반란을 꿈꾸는 사람들은 전사가 되어야 한다. 기존 인식에, 기존 질서에, 기존 삶의 방식에 대해 새로운 목소리를 내야 한다. 몸의 면역력을 키우기보다는 대증요법에 익숙한 병원 처방에 의문을 가져야 한다. 우리가 먹는 음식이 어떤 의미가 있는지, 우리가 숨 쉬는 공기가 왜 중요한지, 우리가 마시는 물이 왜 소중한지를 일상 속에서 느껴야 한다.

음식은 무엇으로 구별이 되는지, 공기는 무엇으로 달라지는지, 물은 무엇으로 차이점을 드러내는지를 정확하게 알아야 한다.

그렇게 차이점을 알고 자신의 몸이 원하는 것을 선택할 수 있는 용기를 내는 것이 싸움의 시작이다.

알지 못하면, 행동하지 않으면 싸움이 없고 혁명도 없다.

엠큐눈소금이라는 소금이 이 세상에 등장하기 위해서는 20년 가까운 시간이 걸렸다. 회사를 세우고 16년의 연구개발의 시간을 보낸 후에 비로소 세상에 나올 수가 있었다. 그리고 소금 인간이라는 책이 나오기까지 3년이라는 시간이 걸렸고 또 이책이 나오기 까지 3년이 걸렸다. 오랜 연구와 노력 끝에 첨단 순간공중결정제염기술을 찾아내고, 그 기술을 활용하여 바다가 간직한 수많은 미네랄을 그대로 담아낸 소금이 바로 엠큐눈소금이다.

매크로바이오틱 식생활 법이 유행한 적이 있었다. 식물을 통으로 먹는 것이 건강에 좋다는 식생활 운동이다. 예를 들면 파를 먹을 때 파의 뿌리, 줄기, 파란 잎까지 같이 먹어야 한다는 것이다. 열매도 그렇고 하여간 몽땅 통으로 먹자는 운동이었다. 타당한 운동이라고 생각된다. 각각이 간직한 영양소들이 다르기에 이들을 같이 몽땅 먹는 것이 건강에 도움이 된다는 것은 설득력이 있다.

〈 매크로바이오틱 식생활법 예 – 파 섭취 시 모두 섭취 〉

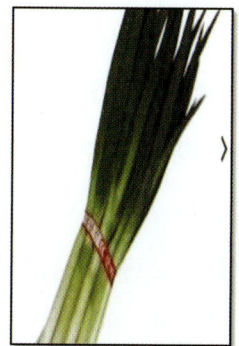
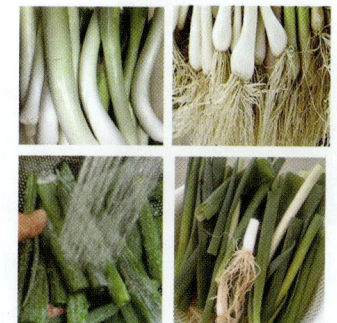

그런데 왜 소금은 그 좋다는 수많은 미네랄을 다 빼고 나트륨만을 굳이 먹으려고 하는 것일까? 이제는 벗어나야 한다. 깨어나야 한다. 바다가 간직한 미네랄을 통으로 먹어야 한다. 기술을 핑계로, 가격을 핑계로, 구하기 어려움을 핑계로 하는 모든 행위를 이제는 멈춰야 한다.

환자의 반란을 알리는 수많은 책이 있다. 처방들이 난무하고 있다. 그런데도 진정한 환자의 반란이 건강혁명으로 진행되고 있지 못함은 왜일까? 잘못된 철학에, 이념에 빠지고 잘못된 방법을 선택한 때문은 아닐까?

내가 전사가 되지 않고 남이 싸워주기만을 원하기 때문은 아닐까? 혁명은 몇 명의 혁명가로 이루어지지 않는다. 수만 명 수십만 명이 나설 때 이루어진다.

프랑스 혁명의 도화선이 된 바스티유 감옥 습격은 30,000명의 사람이 참여함으로써 성공적으로 이루어졌다. 이대로는 더이상 안 된다는 믿음을 가지고 일어선 결과 성공을 한 것이다. 하지만 그 30,000명의 사람 중에 자유, 평등, 박애라는 프랑스 혁명의 이념을 제대로 알고 있는 사람은 그렇게 많지가 않았다. 수백 수천 명의 깨어있는 사람들이 방향을 제시하고 과거 체제에 고통받던 수많은 사람이 동참함으로써 혁명의 거대한 물결을 만들어 낸 것이다.

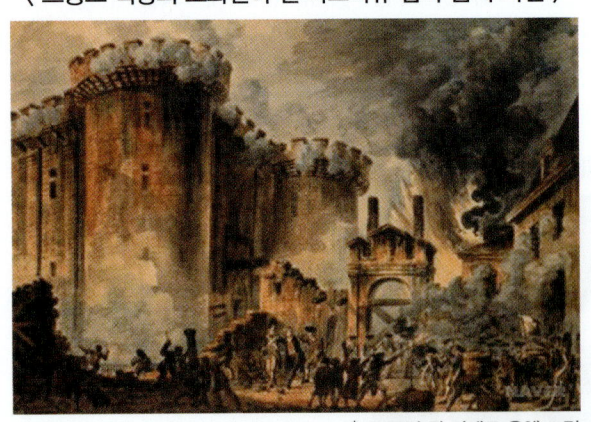

〈 프랑스 혁명의 도화선이 된 바스티유 감옥 습격 사건 〉

* 1789년 장 피에르 우엘 그림

앞장서 가는 사람들이 있어야 한다. 목소리를 내는 사람들이 있어야 한다. 자기가 경험한 바를 이야기하는 사람들이 있어야 한다. 이야기하고 글로 체계화하고 전파해나가는 사람들이 있어야 한다. 소금을 들고 가까운 분들에게 권하고 알리는 사람들이 있어야 한다. 그렇게 해야 망설이고 눈치 보던 수많은 사람도 혁명의 대열에 동참한다. 그리고 목소리를 내기 시작한다.

건강혁명은 내가 내 몸의 주인으로 바로 서고자 하는 운동이다. 내 몸을 바꿈으로써 세상을 바꾸려는 운동이 건강혁명이다.

그렇게 해야 우리가 먹는 음식이 바뀌고, 병원의 치료시스템이 바뀌고, 국가의 의료정책이 바뀐다. 우리는 국가의 의료정책이 바뀌는 것을 너무나 많이 보아왔다. 국민의 요구 때문에, 의료적 필요 때문에 바뀌는 것이 맞다.

어떤 약은 의료급여에 들어가기도 하고 빠지기도 하고, 어떤 약은 금지되고 어떤 약은 성분 함량에 대한 규제가 이루어지기도 한다. 지금까지 멀쩡하게 먹어 왔던 것이 부작용이 있다고 하면서 금지되고 환수가 되기도 한다. 어떤 약은 오랫동안 사용되어왔음에도 발암물질이 들어 있다고 해서 폐기되기도 한다. 어떤 약은 쭉 사용되어오다가 전혀 효과가 없다고 해서 시장에서 퇴출이 되기도 한다.

어떤 약은 의학적 사실에 의해서 취해지는 조치이기도 하지만 어떤 약은 민의에 의해 바뀌기도 한다. 수많은 사람이 정당성을 가지고 요구하고 행동하면 하나둘 바뀐다.

그렇게 하나하나 바꾸어가면서 건강혁명을 완수해 나가야 한다.

미네랄이 많다는 이유로 불법이었던 엠큐눈소금이 이제는 합법적으로 팔리는 세상이 되었다. 앞으로는 건강을 위해 누구나 먹어야 하는 그런 세상을 만들어나가야 한다.

그렇게 될 때 건강혁명은 성큼 다가온다. 동참하는 사람들이 많으면 많을수록 전사가 많아질수록 승리의 날은 가까워진다.

4. 실천 – 가족 건강은 내가

식구라 하면 밥을 같이 먹는 사람을 이야기한다.

소금 한 가마니를 먹어야 비로소 어른이 된다는 말이 있다. 일본 속담에는 친구는 소금 한 가마니를 같이 먹은 사이라는 말도 있다. 한 가마니면 80kg이다. 이를 먹어야 어른이 된다는 뜻이고, 그 정도 먹을 시간을 함께 해야 서로를 알게 된다는 뜻이기도 하다. 하루 15g이면 15년쯤 걸린다. 하루 10g이면 20년쯤 걸린다. 소금을 많이 먹으려면 일을 많이 하면 된다. 땀을 많이 흘리게 되면 섭취량이 늘어난다. 고생한 만큼, 땀 흘린 만큼 어른이 되어 간다는 뜻이다.

나는 20년이 넘는 시간 동안 소금을 연구했다. 도서관에서 문헌을 찾아보는 것만으로 연구한 것이 아니라, 직접 만들어 보면서 연구를 했다. 국내외의 소금 만드는 현장을 가보았고, 소금 설비 제조업자들도 수없이 만났다. 소금판매를 하는 분들도 만났고, 소금을 연구하는 학자들도 만났다. 다시 말하면 실천적인 연구를 했다는 뜻이다.

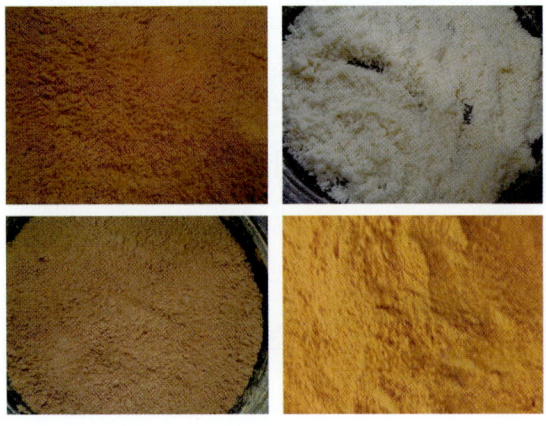

〈 소금 연구 과정에서 만든 다양한 시제품들 〉

바닷물을 연구하고, 심층수를 연구했다. 수많은 국제 심층수 학자, 연구자들과 교류의 기회를 얻었다. 나도 수없는 발표를 했다. 그렇게 하나하나 검증의 절차를 밟았다.

이런 와중에 나에게는 수많은 소금이 쌓였다. 한국 소금, 외국 소금 할 것 없이 수많은 소금과 시제품 소금들이 내 손에 들어왔다. 그때마다 그것을 집에 가져다가 테스트 겸 사용하게 하였다.

맛을 보고, 성질을 파악하고, 음식에 직접 사용하기도 하였다. 그냥 집어먹기도 하고, 물에 타서 먹기도 하고, 음식에 넣어 먹기도 하였다. 구워도 보고, 태워도 보고, 말려도 보았다.

〈 실험을 통해 만든 다양한 소금 시제품들 〉

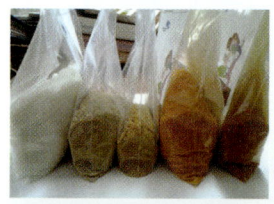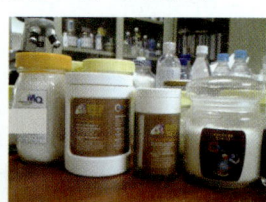
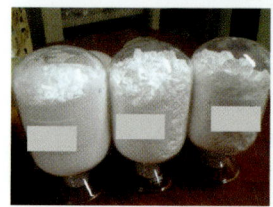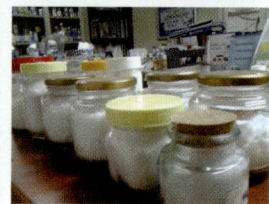

농축효율의 향상을 위하여 이온교환막 전문가들의 도움을 받아서 이온교환막을 이용 바닷물 속 이온을 걸러도 보고 농축도 해보았다. RO 장치를 통한 농축도 해보았다. 물론 태양열을 이용한 천일염식 농축장치도 만들어서 실험을 진행해 보았다. 그런 다양한 실험을 거쳐 만들어진 소금이 우리 집 부엌으로 모여들었다.

처음에는 신기해하던 그 소금들이 쌓이고 쌓여갈수록 가족들은 지쳐갔다. 늘어나는 빚과 함께 소금이 쌓이니 그 소금이 반가울 리가 없었다. 그렇게 만들어진 소금은 그 소금이 그 소금이고, 이 소금이 이 소금이고 하다 보니 별 차이를 느끼지 못한 탓이다. 내가 초기에 연구했던 소금은 기존의 소금 방식을 개선해 보는 측면이 강했다. 기존의 소금과 모양이 다르고, 생산지가 다르고, 포장방법이 달랐지만 결국은 기존 소금의 한계를 뛰어넘지 못한 비슷한 결과를 내었기 때문이다. 그래서 소금을 가지고 가면 아내에게서 또 소금이야 하는 말을 지겹도록 들었던 것이다.

왜 나는 기존의 소금제조 방식을 다시금 연구했을까? 그 이유는 여러 가지가 있다.

첫째는 소금의 제조기술의 핵심을 파악하기 위함이었다. 소금을 다양하게 제조하는 과정에서 소금의 특성, 미네랄의 특성을 확실하게 파악을 할 수가 있었다.

둘째는 바닷물의 특성을 파악하기 위함이었다. 바닷물은 어떻게 다른가, 농도에 따라, 온도에 따라 어떻게 반응하는가를 알기 위함이었다. 수십 종류의 미네랄을 포함하고 있는 바닷물은 농도와 온도에 따라 다른 반응을 나타내기 때문이다.

셋째는 기존의 소금제조 방법의 문제점을 확실하게 알아내기 위함이었다. 기존에 사용되고 있는 소금제조 방법이 가진 다양한 문제점을 파악할 수 있게 되었다.

넷째 가장 중요한 연구 당시의 옛날 법으로는 순간공중결정제염기술로 만든 소금은 미네랄이 많아서 불법 소금이었기 때문에 그것을 회피할 수 있는 다른 길이 없을까 하는 것이었다. 미네랄을 가능한 한 살리면서도 염도 기준을 맞추는 길은 없을까 하는 모순된 방법을 찾고자 하는 연구였다.

그런 과정을 거친 후 순간공중결정제염기술이 완성이 되고, 법이 개정되어서 미네랄 풍부한 엠큐눈소금이 출시가 되면서 많은 것이 바뀌었다. 지난한 연구 과정과 늘어가는 빚으로 인해 소금을 외면했던 가족들이 소금으로 인해 건강을 찾으면서 소금에 대한 인식이 극적으로 바뀌었다. 소금을 먹고, 바르고, 마시면서 건강을 찾게 되자 가족의 모습이 바뀌었다. 건강한 모습은 엠큐눈소금을 자신 있게 설명을 할 수 있는 확실한 증명서가 되었다.

효능이 있는 소금이라는 것이 증명되면서 상황이 완전하게 역전이 된 것이다.

이제는 집에 소금을 쌓아두고 먹는 상황이다. 갑작스럽게 다른 사람에게 주어야 할 필요성이 있어서이기도 하지만 이제는 다른 소금을 사용하지 않기 때문이다. 온 가족이 매일 소금으로 요리를 한 음식을 먹는다. 수시로 소금물을 마신다.

소금만 바꾸어도 건강에 큰 변화가 찾아온다.

엠큐눈소금을 드시는 분들을 보면 혼자 드시는 분들도 있지만 어떻게든 가족들에게 먹이려고 애를 쓰는 분들이 많다. 남편의, 아내의 건강을 위해 멀리 고성 공장까지 와서 사가는 분들이 많다. 가족이 건강해야 나도 건강해질 수 있음을 알기 때문이다. 또 내가 건강해야 가족이 건강해짐을 알기 때문이다.

집에 아픈 사람이 한 명이라도 있는 집은 그 사정을 알 것이다. 피부가 좋지 않아서 집을 못 나가는 사람, 아파서 매일 매일 약을 먹어야 하는 사람, 걸어 다니는 종합병원인 사람, 원인을 알 수 없는 질환으로 남모르는 고통을 받는 사람들이 가족 중에 한 명이라도 있다면 나머지 가족들은 행복하기가 쉽지 않다.

사람은 시간이 가면 나이가 들어간다. 돈을 벌기 위해 고생한 만큼 몸이 망가진다. 환경과 기후 변화는 건강한 삶을 점점 어렵게 하고 있다. 섭취하는 음식물의 안전 역시 장담하기가 점점 어려워지고 있다. 이런 상황에서 자신의 건강, 가족의 건강을 지켜나가는 일은 어렵지만, 매우 중요한 일이다.

하지만 조금만 신경을 쓰면 가능한 방법이 하나 존재한다. 좋은 소금을 선택하는 일이다. 우리 몸에 필요한 미네랄을 보충하고, 우리 몸의 독소를 빼내는 데 도움을 주는 소금을 섭취할 수 있다면 가족 건강의 한 걸음을 내디딜 수가 있게 된다.

그것은 소금이 모든 식생활의 기초이고, 바닷물 속에 들어 있는 엄청난 미네랄이 생명의 기초 물질이기 때문이다. 바닷물 속에 사는 그 수많은 생명체는 오로지 그 바닷물에서 필요한 모든 것을 얻는다. 그리고 건강하게 살아간다. 바다의 미네랄이 생명을 살리고 건강한 삶을 보장하고 있다.

〈 생로병사의 비밀과 미네랄 〉

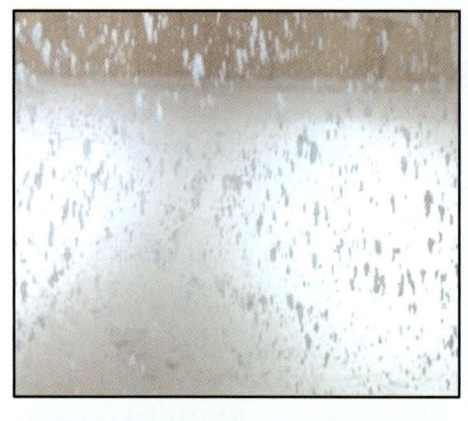
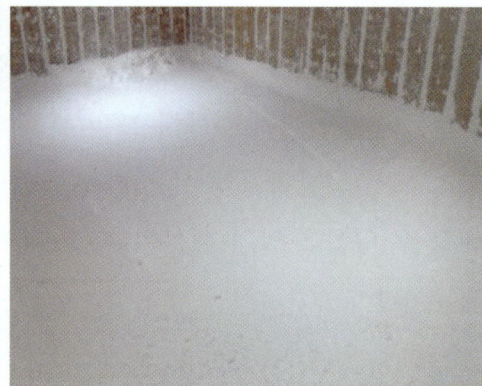
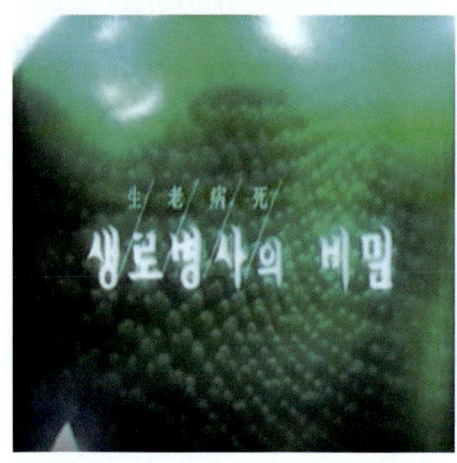
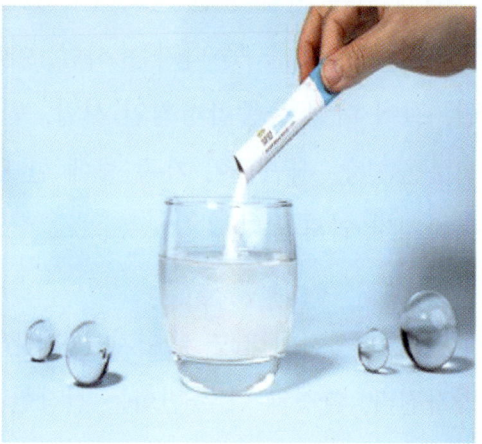

우리 인간 역시 마찬가지이다. 건강혁명이 성공하려면 가정에서부터 시작되어야 한다. 한 가정 한 가정이 미네랄 소금에 눈을 뜨기 시작할 때 진정한 건강혁명이 시작된다.

새로운 소금혁명에 주목할 때 건강혁명 그 출발이 이루어진다.

3절 건강혁명 ― 질병과의 전쟁

1. 암과의 전쟁

암은 이제 참으로 흔한 질병이 되었다. 누구나 암보험 하나쯤은 들어야 하고. 주변에 누가 암에 걸렸다 하여도 크게 놀라지도 않는 세상이 되었다.

그렇게 흔해지고 환자가 넘쳐나지만 여전히 우리는 암이 왜 발생을 하고, 어떻게 치료를 해야 하는지를 완전하게 알지 못한다. 그러다 보니 온갖 검증되지 않는 방법들이 넘쳐나고 있다.

물론 암을 치료하는 다양한 방법들이 있다. 하지만 어느 것 하나 완전하지 못하다. 그리고 어떤 방법을 택하든 완치를 장담하지를 못한다.

스티브 잡스 같은 유명하고 세계적인 부자도 암을 넘어서지 못하고 젊은 날에 생을 마감했다. 그런 상황에서 누가 암을 완치시킬 수 있다고 장담할 수 있을까?

소금 역시 그렇다. 물론 소금이 암을 치료한다고 주장하는 사람들도 많이 있다. 그런데도 그 소금이 왜 암에 효과를 내는지를 명확하게 제시하지를 못하고 있고 그 소금으로 암이 나았다는 확실한 증거를 제시하지 못하고 있다.

엠큐눈소금은 어떨까?

물론 엠큐눈소금 역시 암에 특효약이라고 주장할 수는 없다. 엠큐눈소금을 먹었더니 암이 완전하게 나았다고 주장하는 사람은 없다. 설사 나았다고 해도 엠큐눈소금 때문만인지를 검증하기는 쉽지 않다. 그러기 때문에 엠큐눈소금의 항암 효과는 진행형이다.

* 오씨아드 해양바이오 연구소에서는 면역항암제 개발 연구를 진행하고 있으며 관련 특허를 출원한바 있습니다.

하지만 바닷물에서 추출한 미네랄을 활용한 몇 가지 연구사례를 보면서 항암치료 그 효능을 가늠해 볼 수는 있을 것이다.

연구사례 1. 일본에서 쥐에게 악성 동물암 '자르코마180"을 이식하여 암이 발생하게 하고 간수를 2배, 4배, 8배로 희석하여 1일 1회 0.5ml씩 경구투여하여 2주간의 경과를 관찰하였다.

그 결과는 다음 표와 같다.

〈 표: 간수를 이용한 종양 크기 감소 효과 〉

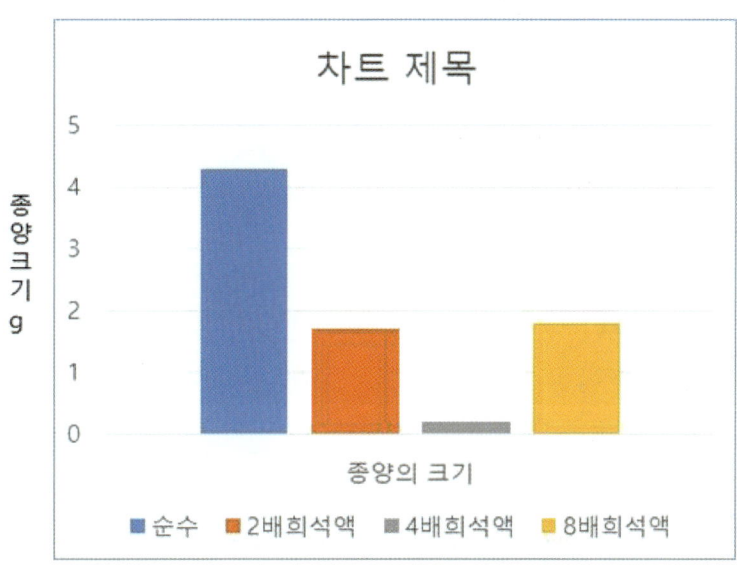

표에서 확인할 수 있는 것처럼 간수를 투여한 쥐의 경우, 간수 투여에 의한 암 종양 크기의 변화는 확연하게 차이가 나는 것을 볼 수 있다. 그리고 더 중요한 것은 간수 투여에 의한 부작용이 발견되지 않는다는 것이다. 항암제는 기본적으로 암세포를 공격하지만 정상세포도 공격하고 면역세포의 기능을 저하시키고, 체중의 감소. 백혈구 감소 등 다양한 부작용을 수반한다. 하지만 간수의 경우에는 부작용이 거의 없다.

간수 성분이 100% 그대로 충분하게 들어 있는 엠큐눈소금의 경우 16년 동안의 연구개발 및 실험을 거쳤고, 제품출시 후 수만 명의 사람이 섭취하였고, 현재도 매일 일상적으로 섭취를 하고 있지만 이렇다 할 부작용이 보고되고 있지는 않다.

아주 다량 섭취할 경우 설사를 하는 경우가 간혹 있기는 하지만 간수의 마그네슘 성분이 변비 등을 해소하는 기능이 있는 것으로 알려졌기 때문에 과잉으로 인한 현상이지 부작용이라고까지 할 것이 없다.

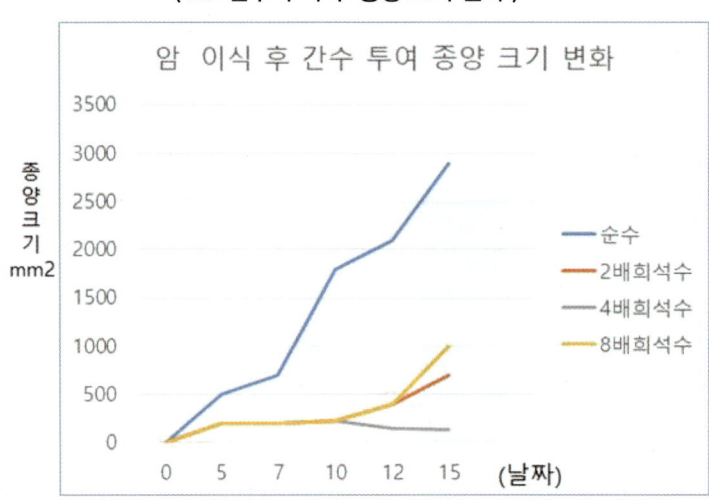

〈 표: 간수 투여 후 종양 크기 변화 〉

현재 많은 분이 암을 예방하기 위해서 엠큐눈소금을 드시고 계시고, 또 암에 걸린 후 치료하는 과정에 있는 분들도 엠큐눈소금을 많이 드시고 있다.

환자분들이 보이는 공통적인 반응은, 엠큐눈소금이 맛있고, 다른 소금과 달리 구토 등 먹기에 불편함을 주는 현상이 없고, 식사를 할 수 있게 해주고, 먹으니 통증이 완화되는 것 같아서 살 것 같다는 이야기가 전해지고 있다.

암은 완치를 장담하는 것이 쉽지 않다. 평생을 안고 가야 할 과제이다.

그러기에 평소에 건강관리를 잘해나가는 것이 중요하다. 암세포는 매일 매일 생기면서 우리 몸을 공격한다. 그 공격을 분쇄하고 우리 몸을 지켜나가기 위해서 섭생을 달리해야 한다. 앞에서 제시한 간수의 효과는 결국 미네랄 효과이다. 미네랄이 얼마나 골고루, 풍부하게 들어 있느냐가 중요한 것이다. 그러기 때문에 미네랄이 제대로 든 소금을 선택해서 먹어야 한다.

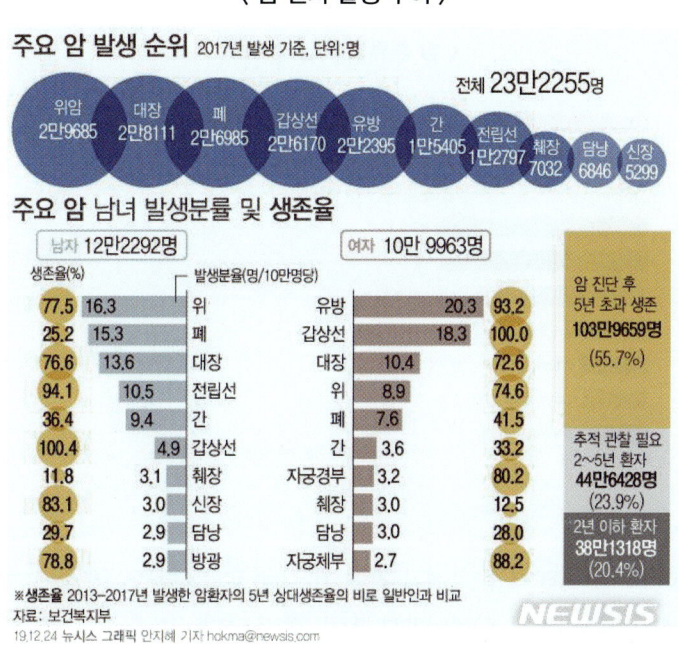

〈 암 환자 발생 추이 〉

매년 20만 명이 넘는 암 환자가 발생한다. 참으로 절망적인 숫자이다. 치료 지표로 사용하고 있는 5년 생존율은 지속해서 높아지고 있다고 하지만 암으로 죽어가는 숫자는 매년 증가하고 있다. 암에 걸린 후 5년이 아니라 몇 달조차 기약하지 못하는 환자분들도 수없이 존재한다. 암마다 다르고, 사람마다 다르다. 치료방법도 수없이 많다. 하지만 그 어느 것 하나 장담을 하지 못한다.

암은 살아온 삶의 결과물이다.

누구나 걸리는 전염병도 아니고, 세균에 의한 질환도 아니다. 실험을 위해 쥐에게 암이 생기게 하려면 100만 개의 암세포를 주입해야 암이 생긴다고 한다. 그보다 적으면 쥐의 면역세포들이 공격하여 암이 발생하지 않도록 한다는 것이다. 그만큼 집중적이고 많은 암세포가 생겨나서 활동한 결과 우리가 암에 걸렸다는 뜻이 된다.

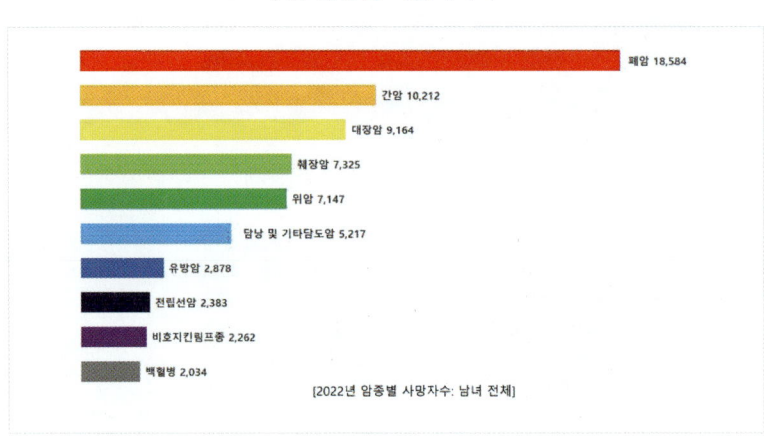

암은 일종의 생활습관병이다. 물론 유전적인 체질도 일정 부분 관여되지만 어떻게 살아왔느냐에 의해 대부분이 결정된다.

다시 말하면 살아온 결과물이라고 보는 것이 옳다.

착하게 살았느냐, 악하게 살았느냐의 문제가 아니라, 무엇을 얼마만큼 먹고, 어떤 환경에서, 어떤 방식으로, 누구와 함께 얼마만큼 오래 살아왔느냐의 결과물이라는 것이다.

암을 치료하거나 증식속도를 줄이려면 결과적으로 생활습관을 바꾸어 나가야 한다. 물론 병원에서 하는 즉각적이고 가시적인 치료 활동 역시 필요하다. 하지만 삶의 방식이 바뀌지 않으면 일시적인 치료 효과는 있을지 몰라도 재발의 우려는 커진다.

무엇을 바꾸어야 하는지는 이미 수많은 사람이 이야기를 하고 있으므로 다들 알고 있다.

정보가 너무 많아서 혼란스럽기까지 하다. 술, 담배를 끊어라, 스트레스 받지 마라, 운동해라, 잘 먹어라, 보약을 먹어라 등등

그런데도 암은 재발하고, 원하는 만큼 생명 연장은 이루어지지 않는 경우도 많이 있다. 무엇이 문제일까?

원인은 여러 가지가 있을 수 있겠지만 많은 사람이 간과하고 있는 것이 있다. 그것은 바로 미네랄이다.

술, 담배가 해로운 이유는 여러 가지가 있지만, 미네랄을 소모하고 배출시킨다는 것이다, 스트레스 역시 마찬가지이다. 운동 역시 미네랄 소모량과 배출을 증가시킨다, 가공을 거친 음식일수록 미네랄 함량은 줄어들어 있다. 특히나 암은 나이가 들어 많이 걸린다. 나이가 들수록 더 필요한 것이 미네랄이다.

미네랄은 우리 몸을 작동시키고, 움직이고, 살아있도록 하는 필수적인 물질이다. 면역력을 키워주고 암세포를 죽이는 물질이다. 그리고 무엇보다 종류가 무척이나 많다. 이들 미네랄이 골고루 섭취되지 않으면 우리 몸은 탈이 날 수밖에 없다. 단 한 가지 미네랄이 부족해도 우리 몸은 탈이 나게 되어있다.

더 건강해지기 위해서는 미네랄을 충분하게 섭취하는 것이 중요한데, 건강을 위한 활동이 오히려 미네랄의 섭취를 줄이고 소모량을 늘리는 역할을 하게 되는 역설이 생기게 된다. 특히 병원 음식은 칼로리 중심으로 계산되고 저염식을 강조하면서 만들어지기 때문에 맛도 없지만, 미네랄 함량은 턱없이 낮다. 그러니 병원에서 암을 치료하는 것은 매우 어렵다.

많은 사람이 산과 바다와 강과 호수를 찾는 이유가 거기에 있다. 즉석식 음식이 아니라 자연식을 먹고자 하는 이유가 거기에 있다. 스트레스를 덜

받고, 과격한 운동이 아니라 건전한 운동을 하고, 미네랄 있는 음식을 먹고, 자연식을 먹는 이유가 거기에 있다.

우리 몸에 수시로 발생하는 암세포는 우리 몸이 매일 매일 청소하듯이 잡아 파괴한다. 암세포를 찾아내고 파괴하고 하는 역할 역시 미네랄의 도움으로 이루어진다. 그런데 우리의 생활습관이 나빠짐으로 인해 우리 몸이 감당할 수 없는 상황 즉 미네랄 부족으로 인해 암세포가 번창하고 미네랄 부족으로 인해 암세포를 제어해나가지 못하면 우리는 암에 걸리게 된다.

따라서 치료는 당연하게 미네랄을 고루 섭취하는 것에서부터 시작해야 한다. 병원에서 하는 다양한 치료도 해야 하지만 궁극적으로 암으로부터의 독립은 미네랄의 충분하고 고른 섭취를 통해서 가능하다. 병원에서 주는 병원식, 저염식, 미네랄 없는 음식으로는 거의 불가능에 가깝다. 암이 발생한 원인에서부터 치료는 시작하여야 한다.

천연미네랄의 장점은 부작용이 없다는 것이다. 특히 미네랄 풍부한 소금은 인류의 역사와 함께 검증되어온 식품이다. 다만 최근 들어서면서 순도 99%의 염화나트륨으로 이루어진 소금 즉 소금이 아닌 염화나트륨을 먹으면서 치료의 효과가 반감이 되는 것이 문제이다.

소금은 염화나트륨이 아니라 염화나트륨 + 다양한 미네랄이 바로 소금이다. 소금의 개념을 바로잡지 않고서는 암의 치료는 어려울 수밖에 없다. 물론 다른 음식, 미네랄 복합제로 미네랄의 보충은 가능하지만, 바닷물을 그대로 건조한 소금만큼 미네랄이 풍부하고 다양한 식품을 찾는 것은 불가능하다.

암의 예방과 치료는 고른 미네랄 섭취로부터 시작해야 한다.

그럴 때 암을 뛰어넘는 건강혁명이 시작된다.

2. 당뇨와의 전쟁

당뇨병은 완치가 안 되는 질환으로 알려져 있다. 많은 사람이 당뇨라는 질환으로 인해 고통받고 있고 식생활에 제약을 받고 있고, 계속 병원과 약의 신세를 져야 하는 상황에 내몰리고 있다. 심하면 목숨을 잃게 되기도 한다.

원인은 여러 가지를 꼽을 수 있다. 식생활의 문제, 운동의 문제, 췌장의 문제, 인슐린의 문제, 유전적인 문제 등 다양하다. 이 모든 원인에도 불구하고 좋은 소금과 미네랄의 섭취는 많은 사람에게 치료 효과를 보여주고 있다. 물론 소금의 섭취만으로 당뇨병이 일거에 낫는다고 말할 수는 없지만 많은 분의 소금 섭취 사례 후기를 통해 그 효과를 확인할 수 있다.

부산에 사시는 40대 남성분은 생생하게 전하고 있다. 본인이 엠큐눈소금으로 건강에 도움을 받은 후 부모님에게 권해드렸더니 300이 넘던 당수치가 100대로 뚝 떨어졌다고 한다. 다른 것의 변화 없이 엠큐눈소금만을 드시고 난 후 측정치라고 전했다. 이외에도 남편의 당뇨병을 치료한 이야기를 전한 부인도 있다. 한두 사람이 아니라 수십 명의 사람이 이야기를 전하고 있다. 물론 효과를 보았지만, 그 이야기를 전하지 않은 수많은 사람이 있을 것이다.

이처럼 대한민국에서 엠큐눈소금을 먹고 당뇨 질환이 해결된 사례들이 수없이 많다. 꼭 당뇨 증상은 아니지만 드시고 좋아졌다고 많은 분이 전화로 사용 후기를 남겨 주고 있다.

아래 사례는 일본 누치마스사에 접수된 복용 후기 사례이다. 이 사례는 일본 누치마스사의 사장이 집필한 책《기적의 염 누치마스》에 실린 내용이다.

< 기적의 소금 책자에 실린 미네랄 소금 이용 당뇨 치료 후기 >

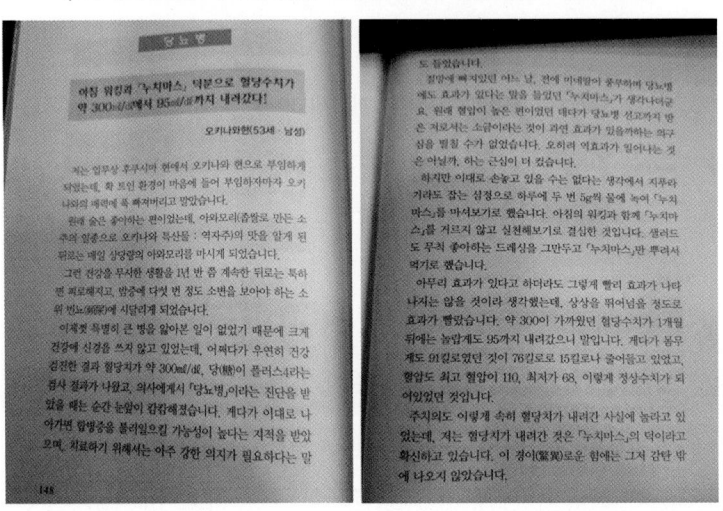

"요약하면 어느날 건강검진을 했더니 혈당치가 300ml/dl 나와서 병원에서 위험하다는 말을 듣고 의심은 들었지만 한번 해보자고 결심하고 미네랄 소금 5g을 물에 타서 하루 2번을 먹었더니 1달만에 혈당치가 96까지 내려갔고, 체중도 91Kg에서 76Kg으로 15Kg이나 줄었고, 혈압도 110에 68로 안정이 되었다고 하면서 미네랄 소금의 경이로움에는 감탄만이 나온다라고 되어 있다."

위 사례의 미네랄 소금은 일본 누치마스사의 소금이다. 엠큐눈소금과 같은 원리로 제조가 된다. 오씨아드와는 기술제휴가 되어 있기도 하다.

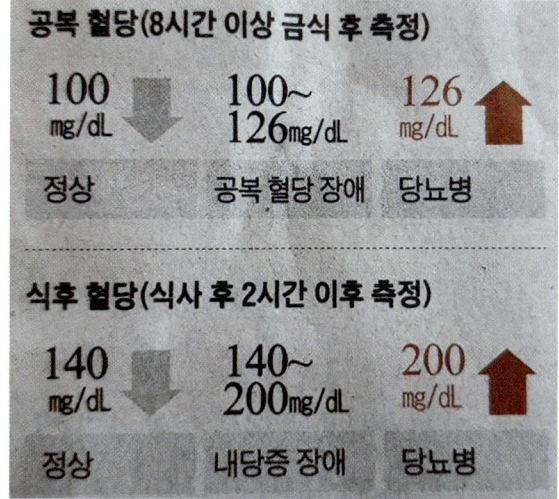

〈 당뇨병 판단 기준 〉

엠큐눈소금을 드시는 양은 제각각이다.

위의 사례에서는 하루 10g을 먹은 것으로 나오지만, 하루 3g에서부터 20g까지 다양하다. 몸에 맞게 드시면 된다. 부족하다 싶으면 좀 많이 먹고, 많다 싶으면 적게 먹으면 된다. 요리에 넣어 먹어도 되고 물에 타서 먹어도 된다.

엠큐눈소금을 통해 우리 몸을 정상으로 돌리면 다양한 부분이 좋아진다. 당뇨 증상의 개선은 그중에 극히 일부분에 불과하다. 당뇨 증상이란 것은 결국 호르몬이 만들어지고 유통되고 흡수되고 하는 과정 어딘가에서 문제가 생겨서 발생한다. 생성의 문제, 유통의 문제, 소비의 문제 그리고 우리 몸의 영양의 균형문제이다. 이 모든 과정에 소금과 미네랄 그리고 물이 관여한다. 그것을 제대로 하면 우리 몸은 당뇨 증상에서 벗어날 수가 있게 된다.

당뇨 질환으로부터 탈출은 좋은 소금을 섭취하는 것에서부터 시작한다.

병원에 가면 약을 드시면서 관리하시라고 이야기를 한다.

"요즈음 웬만한 병은 완치라는 것이 없고, 당뇨병 역시 마찬가지이며 앞으로 쭉 약을 드시다가 세월이 흘러 만성이 되고 악화하면 약의 양을 늘리든가 아니면 더 강한 약을 드시면 되니까 지금부터 쭉 약을 드세요." 한다. 치료의 길, 완치의 길은 없다.

하지만 의사들의 절망적인 진단과 처방에도 불구하고 다른 방법으로 당뇨 증상을 개선하고 약을 끊은 사람들이 많이 존재한다.

증상에 대한 처방이 아니라 원인을 찾아서 우리 몸이 해결해 나갈 수 있도록 하는 대책이 필요하다. 물론 병원에서도 식사에 대해서, 음식에 관해서 이야기하기도 한다. 하지만 그 역시 처방은 어떤 것을 줄이세요. 하는 정도이다. 환자분들이 따라 할 수 없는 것이 대부분이다.

흔히 한약을 지으러 가면 한약을 지어 주면서 같이 먹지 말아야 할 것을 쭉 나열해 준다. 따져보면 그것을 빼버리면 먹을 것이 거의 없다. 맨밥만 먹으라는 수준이다. 의사의 처방 역시 마찬가지이다. 칼로리 중심, 영양분 중심의 식이요법은 효과도 적고 지키기도 어렵다. 그것이 쉽고 효과가 있었다면 당뇨병 환자들이 이렇게도 많을 수가 있을까? 의사의 처방으로 당뇨병이 나았다는 분을 찾는 것은 매우 어렵다.

이제 방법을 바꾸어야 한다. 증상에 대한 처방이 아니라 원인에 대한 해결책을 찾아야 한다. 칼로리 중심이 아니라 미네랄 중심으로, 영양분 중심이 아니라 미네랄 중심으로 바뀌어야 한다.

영양분의 과잉 편중이, 잘못된 생활습관이 만들어 낸 질환이 당뇨병이다. 몸의 순환이 어지러워져서, 균형이 깨져서 생긴 질환이다.

이에 대한 치료는 먼저 편중된 식사를 개선하고 미네랄과 소금을 보충해 주는 방식으로 바꾸어야 한다. 미네랄이 제대로 든 식사를 하고 충분한 물을 먹고 미네랄 소금을 먹음으로써 치유의 기적을 맛본 수많은 사람이 증언하고 있다.

당뇨 증상은 혈액 속에 당이 많아서 그것이 소변으로 나오는 질환이다.

그럼 혈액 속에 왜 당이 많을까? 그 이유는 당 성분을 많이 먹고 그것이 혈액 속에 들어오고 혈액에서 우리 몸의 세포 속으로 당 성분이 잘 들어가지 않기 때문에 소모되지 않고 그대로 남아있는 것이다. 그래서 그 피를 계속해서 걸러내야 하는 신장에서 과부하가 걸리게 하고 걸러내지 못한 당 성분이 소변으로 나가는 질환이다. 당 성분을 많이 먹는 것이 1차 문제이고, 이것이 소화 흡수되어서 다른 곳에 안 가고 혈액으로 가는 것이 2차 문제이고, 혈액에서 세포 속으로 흡수가 안 되는 것이 3차 문제이고 신장에서 제대로 걸러지지 못하는 것이 4차 문제가 된다. 태어날 때부터 인슐린이 분비가 안 되는 유전적인 질환을 앓는 사람들을 제외하면 살아가면서 생활습관으로 인해 각 단계에서 문제가 생긴 것이다. 사실 당은 인간이 살아가는 데 매우 중요한 것이다. 에너지 대부분을 당이 만들어 낸다. 다양한 변신을 통해 우리 몸을 구성하기도 한다. 그러기 때문에 인간은 가능한 한 당을 많이 흡수 저장하려는 습성을 가지고 있다. 원시시대 먹는 것이 제한적이고 변동이 심한 상황에서 생존하기 위한 선택이었다. 그것이 모든 것이 풍요해지고 특히 당 성분을 많이 섭취할 수 있게 된 시대적 변화를 몸이 감당하지 못해서 발생하는 질환이다.

다시 말하면 당뇨병은 혈액 속의 당 성분의 비율이 올라가서 생기는 병이다. 혈당이 높아지면 혈액은 그것을 가지고 있지 못하고 소변으로 배출시키려고 한다. 이때 배출이 되는 포도당은 다량의 물을 끌고 나가게 되어 소변의 양을 증가시킨다. 그러면 몸에서는 수분이 모자라 갈증을 느끼게 되어 물을 많이 섭취하게 되고 이는 또 소변으로 빠져나가는 악순환에 빠지게 된다. 또한, 섭취한 음식물이 소변으로 빠져나가고 에너지로 이용되지 못함으로써 공복감이 심해지게 되어 점점 더 먹으려고 한다. 그 결과 한편으로는 살이 빠지지만, 과잉 섭취된 탄수화물을 제외한 지방과 단백질은 몸의 또 다른 부작용을 만든다….

또한, 혈액 속으로 조절되지 않은 당분이 흐름으로 인해 몸에 심각한 부작용이 발생한다. 모세혈관이 죽고, 말초신경이 죽어간다. 그 결과 각종 장기가 망가지고 살이 썩어가는 현상이 벌어진다.

혈당은 췌장이자에서 생산되는 인슐린과 글루카곤이라는 두 가지 물질에 의해 일정 수준으로 유지가 된다.

인슐린은 베타세포에서 만들어지는데 혈당은 낮추는 임무를 수행한다. 글루카곤은 알파세포에서 만들어지는데 혈당을 높이는 역할을 한다.

정상적인 상태는 이 두 가지 물질의 적당한 양이 배출되어 혈당을 적정 상태로 유지한다. 혈당이 높으면 인슐린이, 혈당이 낮으면 글루카곤이 분비되어 혈당을 조절한다.

당뇨병은 대부분 이 중에서 인슐린이 적게 분비가 되거나, 분비가 안 되어서 발생을 한다. 인슐린이 분비가 안 되니 글루카곤만이 분비가 되어 혈당이 높은 상태를 유지하게 되는 것이다.

그럼 왜 인슐린이 분비가 안 되거나 적게 분비가 되는 것일까?

여러 가지 이유가 있지만, 그중에 대표적인 것이 인슐린 분비에 필요한 미네랄의 부족을 들 수가 있다.

인슐린의 분비와 관련된 미네랄은 많이 있지만, 대표적인 것을 들면, 칼슘, 마그네슘, 아연, 크롬, 바나듐을 들 수 있다. 이들은 인슐린의 분비에 꼭 필요한 미네랄이다. 췌장에서 정상적으로 인슐린을 만들고 싶어도 재료가 없고, 효소가 없으니 일을 올바로 하지 못하는 것이다.

칼슘은 췌장에서 인슐린 분비에 꼭 필요한 미네랄이다. 마그네슘 역시 마찬가지이다. 아연은 인슐린 생성을 돕고 근육수축을 관장하기 때문에 당뇨병에 도움을 준다. 크롬과 바나듐 역시 인슐린과 함께 당분 대사에 작용하기 때문에 당뇨병을 방지하는 임무를 수행한다. 다시 말하면 췌장에서 인슐린을 만들어 내기 위해서 미네랄이 필요하며, 만들어진 인슐린이 당분 대사에 작용하여 세포 속으로 흡수되는 과정 역시 미네랄이 필요하다. 나트륨 역시 이들 미네랄의 조절에 관여한다….

당뇨병에는 1유형, 2유형, 3유형 등 다양한 원인과 증상이 있지만, 그 출발점은 미네랄의 공급이 되어야 한다. 식사 조절이 되어야 한다. 현재 당뇨병 치료는 당을 조절하는 식사가 중심이다. 나아가 한 가지 더하면 인슐린을 공급하는 정도이다. 섭취하는 당을 조절하여 당뇨병을 조절하거나 인슐린을 인위적으로 공급하여 혈당을 조절하는 것이다. 하지만 예방과 확실한 치료를 목적으로 한다면 미네랄 공급이 매우 중요하다.

서양의학은 늘 증상 중심이다. 혈액에 당이 높다 그러면 혈액의 당을 줄이면 해결이 된다는 식이다. 이것도 물론 중요하다. 급한 문제를 해결해야 하기 때문이다. 하지만 왜 그런 현상이 생겼을까를 다시 한번 생각해 보아야 한다. 그것은 미네랄의 부족에서 비롯되었을 가능성이 크다.

당뇨병과 관련된 수많은 미네랄을 일일이 찾아 먹을 수는 없다. 하지만 바닷물을 그대로 건조한 미네랄 소금을 먹는다면 미네랄을 균형 있게 섭취하는 것이 가능하다. 여기에 대한 답은 미네랄 소금이다. 바닷물에는 우리 인류가 필요한 것만큼, 건강에 도움이 되는 것만큼의 미네랄이 들어 있다. 그것을 인위적으로 잘라내어 미네랄을 버리고 염화나트륨만을 먹어서는 치료가 되지 않는다.

당뇨병은 음식을 못 먹어서 생기는 병이 아니다. 좋은 소금을 섭취하지 못해 생기는 병인 것이다.

이제는 변화해야 한다. 생활습관을 바꾸어 나가야 한다. 당의 섭취는 줄이고, 미네랄의 섭취를 늘려 균형을 잡아가야 한다. 물과 미네랄 소금의 섭취는 그 균형을 잡아가는 첫걸음이다.

3. 고혈압과의 전쟁

소금! 하면 사람들은 잘못 주입된 정보를 바탕으로 고혈압을 떠올린다. 그러면서 소금을 안 먹으면 고혈압에 걸리지 않으리라 생각한다. 그렇게 믿음으로써 수많은 고혈압을 만드는 진짜 원인에 대해서는 눈을 감는다. 그 결과 고혈압 환자는 늘어만 가고 있다.

연일 매스컴에서는 잘못된 정보를 바탕으로 하여 소금이 고혈압의 원인이라고 주장하면서 "소금을 줄여라", "소금만 줄이면 고혈압은 사라진다."라고 잘못된 정보를 나열하고 있다. 소금이 정말 고혈압의 원인일까?

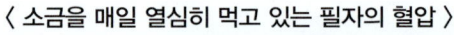
〈 소금을 매일 열심히 먹고 있는 필자의 혈압 〉

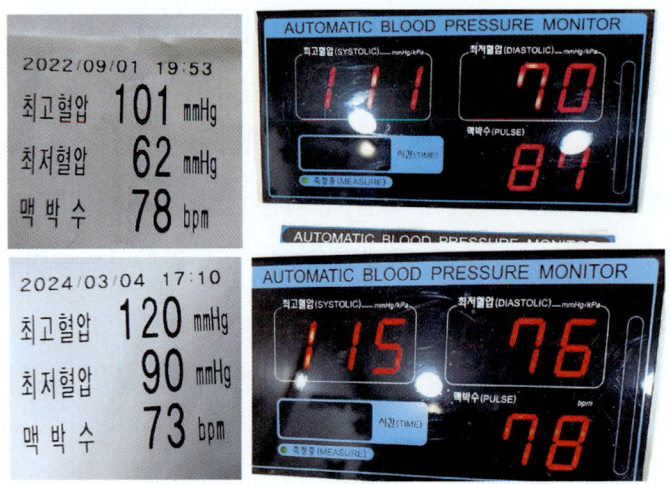

소금이 고혈압과 관련이 있다고 주장하는 사람들은 다음의 질문에 답을 해야 한다.

짠 바닷물 속에 사는 물고기는 고혈압에 왜 걸리지 않을까? 고염도의 염호에 사는 생물은 어떻게 생존할 수 있을까? 혈압과 가장 연관이 높은 심장은 왜 염통이라 불리고 있을까? 옛날에는 저염을 권장하지도 않았는데 왜 고혈압 환자가 많지 않았을까? 소금만 줄이면 고혈압은 완치돼서 더이상 약을 안 먹어도 될까? 한번 걸리면 평생 약을 먹어야 하는 고혈압 환자는 소금을 안 먹으면 그 고통에서 해방이 될까?

결론적으로 이야기하면 소금은 고혈압과 별 관련성이 없다. 오히려 좋은 소금을 먹으면 혈압이 내려간다. 소금이 고혈압과 관련이 있다고 주장하는 사람의 주장은 크게 몇 가지로 나뉜다.

첫째는 선진국의 논문 발표를 인용하면서 선진국 학자들이 그렇게 주장하고 있으니 무조건 그렇다는 주장이다.

그들이 인용하는 근거 몇 가지를 예로 들어보면 다음과 같다.

고혈압과 염분과의 관계를 최초로 논한 것은 1904년 아메리카의 본자드 박사의 '고혈압 감염減鹽요법을 시행해서 효과가 있었다'라는 논문이다. 하지만 이것은 그다지 문제를 만들지 않는 초보적인 것이었다. 본격적으로 소금을 고혈압과 연결시킨 본격적인 논문은 전후 아메리카의 다르 박사의 논문이었다. 그는 일본의 시. 도. 군. 읍별 식염 섭취량과 고혈압의 발생률을 조사한 결과 '고혈압은 염분의 과잉섭취가 원인'이라고 주장하였다.

나중에 좀 더 상세하게 그 논문 내용을 마을별로 나누어 조사한 결과 염분 섭취량이 많아도 고혈압이 되지 않은 마을이 많이 존재하는 것과 염분 섭취량이 적은 마을이라도 고혈압 마을이 많다는 것을 알게 되었다. 그는 음식물과의 관계를 다시 조사해서 백미 섭취량이 고혈압의 범인이라고 하는 주장을 했지만 기존 발표 내용은 수정되지 않았다. 또한, 그리고 그 논문은 아직도 일부 소금 반대 의학자들에 의해 유용하게 인용되고 있다.

그다음에 나온 논문 중에서 많이 인용되는 것은 1953년 아메리카의 메네리 박사가 행한 실험을 들 수가 있다. 그 실험은 실험용 쥐 10마리에게 통상의 20~30배가 넘는 식염을 넣은 먹이를 먹이고 목이 말라서 마시는 물은 1%의 식염을 넣은 소금물을 공급했다.

　식염 1%라고 하는 것은 쥐의 혈액 중의 염분 농도에 가까운 것이다. 다시 말하면 소금물을 마실 물로 공급한 것이다. 그렇게 치사량을 넘는 소금을 이중 삼중으로 먹인 실험을 6개월 동안 지속한 결과 실험용 쥐 10마리 중 4마리가 고혈압이 되어 죽었다. 이 결과를 정리하여 소금 섭취가 고혈압의 원인이라고 발표를 해버린 것이다. 소금을 먹였더니 그중에 40%가 고혈압이 되어 죽었다고 충격적인 발표를 하였다.

　이 실험은 커다란 반응을 불러일으켜 소금은 고혈압의 주범이 되어버렸다. 소금은 더이상 먹어서는 안 될 독극물로 사람들이 인식하게 만들어버렸다. 한 사람이 잘못 만든 실험결과를 사람들은 아무런 분석도 검증도 없이 그대로 믿고 퍼뜨렸다. 그렇게 이 세상은 소금을 고혈압의 주범으로 몰아갔고 그 후의 수많은 실험은 이를 증명하기 위한 짜 맞추기 실험이 되어버렸다.

　엉터리 실험이지만 그 결과를 다시 해석해 보면 소금이 지닌 엄청난 힘과 비밀을 알 수 있다. 실험은 혈압이 올라간 4마리만을 문제로 삼았고 혈압이 오르지 않고 생존한 6마리는 완전히 무시하고 있다. 그렇게 많은 소금을 먹고도 고혈압에 걸리지 않고 생존한 60%의 쥐는 어떻게 해석을 해야 할까?

　통상 소금의 20~30배라고 하면 이를 인간으로 바꾸어 놓으면 1일 200g1일 섭취량 10g의 20배로 가정한다이라는 이야기가 된다. 물도 성인의 경우 하루에 2.5L를 먹으니 이를 1%의 소금물로 환산하면 25g의 소금이 들어 있는 셈이 되어서 실험용 쥐가 1일 섭취한 소금양을 인간에게 환산 적용을 하면 적게 잡아도 225g이 되는 것이다. 인간이 그만큼의 양을 먹을 수 있을까? 그것은 불가능하다.

　1일 10g 먹는 것도 많다고 저염低鹽, 감염減鹽하라고 난리를 치는 것이 요즈음의 일부 의사의 소금 처방인데 그것은 상식적으로도 말이 안 되는 이야기다. 안 먹으면 죽는다고 총으로 위협을 해도 인간은 도저히 그 양을 먹지 못한다. 이런 말도 안 되는 실험결과를 가지고 "소금을 먹으면 혈압이 오른다. 고혈압에 걸린다."라는 그릇된 통념을 만들어 내었다.

어떤 음식, 아무리 좋은 산삼이라고 한들 그렇게 과잉으로 먹으면 결과는 죽음이다. 좋은 한약을 통상 먹는 것의 20배를 매일 먹는 것으로 해서 6개월을 먹으면 그 사람이 어떻게 될까요. 하고 한의사에게 물으면 한의사는 십중팔구 죽는다고 할 것이다. 그런데도 소금은 그렇게 많이 먹고도 실험용 쥐의 60%가 고혈압에 안 걸리고 살아남았다. 오히려 소금의 놀라운 효능을 입증하는 실험결과라고 할 수 있다

소금의 문제점을 찾기 위한 무리한 실험은 그렇게 말도 안 되는 양의 소금을 먹어도 60%는 고혈압에 걸리지 않고 생존한다는 것을 증명하는 실험에 지나지 않았다. 따라서 그 실험은 소금은 고혈압과 관련이 없다는 것을 결론으로 했어야 정답인데 완전히 엉뚱한 해석을 내려 소금을 고혈압의 원흉, 건강을 해치는 독으로 만들어버렸다.

인간은 그렇게 많은 소금을 먹을 수가 없다. 무리하게 섭취하면 토하고 만다. 그것은 사람이나 동물이 몸에 좋지 않거나 이상한 것을 먹었을 때 소금이 사람과 동물을 토하게 만드는 용도에 사용되는 것을 보면 잘 알 수 있다.

또한, 진한 소금물을 먹으면 바로 설사를 해서 몸으로 전혀 흡수되지를 않는다. 이른바 관장이 이루어진다. 우리 몸은 이처럼 소금의 과잉섭취를 원천적으로 막고 있어서 과잉으로 먹으려야 먹을 수가 없다.

생명체란 아주 특별한 것이다. 모든 생명체는 자체의 생존과 번영을 위해 스스로를 지키는 본능을 가지고 있다. 실험용 쥐도 소금이 먹이에 포함되어 살기 위해 먹이를 먹도록 강제되었기 때문에 먹었지 자연상태라면 먹지 않았을 것이다. 그리고 그런 엄청난 양을 먹고도 60%는 살아남았다. 그것은 진정한 소금의 힘을 보여준다. 따라서 그 실험은 거짓 혹은 계략 아니면 지독한 편견을 가지고 행해졌음에 틀림이 없다.

치사량에 가까운 소금을 강제로 먹여 놓고 그 결과 죽었으니 소금 때문이고 고혈압으로 죽었다고 하는 것은 처음부터 이야기가 되지 않는 억지 주장이다. 실험은 이런 진실은 고려하지도 않고 자기가 원하는 결론에 억지로 짜 맞추어 소금이 고혈압의 원인이라는 결과를 만들어 낸 것에 불과하다. 그리고 많은 사람은 지금도 여과 없이 그 결과를 받아들이고 있고 오랜 세월이 흘렀음에도 불구하고 잘못된 실험결과는 아직도 수정되지 않고 있다.

소금이 고혈압과 관계가 있다는 두 번째 논리는 다음에 근거하고 있다.

소금을 먹으면 이를 희석하기 위해 물을 먹게 되니 혈압이 오르게 된다는 것이다. 즉 혈액 속에 소금이 많게 되면 몸은 이를 희석하기 위해 물이 필요하게 되고 결과적으로 물이 혈액 속에 과잉으로 들어와서 혈액량이 증가하게 되고 그 결과 혈압이 증가하게 된다고 한다.

이야기가 맞는다고 해도 그것은 소금을 많이 먹었을 때 나타나는 일시적인 현상에 지나지 않는다. 그리고 이 주장은 먹는 소금은 모두 몸으로 흡수된다는 가정하에 전개되고 있다. 논리적으로는 이상이 없어 보인다. 과연 그럴까? 그럴 리는 없지만, 소금을 한번 많이 먹어보면 안다. 흡수가 안 되고 설사로 바로 나가버린다.

만약 소금을 먹어 피의 양이 늘어나서 고혈압에 걸렸다면 혈압을 낮추는 약 혈압강하제는 하등 필요가 없다. 무슨 혈압약이 필요하단 말인가? 소금이 문제면 그냥 소금을 안 먹으면 된다. 과연 그런 것인가? 소금만 줄이면 혈압이 바로 떨어지는가? 또 저혈압인 사람이 소금을 먹으면 혈압이 올라가는가? 특별한 저혈압 치료 약이 현재 없는데 그럼 소금을 많이 먹으면 저혈압 환자는 정상혈압이 될까? 소금을 끊으면 혈압약이 필요가 없어지는가? 바로 혈압약을 안 먹어도 되는 것일까?

그렇지 않다. 혈압과 소금은 관련성이 적다. 실험에 의하면 소금을 줄여 혈압이 떨어지는 사람은 전체 고혈압 환자의 2~3%에 지나지 않는다고 한다. 그것도 수치는 10도 안 되는 경우가 대부분이다. 즉 대부분은 소금 먹는 양과 혈압과는 상관이 적다는 이야기다. 대부분 사람이 소금을 적게 먹으면 다소 떨어지는 혈압은 우리 몸이 쇠약해지고 활력을 잃어가는 현상을 보여주는 것에 지나지 않는다.

병원에 입원하면 링거액 주사를 맞는다. 이 주사액은 어디로 갈까? 그 약은 위장으로 가는 것이 아니고 혈액에 곧바로 들어간다. 다시 말하면 혈액의 양이 갑자기 늘어나게 된다는 뜻이다. 그럼 환자는 고혈압이 되어 문제가 생겨야 정답이다. 그런데 아무 일도 일어나지 않는다. 오히려 환자는 안정을 찾아가게 된다.

고혈압은 혈액의 양이 증가해서 생기는 것이 아니라 혈액의 점성이 올라가거나 혈관이 막히거나 좁아짐으로 인해 발생하는 질환이다. 혈액의 점성이 올라가면 심장은 정상적인 힘으로는 피를 원하는 곳까지 보낼 수가 없다. 따라서 정상적인 것보다 과잉의 힘을 주어 피를 원하는 곳으로 보내려고 한다. 이것이 고혈압이다.

또한, 정상적인 압으로 밀었는데 혈관이 막혀 있거나 좁아져 있어도 혈압은 올라가게 된다. 이것이 고혈압이다. 따라서 그 치유책은 혈관을 정비하거나 나쁜 식습관으로 인해 형성된 혈액의 점성을 떨어뜨려 주는 것이어야 한다.

그런데 이를 해결하지 않고 소금을 줄이면 소금과 소금에 포함한 미네랄 보급을 줄여 인체의 활력을 줄이게 된다. 따라서 소금을 줄여 혈압을 낮추려고 하는 행위는 기본부터 잘못된 처방이다. 그리고 약을 이용한 혈압 저하는 또 다른 합병증을 만들어 내게 되어 오히려 건강에 해로울

〈 소금으로 만든 0.9% 소금물 링거액 〉

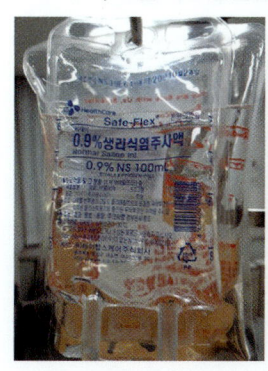
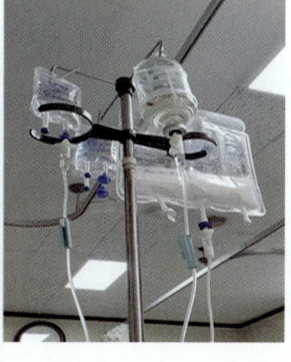

수가 있다.

　소금은 혈관을 정비하는 임무를 수행하기도 하고, 소금에 포함된 미네랄이 혈액의 점성을 묽게 함으로써, 소금물을 먹으면 혈액이 제대로 통하게 한다. 소금은 오히려 혈관을 살리고 고혈압의 증상을 줄이는 역할을 하기도 하는 것이다.

　세 번째는 소금을 먹지 않는 에스키모인은 고혈압에 걸리지 않는다고 하면서 소금이 고혈압의 원인이라고 주장한다. 에스키모인들이 고혈압에 걸리지 않는 것은 사실일지도 모른다. 그럼 에스키모인은 소금을 먹지 않을까?

　순수 에스키모인에게는 요리라는 것이 없다. 그리고 사는 곳이 얼음 위다 보니 채소나 곡식이 있을 리가 없다. 그래서 그들은 오로지 육식만을 해왔다. 땅 위혹은 얼음 위에 사는 동물이든 바닷속의 동물이든 그 동물은 몸에 소금을 가지고 있다. 그러므로 고기만을 먹어도 생존할 수 있다. 육식동물이 별도로 소금을 섭취하지 않고도 살 수 있는 것과 같은 이치이다. 만약 그들이 소금이 함유된 고기를 먹지 않고 채식만을 했다면 소금을 먹지 않고 살 수 있었을까? 살 수가 없다. 그들은 고기만을 먹고 채소나 곡식을 먹지 않기 때문에 소금과 함께 배출되어야 할 칼륨의 섭취가 극히 적게 된다. 따라서 칼륨의 배출을 위한 소금의 필요성이 그만큼 적게 된다.

　그들의 평균수명은 소금을 먹는 지역의 사람들보다 훨씬 낮은 40세를 넘기지 못한다고 알려졌다. 어쩌면 고혈압이 발생하기도 전의 젊은 나이에 모두 사망한 것은 아닐까? 아니면 소금 부족으로 인한 부작용으로 다른 지역의 사람들보다 일찍 사망했던 것은 아닐까?

　에스키모인이 사는 지역은 추운 지역이어서 별다른 질병도 없고 감기 바이러스조차 활동하기 어려워 감기도 걸리지 않는 청정지역이다. 그리고 먹을 것도 다른 지역에 비해 풍부한 지역인데 왜 그들은 오래 살지 못했을까? 그것은 아마도 소금을 먹지 않음으로 인해 소금과 각종 미네랄을 제대로 섭취하지 못했기 때문일지도 모른다.

결론적으로 말하면 소금을 먹는다고 고혈압이 되지는 않는다. 그렇다면 소금 섭취가 고혈압의 원인이라면 소금물 속에 사는 물고기는 고혈압에 걸려야 정상이다. 그들이 고혈압에 걸리지 않는 것은 몸이 적당한 양의 소금만을 받아들이도록 하고 과잉의 것은 배출하는 시스템을 갖추고 있기 때문이다.

우리의 몸도 마찬가지이다. 우리 몸은 소금이 섭취된다고 해서 이를 모두 영양분으로 받아들여 흡수하지도 않고, 혈액으로 모두 보내지도 않는다. 또 필요 없이 또 몸에 쌓아두지도 않는다. 소금을 많이 먹는다고 해도 필요 이상의 것이 몸에 들어오면 우리 몸은 이를 밖으로 배출하여 평형을 유지한다.

뜨거운 곳에서 일하는 사람, 땀을 많이 흘리는 사람은 소금을 수시로 먹어야 한다. 왜 많이 먹어야 할까? 그것은 그만큼 배출이 되기 때문이다. 그런 사람은 소금을 음식에서 먹는 것 이외에 별도로 섭취하지 않는다면 힘을 잃고 쓰러진다. 만약 그런 상황에서 염기를 더이상 보충하지 않는다면 죽음에 이르게 된다.

땀을 많이 흘리는 사람이 소금을 추가로 섭취해서 문제가 된 사람이 있을까? 그런 사람은 없다. 우리의 몸은 소금을 필요한 만큼 섭취해야 건강해진다. 소금을 많이 먹어서 고혈압에 걸리지는 않는다.

지금이라도 소금에다 모든 죄를 덮어씌우고 책임을 회피하는 일은 그만두어야 한다. 고혈압은 소금이 아니라 잘못된 식습관에서 비롯된 것이다. 과식, 과음, 흡연, 운동 부족, 편식, 환경오염, 미네랄 없는 음식, 미네랄 없는 소금 등에서 비롯된 잘못된 생활 습관병일 뿐이다.

〈 소금물을 매일 먹는 사람의 정상혈압 〉

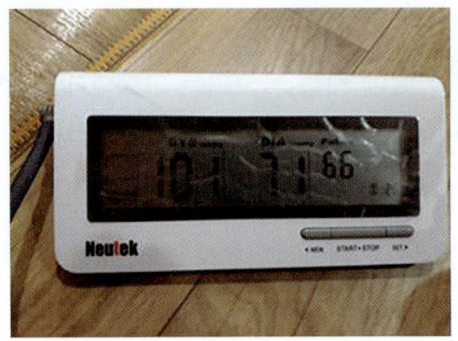

안정 시 혈압   움직임 후 혈압

위의 혈압 측정치는 매일 음식과는 별도로 소금을 물에 타서 먹는 사람의 혈압수치를 나타낸다. 좌측은 안정을 취한 후 집에서 측정한 혈압이고, 우측은 움직임 후 병원에서 측정한 혈압이다. 변동 폭도 폭이지만 소금을 그렇게 먹어도 고혈압과 관련이 없고 오히려 저혈압이다. 마그네슘, 칼슘, 칼륨 등 미네랄이 많이 든 소금이라면 소금은 오히려 혈압을 낮추어 주는 효과가 있다.

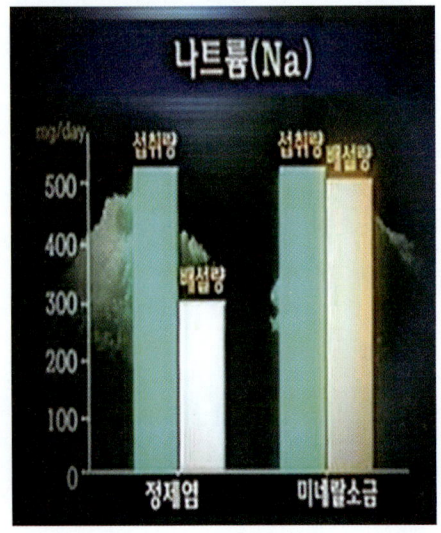

〈 미네랄 소금의 나트륨 배출 효과 실험 〉

특히 미네랄 소금은 나트륨이 몸에 쌓이는 것을 막아주는 역할을 하는 미네랄이 풍부하여 나트륨 과잉으로 인한 폐해를 방지해 준다. 그러기 때문에 미네랄 소금은 잠자기 전에 먹고 자도 얼굴이 잘 붓지 않는다. 칼륨, 마그네슘 같은 미네랄들이 상호 작용을 하여 나트륨이 몸에서 정상적인 활동을 하고 소변을 통해 배출될 수 있도록 일정한 역할을 하기 때문이다.

앞장의 표는 미네랄 소금의 나트륨 배출 효과를 보여주고 있다. 미네랄 소금은 여분의 나트륨 배출을 촉진하여 나트륨이 몸에 쌓이는 것을 방지해 준다.

나트륨이 몸에 쌓인다는 것은 그만큼의 수분을 가지고 있다는 뜻이 된다. 그러기 때문에 사용하고 남은 나트륨은 몸 밖으로 배출을 신속하게 시켜주어야 한다. 그런데 문제는 아무리 몸에 나트륨이 많아도, 물이 많아도 다른 미네랄 즉 칼륨, 마그네슘 같은 미네랄이 없으면 나트륨은 몸 밖으로 나가는 것이 제한을 받는다. 쉽게 말하면 서로 짝이 되는 미네랄이 있어서 몸 밖으로 나가고 흡수도 되고 한다는 뜻이다.

엠큐눈소금은 풍부하고 다양한 미네랄이 들어 있어서 이러한 문제가 자연스럽게 해결이 된다. 그러니 우리 몸에 항상 알맞은 미네랄만 있을 수 있도록 하는 것이다. 그로 인해 미네랄의 과부족이 없어서 우리 몸이 균형을 잡게 되고 그것이 건강으로 연결이 되는 것이다.

엠큐눈소금을 먹은 수많은 사람이 몸으로 그 효과를 보여주고 있다. 혈압이 안정되고 몸의, 천근만근 같았던 다리와 발의 붓기가 미네랄 소금을 통해 빠지는 것을 경험하고 있다. 미네랄 소금을 먹어도 혈압이 오르는 사람들이 간혹 존재한다. 이른바 염 민감성을 띤 분들이다. 하지만 대부분 사람은 혈압이 안정되는 것을 경험한다. 물론 고혈압이 된 원인은 천차만별이다. 그러기 때문에 미네랄 소금을 먹은 것만으로 모든 것이 해결될 수는 없다. 자신을 변화시켜나가려는 노력, 자기의 건강을 관리해나가려는 노력이 함께 수반되어야 한다.

소금은 고혈압의 원인이 아니다. 좋은 소금은 오히려 고혈압을 예방해주고 혈압을 낮추어 주는 효과가 있다.

4. 신장 질환과의 전쟁

　신장 질환에 걸린 이유가 소금 때문이 아닌데 왜 소금에 경기를 일으키는 반응을 하는지 모르겠다.
　한번 망가지기 시작하면 신장 질환은 절대 좋아지지 않는다고 말을 한다. 왜 좋아지지 않을까? 내 생각에는 질환에 걸렸다고 판단하는 순간부터 먹는 수많은 약들의 부작용들이 쌓이는 결과가 아닐까 생각한다. 절대 좋아지지 않고 그저 늦출 수 있을 뿐인 약들. 그러다가 신장투석으로 결국 가게 되는 비극적인 결말….

　소금이 원인이 아닌데 소금에 책임을 전가하고 진짜 치료의 길을 찾는 것을 외면하고 있는 것은 아닌지 모르겠다. 신장 질환은 소금 때문이 아니라 당뇨 등으로 인해 혈액이 탁해지고 오염되고, 염증이 생김으로써 발생하는 질환이다.

　그런데 세상에서는 소금에 책임을 씌우고 소금만 줄이면 질환이 나을 것처럼 떠들고 있는 것이다. 소금을 줄여서 신장 질환이 나은 사람은 없다. 소금을 줄여 신장질환이 나으면 얼마나 좋겠는가? 하지만 먹는 약의 부작용으로 인해 더 악화하는 경우가 많다.

　침묵의 장기라 불리는 신장. 신장은 말없이 참 많은 일을 하는 중요한 장기 중의 하나이다. 하나만으로도 그 역할을 충분히 할 수 있지만 두 개가 우리 몸에 들어 있다. 여분을 두고 있다. 보통의 질환으로 하나가 망가지면 다른 하나가 기능을 해서 거의 정상적인 생활이 가능하다. 이식하는 때도 하나를 이식해서 잘 활착이 되면 정상적인 생활이 가능하다.

하지만 생활습관병으로 인해 신장이 망가지기 시작을 하면 대부분 둘이 동시에 망가져 버린다. 우리 몸에서 발생하는 독소, 찌꺼기, 탁한 혈액들이 어느 한쪽의 신장으로만 흘러가지 않기 때문이다. 하나가 망가지면 다른 하나도 거의 동시에 망가져 버려서 다른 사람의 것을 이식해야만 다시 삶을 이어갈 수 있는 중요한 장기이다. 신장은 치료를 통해, 약을 통해 재생이 안 되는 장기로 알려져 있다. 그러기 때문에 평소에 어떻게 관리해나가야 하는가가 대단히 중요한 일이 된다.

신장은 한마디로 재처리 장치, 배출 장치다. 소변으로 나가야 할 것들을 그대로 배출할 것인가 재사용할 것인가를 결정해서, 배출할 것은 배출하고, 재사용할 것들은 재사용하는 일을 한다. 물론 이 과정에서 뇌의 명령을 받은 다양한 호르몬에 맞춰 이 일들을 수행한다.

체내에서 물과 염분 농도의 조절은 뇌에서 결정하여 부신副腎호르몬이 전달하고 신장 즉 콩팥이 그 활동을 수행한다.

뇌와 혈액에 소금기가 많거나 부족할 때 뇌는 그에 대한 조절 방어수단으로서 부신 호르몬을 통해 신장에 이들을 내보내거나 재사용을 명령한다. 뇌는 소금물인 뇌척수액이 감싸고 있어서 몸에 물과 소금기가 부족할 경우 뇌세포가 타격을 입을 가능성이 크다. 뇌세포는 한번 죽으면 재생이 어려우므로 체내의 물과 소금기에 아주 민감하게 반응하여 이러한 사태를 미리 방지하려고 한다. 뇌의 명령이 떨어지면 부신 호르몬이 분비된다. 부신은 신장의 각각의 위에 존재하면서 콩팥과 협력하여 일한다.

뇌와 혈액에 소금기가 부족할 경우는 알도스테론이라는 호르몬을, 소금기가 많으면 코르티솔을 분비하여 조절 업무를 수행한다. 알도스테론은 몸에 소금과 물이 부족할 때 분비가 되어 신장에서 물과 소금기를 흡수하여 재사용하고 소변으로 나가는 양을 줄이고 갈증을 유발하여 물과 소금을 보충하도록 신호를 보낸다. 무더위에 갈증이 난다고 물만 계속 마시면 혈중 소금기는 더욱 희석되어서 저나트륨 혈증으로 생명을 잃을 수도 있게 된다. 갈증은 세포외액인 혈장의 물이 1% 정도 부족하게 되면 느끼게 된다. 지속이 되어 5%가 되면 혼수상태가 된다.

코르티솔 호르몬은 체내에 소금기가 많으면 분비가 되어 혈액에 있는 나트륨을 물과 함께 배출하게 하는 기능을 한다.

한마디로 신장이 하는 역할은 우리 몸에서 사용하고 남은 것과 사용과정에서 만들어진 불순물 폐기물, 우리 몸의 각종 대사 과정에서 발생한 독소, 폐기물을 어떻게 버리고 재사용할 것인가를 결정하고 수행하는 기관이다. 우리 몸 곳곳에서 혈관을 통해 신장에 모인 것을 배출하느냐 재사용하느냐를 결정하고 수행하는 것이다.

이때 배출과 재사용을 결정하는 것은 우리 몸의 상태다. 몸속에 수분이 부족하거나, 미네랄이 부족하거나, 영양분이 부족하다고 뇌와 몸이 판단하면 우리 몸은 신장에 재사용을 명령한다. 그러면 우리 몸은 배출을 중지하거나 줄이면서 이들을 재사용하게 된다.

재사용은 좋은 일일 수도 있다. 영양물질의 효율성을 높이는 일도 된다. 하지만 그만큼 무리가 가게 된다. 하수 처리를 예로 들면 우리가 하수 처리 시설에서 폐수를 그냥 방류한다면 처리시설은 아무 부담이 없다. 고장 날 일도 없다. 그냥 나가는 문을 열어놓으면 된다. 그런데 뭔가 유용한 물질 혹은 꼭 필요한 물질이 있어 걸러서 재사용을 한다고 하면 하수 처리 시설은 정말 바빠지고 엄청난 일을 해야 하고 고장도 잦게 되고 찌꺼기도 많이 끼게 된다.

쉽게 말하면 폐수 중에 어떤 물질을 재사용하려면, 걸러야 하고, 화학적인 처리를 해야 하고, 에너지를 투입해야 한다. 신장도 마찬가지이다. 거르고, 선별하고, 화학적인 처리를 해야 하고, 에너지를 투입해야 한다. 또한, 그렇게 만들어진 재사용물질의 품질 또한 장담하기가 어렵다.

폐수를 재사용한 것이 좋은 것일 수는 없다. 재사용을 한다는 것은 나가야 할 독소 물질 또한 재사용 과정으로 인해 바로 배출이 되지 못하고 우리 몸에 다시 들어와 돌아다니게 되는 일이 생긴다는 뜻이 된다. 결과적으로 신장에는 부담이 되고 우리 몸 또한 부담된다. 재사용한 하수도 물이 깨끗하다고 한들 얼마나 깨끗하겠는가?

깨끗한 물을 충분하게 섭취하고, 미네랄이 들어 있는 소금을 충분하게 섭취하면 우리 몸은 재사용의 필요성을 느끼지 않게 된다. 따라서 신장으로 우리 몸에 모아온 버려야 할 것을 신장은 고민 없이 그냥 쉽게 버리면 된다.

수분과 소금의 섭취를 충분하게 하지 않아서 신장에 매일 매일 재사용을 하라고 강요를 하게 되면 신장은 점점 힘이 들게 되고 폐기물을 거르는 장치는 결국 과부하가 걸려 망가지게 된다.

따라서 충분한 수분의 섭취, 소금의 미네랄 섭취를 통해 이들이 재사용되지 않도록 해야 한다. 운동이나 일을 열심히 하여 땀을 많이 흘리게 되면 소변의 배출이 적게 된다. 이는 땀으로 수분과 소금과 미네랄과 폐기물이 배출되어 소변으로 나갈 것이 적어지게

〈 몸의 장기와 신장 〉

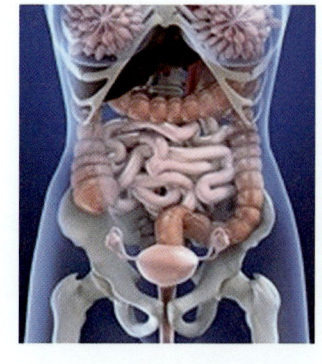
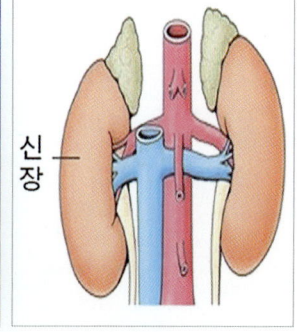

되었기 때문이다. 결국, 소변으로 배출이 되어야 할 것을 재사용하고 또 이를 땀으로 배출해 버린 것이다. 그러므로 땀을 많이 흘릴수록 수분과 소금 미네랄의 섭취가 이루어져야 한다. 건강을 위해 운동을 해서 땀을 흘리는데 수분과 소금 속 미네랄 섭취가 바로 이루어지지 않으면 신장에 부담을 주어 오히려 건강을 해치게 된다.

신장을 건강하게 만드는 일은 신장에 부담을 주지 않도록 하여야 한다. 그리고 그 일은 간단하다. 충분한 수분과 소금과 미네랄을 먹으면 된다.

그리고 당에 대해 관리를 해나가면 된다. 과잉 흡수된 당 역시 신장에 부담을 주게 된다. 당은 미네랄과 다르다. 미네랄은 이온 상태로 우리 몸에서 움직인다. 하지만 당은 분자상태이다. 그것도 크기가 큰 이런 큰 당 분자 덩어리가 신장으로 몰려오면 신장은 힘에 부치고 신장의 거름망은 쉽게 망가지게 되는 것이다. 미네랄과 달리 당은 배출하려고 해도 힘이 들고 거르기도 힘이 들게 된다. 그러니 알맞은 당분 섭취로 몸에 신장에 과부하가 걸리지 않도록 해야 한다.

해결책은 신장이 하는 일을 줄이고 놀고먹게 하면 된다. 그래야 건강한 신장을 만들어갈 수가 있고, 더이상 망가지는 것을 막을 수가 있다. 그렇다고 미네랄 소금과 물을 무작정 많이 먹는 것 역시 바람직하지 않다. 많은 것은 역시 신장에 과부하가 걸리게 하기 때문이다.

나는 신장에 부담을 주고 있는가 아닌가를 늘 생각해야 한다. 그래야 신장 질환과의 전쟁에서 이길 수가 있다.

5. 치매와의 전쟁

치매는 참으로 무서우면서 두려운 질환이다. 보통의 질환은 내가 환자라는 것을 알고 나 스스로 치료를 위한 노력을 진행할 수가 있다. 물론 치료할 수 없다는 것을 아는 질환도 있지만 어쨌든 내가 중심이 되어 결정하고 선택을 할 수가 있다.

하지만 치매는 다르다. 치매는 내가 존재하는데도 나를 내가 아닌 것으로 받아들여 지금까지 수십 년 동안 쌓아온 나를 부정하는 질환이다. 나를 부정하는 것을 넘어서 주위의 모든 것과 단절이 되고 생소한 관계가 형성되는 파행적인 상황이 연출된다. 그러기에 내가 스스로 선택해서 치료행위를 할 수가 없다. 내가 없어지기 때문이다.

2019년 일반인 및 친인척 중에 치매 환자가 있는 분들을 대상으로 한 조사에서 가장 두려운 질환이 무엇인가를 묻는 질문에서 50% 가까운 사람들이 치매를 꼽고 있다. 그만큼 두려운 질환이 치매이다.

〈 질병에 대한 두려움 순위 〉

구 분	1위	2위	3위
일반 국민	치매 46%	암 28%	뇌졸중 13%
가족이나 친지 중 치매 환자 있는 경우	치매 60%	암 17%	뇌졸중 13%

* 2019년 9월 문화체육관광부 여론조사

또 치매가 두려운 이유는 나도 '치매' 환자가 될 수 있다는 보편성 때문이다. 우리나라 65세 이상 노인 인구 중 10% 이상이 치매 환자로 분류가 되고 있다.

보건복지부와 중앙치매센터의 '대한민국 치매 현황 2020' 자료에 따르면, 2019년 기준 우리나라 65세 이상 노인 인구 약 772만 명 중 치매 상병자는 86만 명으로 11% 수준이다.

2010년 이후 2019년까지 65세 이상 노인 인구가 1.4배 증가했는데, 같은 기간 동안 치매 상병자는 3.3배 늘어나 치매 상병자가 2.4배 빠른 속도로 증가하는 추세이다.

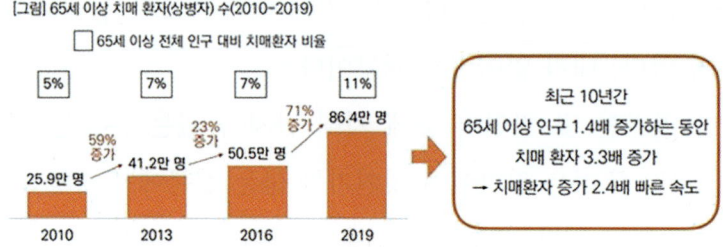

65세 이상 치매 환자(상병자) 수(2010~2019) (도표 자료 출처 : 목회데이터연구소)

노인 인구의 10%가 치매 환자인 것이다. 즉 누구에게나 언젠가 다가올 수 있다는 보편성 때문에 두려움의 대상이 되고 있다. 게다가 아직 뾰족한 치료제가 없다는 것도 두려움을 가중하는 이유가 되고 있다.

흔히 치매Dementia라고 하면 단일 질병으로 생각을 하지만 사실 치매의 원인은 수없이 많다. 잘 알 수 없는 수많은 원인에 의해서 기억력이나 다른 인지기능이 떨어져서 일상생활을 혼자서는 제대로 할 수 없는 그런 질환을 치매라고 할 수 있다.

치매의 원인을 분류해 보면 다음과 같다.

1. 퇴행성 뇌 질환(퇴행성 치매) – 알츠하이머병(Alzheimer's disease), 파킨슨병(Parkinson's disease), 전두측두엽치매, 루이 치매 등
2. 뇌혈관질환(혈관성 치매) – 뇌졸중(뇌경색, 뇌출혈 등)
3. 대사성 질환(대사성 치매) – 갑상선 질환, 간 혹은 신장 기능 이상에 의한 2차적 대사성 치매
4. 결핍성 질환(결핍성 치매) – 비타민 B12 등
5. 알코올성 치매
6. 외상성 치매 – 두부 외상에 의한 후유증으로 인한 치매
7. 감염성 치매 – 중추신경계 감염으로 인한 치매, HSV(헤르페스) 바이러스, 신경 매독 등
8. 정상압 수두증(Normal pressure hydrocephalus)
9. 기타 – 원인을 알 수 없는 다수

이 중에서 알츠하이머병Alzheimer's disease에 의한 치매가 국내 치매 발생의 약 55% 이상을 차지할 정도로 가장 흔하다. 알츠하이머 치매는 십 년이 넘는 오랫동안 뇌의 퇴행성 변화가 오면서 서서히 진행하는 양상의 치매이다. 퇴행성 치매는 그 외에 파킨슨병, 전두측두엽치매 등이 원인이 되어 발생한다.

그다음으로 흔한 치매는 뇌혈관질환에 의한 혈관성 치매vascular dementia이다. 혈관성 치매는 뇌세포에 영양을 공급하는 뇌혈관이 막히거나 터져서 발생하는데 뇌졸중의 후유증으로 기억력 장애가 발생하는 것을 혈관성 치매라고 부른다.

뇌졸중은 단일 사망원인 1위에 오를 정도로 대한민국에서 흔한 질환이기 때문에 사망이 아니더라도 치매로 이어질 수 있기에 주의가 필요하다. 그 외에도 사고 등에 의해서 뇌를 다치게 되는 외상성 치매, 갑상선 질환이나 간장 질환 신장 질환 등이 원인이 되어 2차적으로 대사성 치매가 발생하는 경우도 매우 흔하다.

치매 환자는 여성이 71%인데 70세 이상이 전체의 82%를 차지할 정도로 나이가 들어갈수록 환자가 늘어난다. 여성의 비율이 높은 이유는 여성분들이 노인에서 차지하는 비율이 높고 평균수명도 길기 때문이 아닐까 생각된다.

〈 치매 환자 성별 비율, 나이별 비율 〉

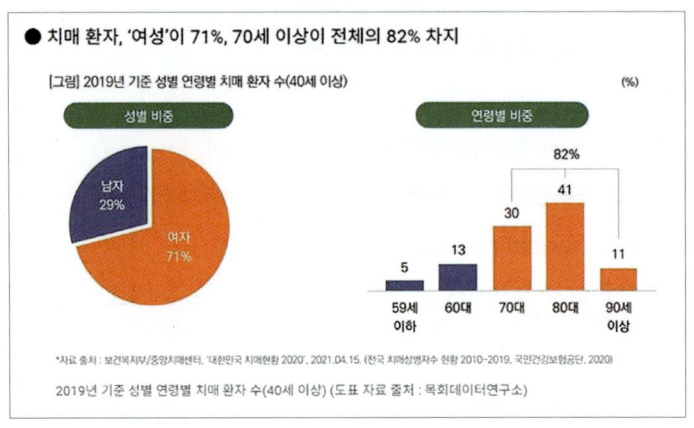

가족 중 치매 환자 유무에는 12%가 '있다'라 응답했다. 가까운 친척까지 확대하면 치매 환자 유무 비율은 18%까지 늘어난다.

다시 말하면 아주 흔한 질환이라는 것이다. 누구나 걸릴 수 있기에 주변에서 자주 볼 수 있고, 그 증상을 경험할 수가 있다. 먼 누군가가 아니라 내 가족이 혹은 내가 걸릴 수 있는 질환이기에 두려움이 더 큰 것이라고 할 수 있다.

〈 가족 중 치매 환자 존재 여부 〉

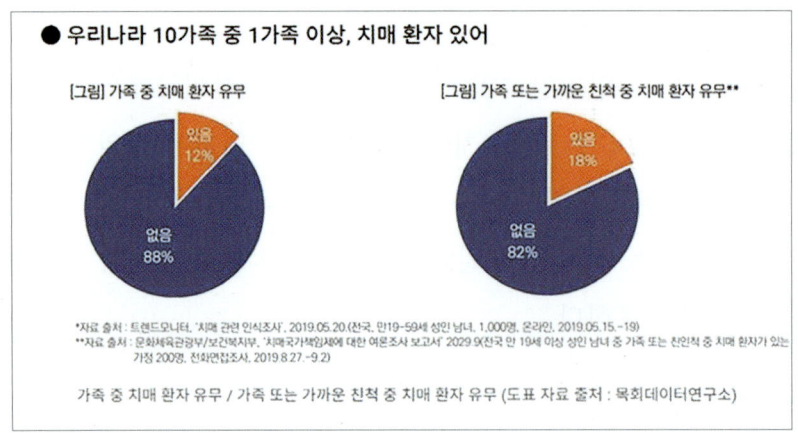

가족이나 본인에게 치매 진단이 내릴 경우, 염려되는 점으로 '경제적 부담'이 57%로 가장 높았다. 다음으로 '간병으로 인한 정신적 스트레스' 49%, '가족을 못 알아볼 수도 있다는 두려움' 42% 순이었다.

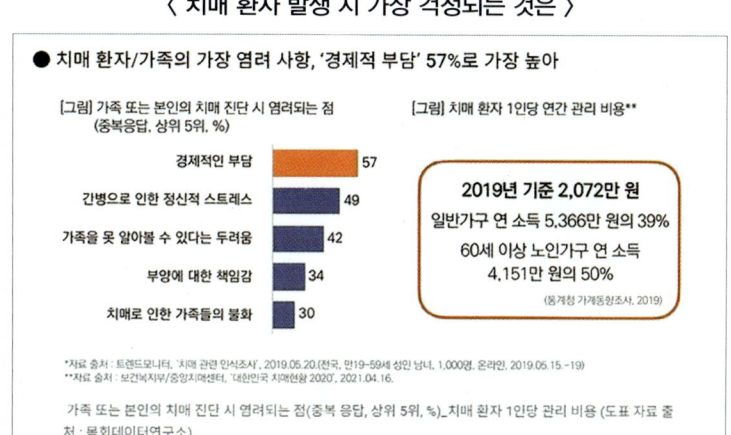

〈 치매 환자 발생 시 가장 걱정되는 것은 〉

2021년 기준으로 65세 이상 알츠하이머 치매 환자 수가 67만 명을 넘은 것으로 집계됐다. 2010년부터 10년간 약 3.2배 증가한 수치다. 그리고 점점 증가하고 있다.

치매 전 단계로 알려진 경도인지장애 환자 수도 254만 명을 넘었다. 경도인지장애는 치매의 전 단계다. 알츠하이머에 의한 경도인지장애가 3년 내 치매로 진행할 위험성은 60%로 매우 높다.

경도인지장애가 치매를 예방할 수 있는 중요한 시기인지 알지 못한다는 응답 비율은 73%였다. "잠재적으로 치매로 진행할 수 있는 환자임에도 심각을 깨닫지 못한다."라고 지적했다. 254만 명이 치매로 진행될 가능성 속에 놓여 있다는 뜻이다. 이 숫자는 40대 이상 인구의 10%를 넘는 엄청난 숫자이다.

그럼 치매는 어떻게 예방하고 치료할 수 있을까? 치매의 진짜 원인은 무

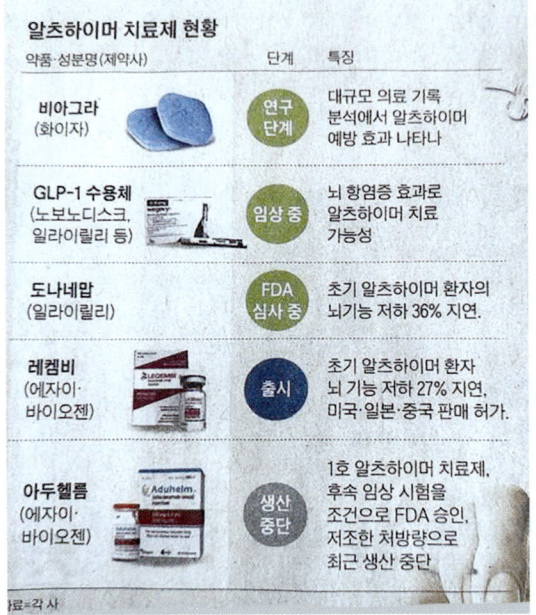

〈 세계적으로 개발되고 있는 치매 관련 치료제 및 현황 〉

엇일까? 전 세계적으로 진행되고 있는 치매 치료제 및 발생을 늦추는 치료제의 핵심 내용이 무엇일까?

현재 세계적으로 개발되고 있는 약들이 여러 가지 있지만 완전한 치료제는 아직 개발되지 않고 있다. 개발되고 있는 치료제도 혈류량 개선을 통하는 방법, 항염증 효과를 통한 방법, 아밀로이드 제거를 통하는 방법들이 개발되고 있지만 어느 것도 하나 완전하지 못하고 완치의 길 또한 제시하지 못하고 있다.

그것은 치매가 결과적으로는 생활습관병의 일종이기 때문이다. 오랜 생활습관의 결과가 쌓여 몸이 쇠약해지고, 저항력, 면역력이 약해지는 상황에서 그 모습을 드러내는 질환이 치매이기 때문이다. 그러기 때문에 증상이 발생하고 나서 치료의 방법을 찾기는 매우 어렵다. 미리미리 대비하고, 젊을 때부터 그 원인을 만들지를 말아야 한다.

앞에서 치매의 종류를 여러 가지로 나열했다. 원인을 잘 모르는 것도 있지만 원인을 알 수 있는 것들은 바로 생활습관에서 발생했음을 알 수가 있다.

그러면 해결방법은 무엇일까? 생활습관을 바꾸어 나가야 한다. 그중에 가장 중심이 되는 것이 물과 미네랄의 섭취이다. 비아그라가 치매 발생을 늦춘다는 실험결과가 나온 적이 있다. 비아그라 효과는 혈류량의 증가에서 오는 것이다. 남성의 성기로 가는 혈류량을 증가시켜서 발기력을 증가시키는 약물인데, 마찬가지로 뇌로 가는 혈류량 또한 증가시킨다. 뇌로 가는 혈류량을 늘려줌으로써 뇌에 영양을 공급하고 뇌에서 발생하는 찌꺼기 독소를 빠르게 배출하는 것에서 오는 효과라고 할 수 있다. 혈류량을 늘리기 위해서는 물과 미네랄의 도움이 절대적으로 필요하다. 이들이 없이는 양질의 혈액이 만들어질 수가 없고, 노폐물의 배출이 원활하게 이루어지지 않기 때문이다.

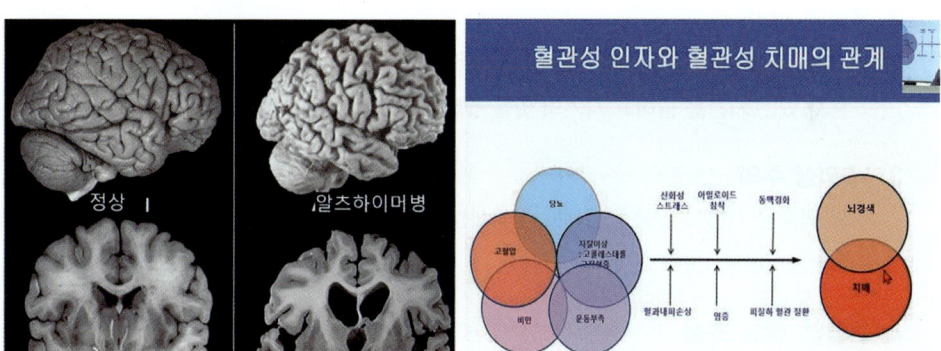

〈 알츠하이머 환자의 뇌와 혈관성 인자와 치매와의 관계 〉

그런데 현실에서는 나이가 들수록 물과 미네랄의 섭취가 줄어든다. 소변을 자주 보러 가는 것을 문제 삼아서 물의 섭취가 제한되고 각종의 이유로 미네랄 소금의 섭취가 제한된다. 그러니 치매는 더 빨리 찾아오고 더 급속도로 진행이 되는 것이다.

앞의 사진에서 확인할 수 있는 것처럼 알츠하이머 질환에 걸린 환자의 뇌는 뇌세포가 쪼그라들거나 사라져서 빈 공간이 많다. 뇌세포에 수분이 부족한 모습과 같은 현상을 보여주고 있다. 인간은 나이가 들수록 몸에서 수분이 빠져나가 모든 것이 쪼그라든다. 그 현상이 뇌에서도 같이 나타나는 것이다.

치매 예방은 다른 질병과 크게 다르지 않다. 나이 들어 걸리는 질환 대부분이 생활습관에서 오는 질환이기 때문이다.

일반적으로 알려진 치매 예방법은 다음과 같다.

1. 규칙적인 운동
   - 알츠하이머병의 13%는 운동 부족으로 발생
   - 규칙적인 운동은 알츠하이머병의 발병 50% 감소
   - 규칙적인 운동은 치매 전체 발생을 30% 이상 예방

2. 우울증 관리
   - 우울증은 알츠하이머 위험성을 1.7배 높임
   - 혼자 있는 시간을 줄이고 자기의 일을 찾아서 생활

3. 뇌 외상 주의
   - 뇌 외상은 직접적 외상성 치매를 발생시킴
   - 알츠하이머를 1.8배 더 잘 발생시킴.

4. 고혈압, 당뇨 조절
   - 혈액을 맑고 깨끗하게 유지 관리하는 것이 매우 중요

5. 금연, 금주
   - 알코올성 치매 발생 가능성 높임

6. 균형 잡힌 식사
   - 다양한 식재료, 고른 영양, 미네랄 소금 섭취

7. 부족한 영양보충
   - 미네랄, 비타민 C, B군, Coenzyme Q10, 오메가-3 등

8. 긍정적인 인간관계, 사회성 유지, 스트레스 관리

9. 충분한 수분 섭취
   - 나이 들수록 몸에는 수분이 더 필요

10. 기타 기저 질환의 철저한 관리

치매의 예방과 증상을 늦추는 길은 복잡하지 않다. 세계적인 제약회사의 개발 방향도 크게 다르지 않다. 규칙적인 운동, 고른 식사. 긍정적인 삶의 태도, 생활습관병 예방, 미네랄 섭취가 기본이다. 이것은 세계적인 제약회사도 약으로 대체할 수 없는 부분이다.

각자 각자의 몫인 것이다. 제약회사가 할 수 있는 것은 고작해야 뇌로 가는 피를 늘리고, 염증을 예방해주고, 발생한 아밀로이드를 조금 줄여주는 정도이다. 그마저도 온갖 부작용으로 인해 득과 실을 가늠하기가 어렵다.

최근 리튬이라는 미네랄이 치매 치료의 새로운 가능성으로 주목받고 있다.

뇌의 자연 리튬 저장량을 보충하면 알츠하이머병을 예방하고 심지어 진행을 되돌릴 수 있다는 연구가 2025년 8월 6일자 국제 학술지 《네이처(Nature)》에 발표되었기 때문이다. 논문 제목은 "Lithium deficiency and the onset of Alzheimer's disease"로, 인간 뇌 조직 분석과 동물 실험 모두에서 알츠하이머병의 진행을 늦추는 것은 물론 정상의 상태로 되돌리는 것이 확인되었으며 그 결과는 일관되게 나타났다.

"이 논문의 주 주저자인 하버드의대 부르스 얀크너(Bruce Yankner)는 리튬 미네랄을 이용한 치료제 개발은 알츠하이머병 전반의 병리 기전을 동시에 겨냥할 수 있다는 점에서 획기적이라고 평가를 했다. 호주 멜버른대의 신경과학자 애슐리 부시(Ashley Bush)는 이 연구가 임상을 통해 확인된다면 엄청날 것이라고 이야기를 했다."

바다가 간직한 수많은 미네랄 중의 하나인 리튬 미네랄이 신경질환 치료제를 넘어 치매를 끝낼 기적의 약이 될 가능성이 점점 커지고 있다.

답은 각자의 선택이다. 하루라도 젊었을 때 삶의 태도와 생활습관을 바꿔 나가야 한다. 미네랄에 관심을 기울여야 한다. 건강혁명으로 가는 길은 약에만 의존해서는 찾을 수가 없다. 세계적인 제약회사도 그 답을 줄 수는 없다.

우리 스스로 길을 찾아야 한다.

4절 내가 꿈꾸는 건강혁명

1. 나 – 자의 설염(自醫雪鹽) 이야기

　　동양의학에 전설처럼 전해오는 이야기이다. 병에 걸렸을 때 어떻게 해야 하는지를 잘 알 수 있는 이야기이다.

　　옛날 어느 효자가 있었다.
　　어느 날 아버지가 병이 들자 아들은 용한 의원을 수소문하여 찾아갔다고 한다.
　　의원은 진맥한 후 아버님의 병이 위중하니 오래 사시기가 어렵다고 이야기를 하였다. 약이 없냐고 하니 깨끗한 바닷물을 그대로 졸여 바다의 모든 정기를 하나도 빠짐없이 그대로 담아 만든 눈처럼 하얀 소금을 구해 꾸준히 드시게 하면 나을 것이라고 이야기를 해주었다.
　　그 이야기를 듣고 효자 아들은 아버지를 살릴 요량으로 바닷물을 그대로 졸여 만든 소금을 찾아 전국 방방곡곡 소금을 만든다고 하는 생산업자는 모두 찾아다녔다.
　　쉽게 찾을 수 있으리라 생각한 바닷물을 그대로 졸여 만든, 바다의 정기를 모두 담은 눈처럼 하얀 소금은 찾을 수가 없었다.
　　찾았다 싶으면 색이 하얀색이 아니었고, 무엇인가 빠져 있었다.
　　소금을 만드는 사람들은 이구동성으로 그런 소금은 없다고 했다. 만들지 않는다고 했다. 만들 수가 없다고 했다. 세상에 없고, 찾을 수 없을 거라고 했다. 하지만 효자 아들은 포기하지 않았다. 어딘가 있을 것이라는 생각에 전국 방방곡곡을 세세히 누비고 다녔다.
　　그렇게 효자 아들이 소금을 찾아 헤매는 동안 세월은 덧없이 흘러 아버지는 병이 더 악화하여 마침내 세상을 떠났다. 효자 아들이 바닷물을 그대로 졸여 만든 소금을 찾아 집을 나간 지 일 년 반이 지난 시점이었다.

아버지의 죽음에 대한 소식을 듣고 집에 돌아온 아들은 자신의 어리석음과 불효에 대해 통곡을 하였다고 한다. 의원의 말을 듣고 그 즉시 바로 바닷물을 길어와 가마솥에 넣고 졸였으면 쉽게 바다의 정기를 모두 담은 소금을 만들어서 아버님께 드릴 수 있었음을 그제서야 뒤늦게 깨달았던 것이다. 가깝고 쉬운 방법을 두고 그것을 찾아 전국 방방곡곡을 헛되이 찾아 헤매었으니….

효자 아들은 그 어리석음으로 인해 그렇게 아버님도 잃고, 자신의 건강도 잃었다.

우리 주변에는 제약회사가 만들고 의사가 처방해주는 수많은 약이 있다. 효자 아들이 전국의 바닷가 소금 생산 현장에서 마주했던 그 불완전한 소금들처럼….

하지만 효자 아들이 찾던 그런 소금이 없었던 것처럼 우리가 찾는 그런 약은 존재하지 않는다. 아직까지 세상에는 부작용 없고 치유의 기적을 만들어 내는 그런 만병통치약은 없다.

스스로 만들고 찾지 않으면 없는 것이다. 자의 설염自醫雪鹽은 그런 이야기이다. 말 그대로 自醫雪鹽, 스스로自. 의사醫 눈雪, 소금鹽, 스스로 의사가 되어 만들어야 하는 소금이라는 뜻처럼, 건강을 지켜나가려면 스스로 의사가 되어 찾아보고 연구하고 해야 한다는 것을…. 그리고 그 길이 어려운 길이 결코 아님을…. 좋은 약을 찾아 전국 방방곡곡을, 좋은 제약회사를 찾아다닐 필요 없이 스스로 연구하고 찾아보면 답이 멀지 않음을 알 수 있다.

물론 그렇다고 모두가 곡괭이를 들고 산을 헤매고, 호미를 들고 들을 누빌 필요는 없다. 그런 것을 하는 수많은 사람이 있으니 그들을 찾아서 배우면 된다.

바닷물을 그대로 졸여 바다의 정기를 모두 담은 하얀 소금은 무엇을 의미할까?

그것은 남에게 의지하지 말고 스스로 시도를 해보라는 것은 아닐까?

바닷물을 그대로 졸인 소금은 누구나 다 만들 수가 있다. 냄비나 솥을 들고 바닷가에 가서 아니면 바닷물을 물통에 길어와서 집에서 해도 된다. 솥에 바닷물을 넣고 끓이면 된다.

물론 간단하지는 않다. 시도해보면 된다. 끓여보면 알게 된다. 왜 그런 소금을 만드는 것이 어려웠는지를, 왜 사람들이 지금처럼 그저 그런 소금을 만드는지를 말이다.

바닷물을 그릇에 담고 열을 가해 끓이기 시작을 하면 어떤 일들이 일어날까? 얼마 안 있어 바닥에 눈처럼 하얀 소금이 가득 쌓여 우리를 반겨줄까?

그런 일은 없다. 고난의 길이 기다리고 있다.

바닷물을 그릇에 담고 밑에서 불을 때서 가열을 하기 시작하면 얼마 지나지 않아서 그릇 바닥과 옆면에 소금과 칼슘이 엉겨 붙기 시작한다. 방치를 하면 딱딱하게 굳어 떨어지지 않는다. 계속 가열을 하면 물은 졸아들고 결국 소금이라는 것은 만들어지기는 한다. 하지만 언제까지 끓여야 하는지, 이 소금이 그 소금인지 알 수가 없다. 열을 가하면 초기에는 증발이 잘 일어나지만, 점점 증발효율이 떨어진다. 그렇게 끝까지 졸여나가면 급기야 타기 시작을 한다. 그렇게 만들어진 소금은 쓴맛이 나고 입자도 작다. 칼슘은 칼슘대로 마그네슘은 마그네슘대로 소금은 소금대로 각각 따로 논다.

〈 죽 상태로 만들어진 소금 〉

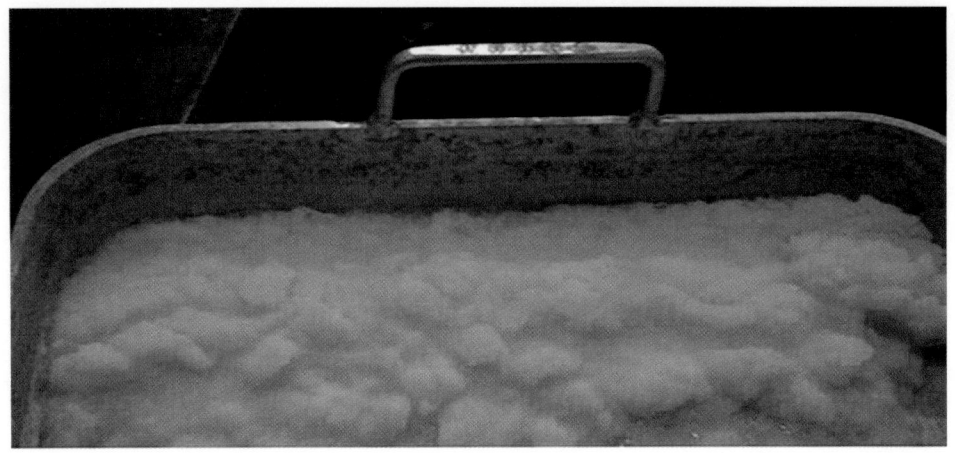

결국, 대부분의 소금은 그릇에 붙어 있고 얼마간의 소금을 긁어낼 수 있을 뿐이다. 긁어낸 일부의 소금. 그 소금과 그 소금에 포함된 성분이 전부이다. 이처럼 소금 만들기는 쉽지가 않다. 특히 바닷물이 가진 모든 미네랄을 담은 소금을 만들기는 더더욱 어렵다.

어떤 사람은 말할지도 모른다. 그릇에 붙어 있는 소금이랑 미네랄을 다 긁어내고 마지막까지 증발하지 않고 버티는 수분까지 소금에 포함하면 되지 않나요 하고 말이다. 하지만 그렇게 만든 소금은 물에 잘 녹지를 않는다. 맛도 문제가 된다. 소금의 모양은 만들 수 있을지 몰라도 제품화할 수 있는 소금은 아니다.

일단 한번 만들어 보면 바닷물 속 모든 영양분을 포함한 소금의 의미와 효능 그리고 제조의 어려움을 알게 된다. 그리고 맛에 대해서도….

왜 의원은 효자 아들에게 그런 처방을 이야기한 것일까? 소금의 효능을 알고 있어서 한 이야기일 수도 있고, 삶의 참 지혜를 알려주려고 한 이야기일 수도 있다. 또 치료가 불가능함을 이야기한 것일 수도 있다. 하지만 나는 그 처방이 중요한 의미가 있다고 믿는다. 그런 소금이라면 건강에 많은 도움이 되기 때문이다.

문제는 우리는 늘 가까운 곳에 진실을 두고 엉뚱한 곳에서 남이 해결해주기를 바란다는 것이다.

하지만 우리는 늘 그런 어리석은 일을 반복한다.

누구나 쉽게 만들 수 있는 소금, 하지만 건강에 도움이 되도록 잘 만드는 것은 매우 어렵다.

천일염, 정제염, 꽃소금, 맛소금, 구운 소금, 황토소금, 용융 소금, 죽염, 1회 죽염 5회 죽염 9회 죽염….

내 몸 아픈 곳에 잘 맞는 소금은 어떤 소금일까?

바다의 영양을 온전하게 담은 소금은 어떤 소금일까?

젊은이가 아버지의 병구완을 위해 찾아 헤맨 바닷물을 그대로 졸여 바다의 정기를 고스란히 담은 진짜 하얀 소금은 어떤 소금일까?

〈 깊은 바다 해양심층수의 정기를 품은 소금 〉

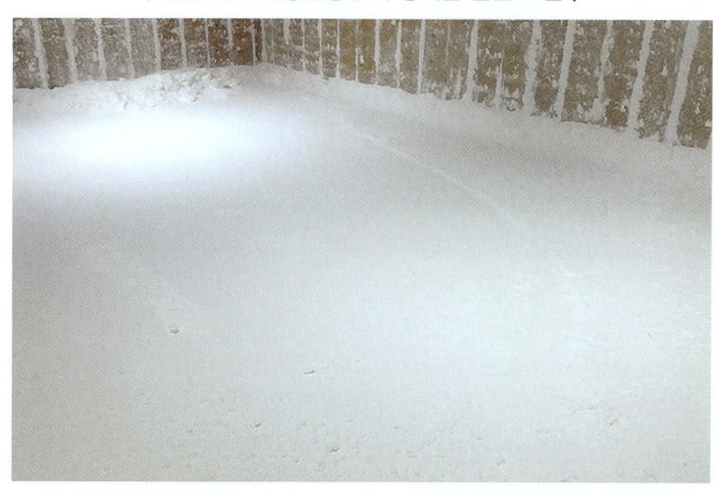

눈처럼 보이지만, 사실은 모두 소금이라는 사실! 놀랍지 않나요? 이게 바로 MQ해양고미네랄이 가진 차별점입니다.

〈 하늘에서 눈처럼 내려 쌓이는 기적의 소금 〉

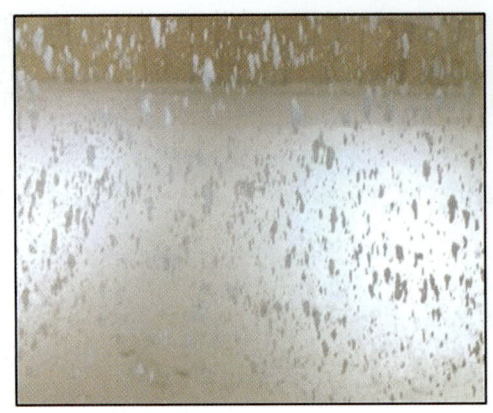 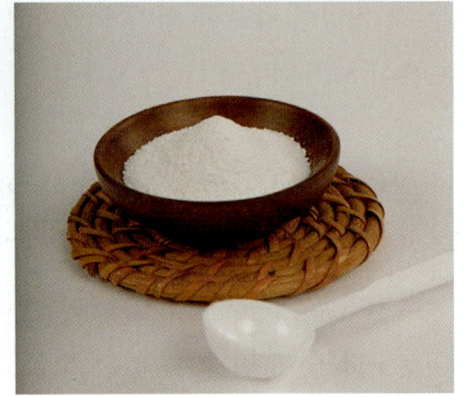

　내 몸에 맞는, 내 몸을 살리는 약성을 지닌 진짜 소금을 찾아서 꾸준하게 먹어야 건강해진다. 그것이 진짜 치료의 길이요 예방의 길이요 건강혁명을 향해 걸어가는 길이다.

2. 희망 – 환자들에게 보내는 희망가

사람은 살다 보면 누구나 인생에 도움이 되는 사람들을 몇 번에 걸쳐 만나게 된다.

그중에 건강에 도움을 주는 사람들도 있다. 그 만남을 가치 있게 움켜쥐면 건강하게 살아갈 수가 있지만 그렇지 못한 경우도 많다. 사실 대부분 사람은 그 귀한 기회를 놓치고 질병으로 신음하다 인생을 마감한다. 때로는 잘못된 사람을 만나 돈만 날리고 그로 인해 건강이 더 망가지게 되기도 한다.

나는 살아오면서 아주 다양한 분들을 만났다. 그중에 건강 관련 전문가도 꽤 여러분을 만났다. 그중에 아주 우연히 만나게 된 분이 있다.

한번은 사업상 어떤 분을 만나게 되었다. 그리고 그분을 사이에 두고 건강 관련 전문가분도 만나게 되었다. 자연스럽게 세 사람이 자리를 같이하는 경우도 많았고, 이야기를 나눌 기회도 많았다.

문제는 그분이 본인의 건강에 도움이 되는 행동을 전혀 하지 않는 것이었다. 나도 이야기를 하고 건강 관련 전문가분도 이야기를 했지만, 그분은 자기의 길을 갈 뿐이었다. 건강전문가와 나의 이야기를 오로지 사업적인 관점으로만 받아들였다. 어떻게 그것을 가지고 돈을 벌 것인가 하는 방향으로만 움직였다. 내가 권하는 소금을 취급하는 것도, 건강전문가의 이야기도 모두 마찬가지였다. 소금을 싸게 사서 팔 생각, 건강 관련 강의를 어떻게 활용하여 자기의 제품을 판매할 것인가 하는 생각뿐이었다.

그러니 정작 본인의 삶은 건강과는 거리가 멀었다. 식사는 거르기가 십상이었고, 대부분은 라면으로 때우고, 저녁을 술, 틈나면 피워대는 담배, 건강 관련 수많은 제품을 판매하면서도 자신의 제품을 전혀 믿지를 않았다.

건강전문가의 이야기를 듣는 것도 멈추었다. 건강전문가 역시 소금 섭취의 중요성을 역설했다. 그분의 건강을 진단해보고 문제가 있으니 소금을 먹어야 한다고 누차 이야기를 했다. 하지만 변화는 없었다. 결국, 나는 판매를 위한 소금 공급을 중단하기로 하였다. 소금 판매가 지지부진한 점도 있었지만 더 연결을 가지면 안 되겠다는 판단이 들어서였다. 나와 그리고 건강전문가와의 인연도 더이상 이어지지 않았다.

그리고 몇 년의 세월이 흐른 후 걸려온 전화, 암에 걸렸다며 "지금 소금 먹어도 되나요? 소금 보내줄 수 있어요?" 하는 울음 섞인 목소리…. 다른 사람을 통해 전해 들은 이야기는 암이 온몸에 퍼져 더이상 어찌할 수 없다는 안타까운 사연이었다. 항암치료를 마지막 시도로 해보려고 한다는데, 항암도 몸이 버텨주어야 하는데 이미 한계에 다다른 몸으로 버텨낼 수 있을지….

그런데 이제 와서 소금을 먹어도 되냐니? 그때 그렇게 설명을 해주었건만, 그리고 건강의 중요성을 입이 아프도록 이야기를 해주었건만 이제 와서 의사 선생님이 소금 먹지 말라고 하는데 그 소금은 먹어도 되나요, 얼마만큼 먹어야 하나요 하고 묻고 있다.

왜 진작에 내 이야기를, 건강전문가의 이야기를 들었으면 얼마나 좋았을까. 막판에 이르러서 소금을 떠올리다니, 내가 해줄 수 있는 것이 지금 이 상황에서 뭐가 있다고 생각을 하는지 모르겠다. 그러면서도 그분은 지금도 소금을 먹어야 할지를 결정하지 못하고 있다.

좋은 소금만 먹는다고 죽을 병이 갑자기 건강해지고 모든 병이 낫는다면 얼마나 좋을까? 하지만 세상은 그리 만만하지 않다. 질병도 그리 만만하지 않다. 만만한 것들이라면 질병이 지금까지 존재해 오지도 않았다. 그렇다고 겁먹을 필요는 없다. 건강을 위해 기본을 지켜나가면 된다. 막가파식 생활을 하면서 자기 몸을 돌보지 않아도 비교적 건강하게 오래 사는 사람도 간혹 있지만, 대부분 우리들의 삶은 그렇지가 않다. 건강을 위해 작은 실천이나마 해나가야 한다. 규칙적인 생활, 올바른 식습관, 적당한 운동, 적절하게 통제된 술, 금연, 필요한 영양소의 섭취, 가능하면 좋은 환경에서 생활하기, 타인과의 삶에서 스트레스 덜 받기 등등을 실천하면 된다.

물론 세상 살아가다 보면 지키기 어려운 것들이 있을 수 있다. 그런데도 본인이 노력하면 그중에 많은 것은 지켜갈 수가 있다. 요즈음 MBTI 같은 것을 가지고 성격 테스트를 해서 자기의 성격을 알고 상대방의 성격을 알아서 적절하게 대응하려고 노력한다.

그런데도 자신의 체질, 성격, 자신이 가지고 있는 질환에 대해서는 잘 모르는 경우가 너무나 많다. 비전문가인 내가 봐도 병색이고, 질병이고 병에 걸렸고, 건강에 문제가 있는데도 본인은 모른다. 그리고 그것을 이야기하면 화를 낸다.

특히 정신적인 부분은 더하다. 사실 정신적인 질환도 미네랄, 물과 관련이 있는 경우가 너무나 많다. 물만 적절하게 마셔도 사람의 성격이, 삶의 태도가 달라진다. 급한 성격, 화내는 성격 역시 미네랄의 수급과 관련이 있는 경우가 많이 있다. 몸과 정신은 붙어 있다. 건강한 몸에 건강한 정신이 깃드는 법이다.

내 습관과 나의 먹거리가 나의 특성을 만들고 건강을 만든다. 그리고 그것이 잘못된 행동을 만들어 내고 그 행동이 건강을 더 악화시킨다. 좋은 소금과 물을 먹는 일부터 시작을 하자.

건강한 나를 위한 미네랄 소금 확실하게 알고 먹자. 좋다고 이야기하는 소금은 너무나 많다. 하지만 객관적인 데이터를 믿어야 한다. 소금 업자의 좋은 소금 만들기 노력도 중요하지만, 그래서 일반인 입장에서는 그렇게 만든 소금에 미네랄 함량이 얼마나 되는지, 어떤 미네랄이 들어 있는지를 확인해 보는 노력이 있어야 한다.

그리고 꾸준하게 먹자. 좋은 소금은 남이 좋다고 하는 소금이 아니라 내가 직접 성분을 확인한 소금이다. 제조 현장을 확인한 소금이다. 그 속에서 희망을 찾을 수가 있다.

앞의 예에서 든 것처럼 가슴 아픈 경우도 있지만, 건강 전문가의 이야기를 잘 듣고 좋은 소금을 선택하여 건강한 삶을 꾸려가는 사람들도 너무나 많다. 좋은 소금으로 건강을 찾은 수많은 사람이 그것을 증명해 주고 있다. 내 삶을, 자녀의 삶을, 부부의 삶을, 가족의 삶을, 주변 지인의 삶을 바꿔준 수많은 사례가 널려있다.

값비싼 건강식품이 아니라 소금 하나만으로도 그런 변화를 만들어 내는 것이다. 시중에 널린 건강식품을 먹고 내 삶이 달라졌다는 분을 나는 본 적이 없다. 하지만 좋은 소금으로 달라진 삶을 사는 사람들은 너무나 많이 있다.

반려동물에게는 40여 가지 미네랄이 든 사료를 먹이면서도 정작 자신이 먹는 것에 들어 있는 미네랄에는 눈을 감는 어리석은 일들은 이제는 멈추자. 반려동물에게 좋은 사료를 먹이는 것도 중요하지만 주인인 내 몸이 먼저 건강해야 반려동물에게 더 많은 사랑을 줄 수 있지 않겠는가.

미네랄이 든 소금. 충분한 수분 섭취 그리고 바른 생활태도를 갖자. 더

불어 이제 주변 사람들에게 우리의 희망의 노래를 들려주자. 나의 좋은 경험을 내가 경험한 것을 나누고, 그리고 그 나눔을 받은 사람은 그것을 받아들여 스스로 효과를 경험한 후 다시 그것을 나누자. 나눔의 어깨동무를 하고 전국 방방곡곡에 희망의 노래가 울려 퍼지게 하자.

아픔에 더이상 절망하지 않고 치유와 예방의 거대한 물결이 흘러넘치게 하자.

이 땅에 진정한 건강혁명이 일어나게 하자. 소금혁명, 환자의 반란, 건강혁명이 우리의 선택에 달려있다.

3. 바이오 - 소금으로 시작하는 바이오 혁명

오씨아드의 역사는 길다. 2002년에 설립이 되었으니 20년이 넘는 기업이다. 그 와중에 생산 없이 16년 동안의 길고 긴 연구개발의 기간이 있었다. 20년 역사의 대부분이 연구개발의 기간이었던 셈이다. 제품 생산 없이 그 긴 연구개발 기간을 버텨낸 직원과 주주들이 있었고, 투자자가 있었고 그렇게 오랜 시간이 걸려 만든 제품이 출시되었을 때 한 번도 사용해 본 적이 없는 새로운 제품을 믿고 구입해 준 고객들이 있었기 때문에 오늘이 있다고 할 수 있다.

순간공중결정제염기술은 수천 년 동안 소금을 바라보았던 시각을 바꾼 것이다. 소금은 산에서 캐든가, 바닷물을 졸여서 만든 것이라든가 하는 편협한 시각에서 벗어난 완전히 새로운 기술이다.

소금을 공중에서 만들어 낸다는 발상, 바닷물을 끓이는 것이 아니라 뜨거운 바람으로 바닷물에서 수분을 분리해 낸다고 하는 발상은 쉽지 않은 일이다. 그리고 그러한 발상을 한다고 해도 실제 소금 생산까지 넘어야 할 난관은 참으로 많다.

바닷물을 공중에 어떻게 날릴 것이며, 어떻게 미세한 안개 상태로 쪼갤 것인지, 눈처럼 날려 내리는 소금을 잡는 공간은 어떻게 만들 것인지, 수분과 미네랄을 분리하는 온도는 어떻게 할 것인지, 소금으로 인해 발생하는 각종 설비의 부식과 녹 문제는 어떻게 해결을 할 것인지. 만들어진 소금은 어떻게 가공하여 소비자가 원하는 제품으로 만들 것인지. 분리된 수분은 어떻게 배출할 것인지, 에너지 절감은 어떻게 할 것인지, 소금의 건조는 어떻게 할 것인지, 제품의 입자는 어떻게 할 것인지, 맛은 어떻게 할 것인지, 제품 성분은 어떻게 할 것인지, 포장 용기는 어떻게 할 것인지. 수많은 기술적 난관들이 존재한다. 이 모든 일이 이전에는 없던 일이기에 수많은 시행착오를 거쳐야 하는 일이다.

예를 들어, 쪼개어 날리는 바닷물 물방울의 크기를 정하는 일, 열풍 온도를 정하는 일, 분사되는 물의 양을 정하는 일, 소금이 만들어지는 공간의 크기를 정하는 일…. 어느 것 하나 간단하지 않다. 그것에 따라 설비들이 달라져야 한다. 한번 시행착오를 거칠 때마다 큰 비용을 감수해야 했다. 그 때마다 수천만 원에서 수억 원의 개발비와 설비비가 투입되어야 한다….

누구도 만들어 보지 않았고 해보지 않았기에 물어볼 수도 실물을 확인해볼 수도 없었다. 그저 파편적인 지식과 경험을 가진 분들을 찾아 물어보고 확인해보는 수밖에 없었다. 나머지는 스스로 해보고 시행착오를 겪는 수밖에 다른 길이 없었다. 그렇게 해서 16년의 세월이 걸린 것이다.

그뿐만이 아니다. 미네랄이 많다는 이유로 소금으로 인정받지 못해 그 법적 한계를 넘어야 하는 일 또한 만만치 않은 일이다. 수많은 법적인 문제 해결은 기술적인 문제를 뛰어넘는 정치적인 영역의 문제이기에 더 어려움이 컸다. 그렇게 해서 세상에 나온 제품을, 한 번도 경험하지 못한 제품을 믿고 구입해준 분들이 있어 판매가 늘어나고 효능에 대한 실증자료가 쌓일 수 있게 된 것이다.

새로운 제품을 위해서는 발명과 사업에 나서는 괴짜들이 있어야 하지만 그것만으로는 안 된다. 믿고 제품을 써주는 고객이 있지 않고서는 아무것도 되지 않는다. 그러기에 믿고 제품을 구매해주고 판매에 나서준 분들 또한 멋진 분들이다.

제품을 믿고 사용해준 약사님, 한의사님, 의사님, 경쟁제품임에도 불구하고 흔쾌히 구매를 해주고 자신의 고객에게도 구입해 드실 것을 권한 죽염제조업체 사장님, 제품 판매에 적극적으로 나서준 카카오메이커스의 담당자님, 대리점을 자처하고 나선 대리점 사장님들, 함께 연구에 나서준 대학 및 한국해양과학기술원 연구원분들, 한국의 이름 없는 기업에 선뜻 기술을 제공해주고 투자도 해준 일본의 누치마스사 사장님, 사용해보고 좋은 후기를 지속해서 올려주는 충성고객님들 이런 분들이 있었기에 오늘의 (주)오씨아드사가 있고 엠큐눈소금이 있다.

이제 오씨아드는 한 걸음 더 나아가 바이오 혁명을 위해 연구를 진행하고 있다. 연구소를 설립하고 관련 전문가를 채용하여 연구를 진행하고 있다. 소금이 가진 비밀, 미네랄이 가진 비밀을 완전하게 풀어내고자 하는 연구이다.
  우리는 소금에서 바다의 미네랄을 바탕으로 생명이 탄생했음을 알고 있고 믿고 있다. 오씨아드의 연구는 세포에 관한 연구이다. 엄밀하게 말하면 세포는 무엇을 먹고 자라는 것인가. 세포가 분열하고 성장하는 것에 미네랄이 어떻게 작용하고 영향을 미치는가를 밝혀내는 일이다. 쉽게 말하면 세포배양 배지를 개발하는 일을 진행하고 있다.
  셀트리온, 삼성바이오로직스, SK 바이오 사이언스 등 대부분의 바이오 기업은 세포배양을 통해 의약품의 원료, 의약품을 만들어 낸다. 그 세포들의 배양을 위해서는 세포들에 필요한 영양분을 공급해 주어야 세포들이 자라는데 그것이 세포배양 배지培地이다.
  세포배양 배지는 현재 전량 수입에 의존하고 있으며 세계 최고의 바이오 기업 몇몇이 독점적으로 카르텔을 형성하여 생산·판매하고 있다. 그것에 오씨아드가 도전장을 내민 것이다.

  세포배양 배지는 일종의 혈액이다. 오리지날 제품은 어미소 뱃속에 든

송아지의 심장에서 꺼낸 피로 만들어진다. 그러기 때문에 윤리적인 문제도 있고 가격이 어마어마하게 비싸다200만 원/1L 현재는 대체재로 개발된 세포배양 배지를 이용하여 세포를 배양한다. 그런데도 오리지널 제품을 일부 섞어서 사용해야 원하는 결과를 얻을 수 있기에 대체재 가격 또한 만만치 않다. 일종의 혈액이기에 수많은 미네랄이 들어 있어야 제품의 효능을 만들어 낼 수가 있고 생명을 키울 수가 있게 된다. 오씨아드는 그 미네랄에 주목하고 세포배양배지 개발에 도전하고 있다.

물론 미네랄만으로 해결이 되는 것은 아니다. 아직 하나님이 아닌 이상 우리는 피를 만들지 못한다. 생명이란 것은 그런 것이다. 우리가 이미 알고 있는 수많은 것들이 들어가야 하고 알지 못하는 것 또한 수없이 많기 때문이다. 무엇이 들어 있는지를 안다고 해도 얼마만큼 어떤 상태로 들어 있는지를 규명해내는 것 또한 어렵다.

〈 연구소 및 연구 모습 〉

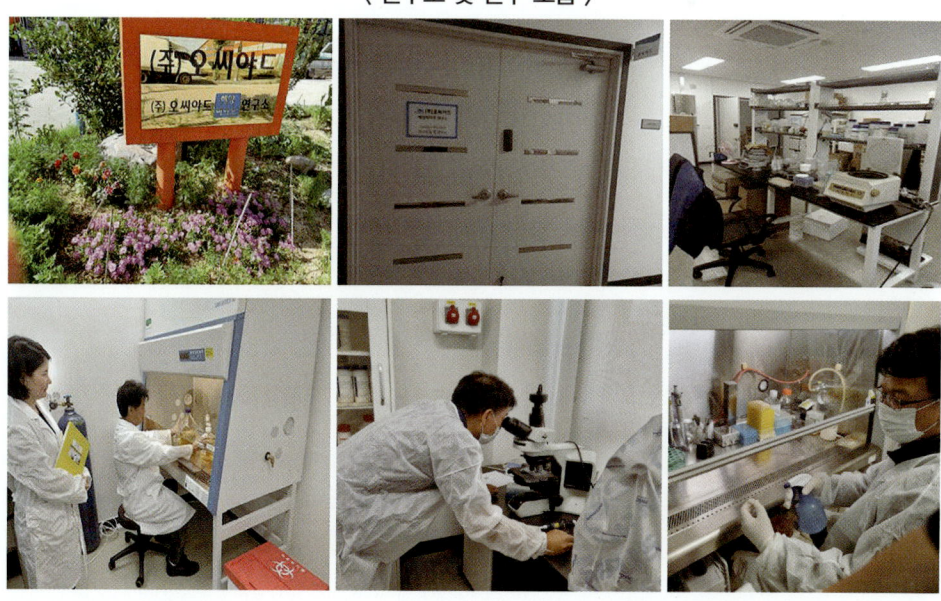

길고도 먼 길이 될 수도 있을 것이다. 그러기에 최고의 전문가분을 연구소장으로 모시고 기술연구소를 설립하여 연구를 진행해 나가고 있고, 연구는 9부 능선을 넘어가고 있다.

미네랄에, 해양심층수에 그리고 건강혁명을 위한 길에 발을 들여놓은 이상 가야 할 것이다.

세포배양배지 개발 그것이 성공한다면 한국의 생명 산업, 바이오산업, 의료산업은 새로운 전기를 맞이하게 될 것이다.

4. 꿈 - 오늘도 나는 혁명을 꿈꾼다

나는 매일 매일 전화를 받는다.

아프다는 전화, 어디가 불편하다는 전화, 가족·친지의 아픔을 호소하는 전화이다.

의사도 아니고, 엠큐눈소금이 만병통치약도 아닌 상황에서 걸려오는 전화는 나로 하여금 새로운 도전을 하게 한다.

그 고통을 외면할 수 없기 때문이다.

완벽한 해결책은 없지만, 병을 낫게 하는 지름길은 없지만, 이야기를 들어주고, 성심성의껏 아는 범위에서 다른 사람들의 대응 방법에 대해 치료 후기에 대해 들려준다….

그러면서도 밀려오는 안타까움 때문에 소금에 대해, 미네랄에 관해 연구하고, 책을 찾아보고, 연구논문을 뒤적인다.

좋은 소금으로 인해 건강을 찾고 희망을 찾은 수많은 사람의 응원을 바탕삼아 오늘도 나는 혁명을 꿈꾼다.

그리고 그 꿈은 나를 믿고 응원해주는 그분들이 있으므로 언젠가 꿈이 아닌 현실이 될 것이라고 굳게 믿는다.

길은 처음부터 있어서 길이 아니다. 누군가 걸어갔기 때문에 그리고 누군가 함께 가고자 하는 사람들이 있었기 때문에 길이 만들어진 것이다.

소금이 건강혁명의 주춧돌이 될 수 있었던 것은 나 혼자만의 노력으로 된 것은 아니다. 이미 수많은 사람이 소금이 건강혁명의 핵심 무기이며, 전략임을 알고 있었다. 그리고 그것을 외쳐 왔다.

다만 그 소금이 미네랄이 충분하게 들어 있지 않기 때문에 전투에서 효과를 잘 발휘하지 못한 것일 뿐이다. 쉽게 말하면 대포알, 총알의 성능이 별로 좋지 않았다는 뜻이다.

　이제 엠큐눈소금으로 이야기되는 고미네랄 소금의 등장은 그분들이 사용할 총알과 대포알 그리고 미사일의 성능을 획기적으로 높여주고 있다. 그러기 때문에 승리는 멀지 않았다.

　더욱 많은 사람이 진짜 미네랄 소금을 먹게 되는 날이 와야 한다. 어떤 질병에 대한 백신이 효과를 보이려면 많은 사람이 백신을 맞아야 한다. 70%, 80% 90%의 사람들이 백신을 맞아 항체가 형성되었을 때 그 질환의 위험은 줄어든다.

　마찬가지로 우리는 수천·수만 년 동안 질병과의 지루한 전쟁을 치러왔고, 이제 현대에 들어와서 더욱더 기승을 부리는 현대병과의 전쟁에서 승리하려면 더욱 많은 사람이 고미네랄 소금과 물을 섭취해야 한다.

　그렇게 너도, 나도 좋은 소금을 찾게 될 때 혁명가는 편히 쉴 수가 있을 것이다.

　이제는 좀더 많은 사람이 진실을 알게 되었다.

　미네랄이 부족하면 어떻게 되는지, 어떤 질병에 걸리는지, 조금은 확실하게 알게 되었다. 그 길에 이 책이 어느 정도는 이바지 할 것이라 믿는다.

　미네랄, 미네랄 소금, 그리고 물. 우리의 건강혁명의 성공 여부는 여기에 달려 있다.

　이제부터 진짜 제대로 찾아서 확인하고 먹고 행동해야 한다.

　우리의 앞에 놓인 소금은 어떤 소금일까? 우리가 마시는 물은 어떤 물일까?

　수입산은 아닐까?

　미네랄은 들어 있을까?

　위생적으로 만들었을까?

불순물은 들어 있지 않을까?
맛은 좋을까?
건강에 해롭지는 않을까?
진짜 믿을 수 있을까?
질문을 해보자.

다행스러운 것은 지금, 이 순간 안심하고 먹을 수 있는 소금, 먹으면 먹을수록 건강에 도움이 되는 소금을 명확하게 확인을 할 수 있다는 것이다. 먹으면서 더이상 걱정하지 않아도 되는 소금이 있다. 지금까지 소금이 가진 문제들을 해결한 소금이 대한민국에 존재한다.

국산 바닷물 100%, 그것도 청정 해양심층수를 100% 사용하여, 자체 개발한 국산 기술로, 바닷물 속 모든 미네랄을 그대로 소금에 담는 기술로 만든 소금, 모든 미네랄을 담았으면서도 맛이 좋은 소금이 있다.

그렇다고 이 소금이 모든 질환을 낫게 하고 치료의 기적을 보여주는 그런 능력을 갖춘 것은 아니다.

미네랄 소금은 건강에 많은 도움을 주고 심각한 질환도 낫게 하는 경우도 많이 있지만 그렇다고 만병통치약이 될 수는 없다.

소금이 만병에 관여하는 것은 맞지만 만병을 모두 치유할 수 있는 것은 아니라는 뜻이다. 나 또한 매일 소금을 먹고 있지만 나이 듦을 어찌할 수 없고, 희어진 머리가 검어지는 일도 일어나지 않는다. 소금을 먹인다고 죽은 사람이 살아나는 것도 아니다. 맹장 수술을 해야 하는 사람에게 소금을 먹인다고 해결책이 나오는 것도 아니다.

그 막강한 권력을 가진 진시황도 불로초 즉 생명을 연장하는 약을 찾는 데는 실패하였다. 세계적인 부자이자 천재인 스티브 잡스도 암의 벽을 넘지 못하였다. 과학이 발달한 지금, 이 순간도 수많은 사람이 미네랄 소금을 접하지 못하고 생사의 순간을 넘나들고 있다.

그럼 소금은 건강과 질병과 어떤 관련이 있을지를 다시 한번 정리를 해보자.

질병의 발생과 치료라는 측면에서 보자. 질병은 어떤 원인이 있어 발생하고 치료는 우리 몸이 그 원인을 이겨내는 과정에서 이루어진다. 감기에 걸렸다고 하면 감기 바이러스가 우리 몸에 들어와서 우리 몸의 면역체계와 싸우는 과정이다. 싸워 이기면 낫는 것이고 지면 폐렴 등으로 악화되어 질병이 더 심해지고 그 과정을 또 싸워 이기면 낫는 것이고 아니면 치명적인 상황으로까지 내몰리게 된다. 약이나 병원의 치료는 이 과정에서 우리 몸이 견뎌내도록 하거나 바이러스를 약화시키는 정도이다.

치료는 결국 우리 몸이 담당한다. 가지고 있는 면역력이 치유를 담당한다. 그러기 때문에 젊은 사람에게는 감기가 그저 감기이지만 고령이거나 질환이 있는 분에게는 폐렴 등이 되어 치명적으로 될 가능성이 큰 것이다.

찢어지거나 수술한 부위가 붙는 것은 자연 치유의 힘이다. 의사가 그 부위를 꿰매는 것은 그저 잘 붙도록 가까이 붙여주는 역할을 할 뿐이다. 우리 몸이 가진 면역력, 치유력이 가장 중요하다는 말이다.

그러면 면역력 치유력은 무엇으로 만들어질 것인가가 관건이 된다. 무에서 유가 창조되는 예는 없다. 면역력, 치유력의 핵심은 우리가 먹는 것과 우리 몸이 경험한 것들로 이루어진다. 고른 영양, 즉 단백질, 탄수화물, 지방, 비타민, 미네랄이 기본이 되어야 하고, 운동과 다양한 외부 환경과의 부딪침을 통해 몸에 경험을 쌓게 해주는 과정이 필요하다.

우리 몸이 온실 속의 화초가 되지 말아야 한다는 뜻이다. 이는 온실 속의 화초는 영양도 편중되어 있고, 일정한 온도조건에서 자라는 것이 익숙해져서 외부 환경에 노출이 되면 그리 오래 가지 못하는 경우가 많은 것과 같다.

면역력과 치유력은 외부에서 이물질, 바이러스, 세균들이 들어왔을 때, 몸 안에서 이상 물질이 생겨났을 때 우리 몸이 이를 어떻게 처리하는가를 말한다. 잘 준비가 되어있고 훈련이 잘되어 있으면 이를 무리 없이 제압하고 정상의 상태로 만들어 놓는다. 잘 준비가 되어있다는 뜻은 고른 영양을 갖추었다는 뜻이다. 문제는 단백질, 지방, 탄수화물 같은 영양은 대부분 풍족하게 공급이 되는 것과 달리 비타민과 미네랄을 공급이 충분하지 못한 경우가 많다는 것이다. 그나마 비타민에 대한 것은 조금 알려지고 관심을 두는 사람들이 많아지고 있지만, 미네랄에 대해서는 그러지 못한 것이 현실이다.

비타민도 종류는 많지만, 비타민은 식물이나 동물이 몸에서 만들 수 있는 것이다. 그러기 때문에 고른 음식 섭취, 채소나 과일 등을 통해 섭취하는 것이 어느 정도는 가능하다.

하지만 미네랄은 다르다. 그 누구도 어떠한 생명체도 미네랄은 만들 수가 없다. 자연계 속에서 우리가 섭취할 수밖에 없다. 그중에 상당 부분은 동물이나 식물이 자연계에서 받아들인 것을 우리가 육식하고, 채식하고, 곡식을 먹음으로써 섭취하는 것은 가능하지만 그것만으로는 부족하다.

소금염자鹽를 쪼개어 풀이를 해보면 신하 신臣, 짠땅 노鹵, 그릇 명皿으로 나누어진다. 그릇 명皿의 뜻은 그릇에 담아 먹는다는 의미이다. 이것은 우리가 육식이나 채식, 곡식을 통해 섭취할 수가 없고 별도로 먹어야 한다는 것을 뜻한다. 그래서 그 소금 섭취를 위해, 간장, 된장, 액젓, 김치로도 부족해서 식탁에 테이블 쏠트라는 이름의 소금이 놓여 있는 것이다.

그러면 소금 즉 NaCl만 공급되면 해결이 될까? 이 지구상에는 100종류 이상의 미네랄 즉 원소들이 존재한다. 그중에는 찰나의 순간에 있다가 다른 것으로 변하는 것도 있고, 인위적으로 만든 것도 있어서 자연계에 존재하는 우리와 관련성이 높은 것은 80여 가지로 압축이 된다.

우리가 소금으로 알고 있는 나트륨은 그 80가지 중에서 단 하나일 뿐이다. 나머지 79가지는 어떻게 해야 할까? 어느 것 하나라도 우리 몸에 필요한 양보다 적어지면 문제를 일으킬 수가 있다.

현대의 과학으로도 우리 몸에 어떤 미네랄이 얼마나 부족한지 우리는 알기가 어렵다. 우리가 먹는 음식에서 그러한 미네랄은 점점 줄어들고 있고, 지구 환경은 점점 열악해지고 있고, 고령화 사회가 되면서 사람들의 몸에서는 점점 미네랄과 수분이 빠져나가고 있다. 이러한 문제를 해결하는 길은 무엇일까 그것은 다양한 미네랄을 고르게 섭취하는 방법뿐이다. 바닷물에는 이 지구상의 모든 미네랄이 고르게 녹아 있다. 그 미네랄들이 고르게 들어 있는, 그대로 들어 있는 소금이라면 섭취가 가능해질 수 있다.

나트륨을 소금을 통해 섭취하듯이 칼슘, 칼륨, 마그네슘 등 다양한 미네랄을 미네랄 소금을 통해 섭취하는 것이 가능할 수 있다. 그렇게 되면 우리 몸에 미네랄 부족 문제는 해결의 실마리를 찾을 수가 있다. 소금이 여러 질병의 치료에 도움이 되는 근거가 여기에 있다.

우리의 조상들이 소금에 주목한 이유, 소금을 그릇에 담아 먹는 미네랄로 표기를 한 이유가 거기에 있다. 생명의 탄생은 바다에서 시작이 되었다. 소금물로 시작한 것이다. 그리고 우리가 엄마 배 속에서 자란 그곳도 양수 즉 소금물이었다. 그 소금물에 우리를 치료할 수 있고 예방을 할 수 있는 핵심 원료가 있다. 소금이 모든 것에 듣는 치료 약은 아니지만, 인류가 당면한 다양한 질환의 치료와 예방에 확실한 도움이 될 수 있다.

그리고 소금이 없으면 음식도, 요리도, 생명도 없다. 이제부터 소금에 좀 더 솔직하게 다가가야 한다. 소금에 대한 편견을 접고 소금의 필요성을 인정하고 받아들여야 한다. 그리고 좋은 소금이 어떤 소금인가를 찾아내어 그 소금을 먹어야 한다.

그래야 우리가 건강하게 살아갈 수 있다.

우리가 사 먹고 있는 소금을 돌아보자. 소금은 죄가 없다. 잘못 만든 우리에게, 소금을 잘못 선택한 우리에게 잘못이 있는 것이다.

소금혁명, 환자의 반란, 건강혁명의 길은 미네랄 소금과 물을 가지고 가야 한다. 그런데도 이를 알고 챙겨 먹는 사람은 아직 극소수이다.

그러기에 건강혁명은 아직도 진행형이다.

안타까울 뿐이다.

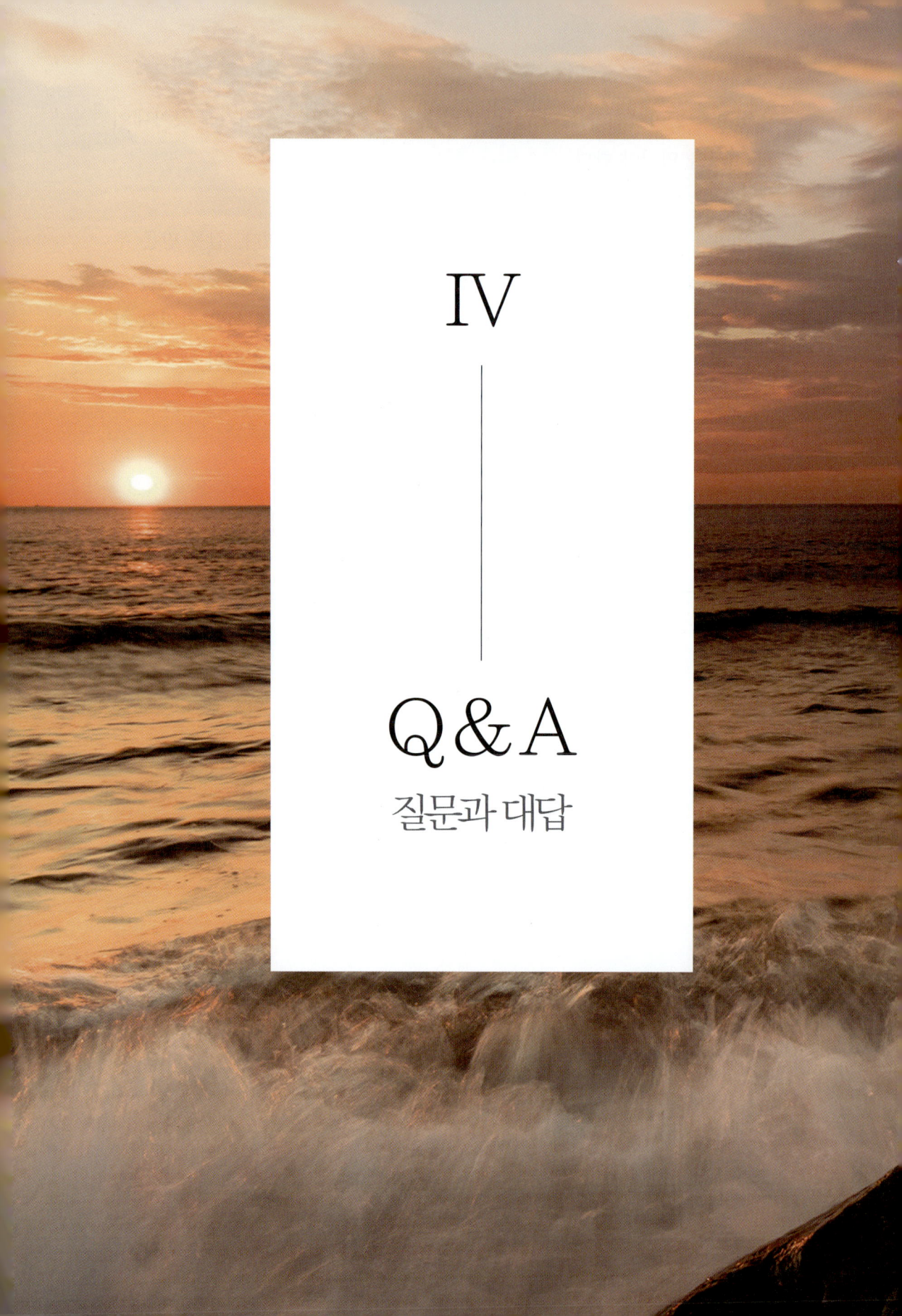

IV

Q & A
질문과 대답

엠큐눈소금에 대한 궁금증 모든 것

Q. 엠큐눈소금은 무슨 뜻인가요

A. 엠큐눈소금은 MQ Snow Salt라는 뜻입니다.

여기서 M은 mineral에서 앞글자를 따왔고, Q는 Quotient의 앞글자를 따온 것입니다. M은 미네랄을 그리고 Q는 IQ, EQ 하는 Q로 지수라는 뜻입니다. IQ가 지능지수를 나타내는 말인 것처럼 MQ는 미네랄 지수를 뜻합니다. 정리하면 미네랄이 풍부한 눈처럼(SNOW) 만든 소금이라는 뜻입니다. 하늘에서 눈이 내리듯 만들어지고 눈처럼 쌓이는 깨끗하고 고급스러운, 미네랄 풍부한 소금이라는 뜻입니다.

〈 눈처럼 내려 쌓인 엠큐눈소금 〉

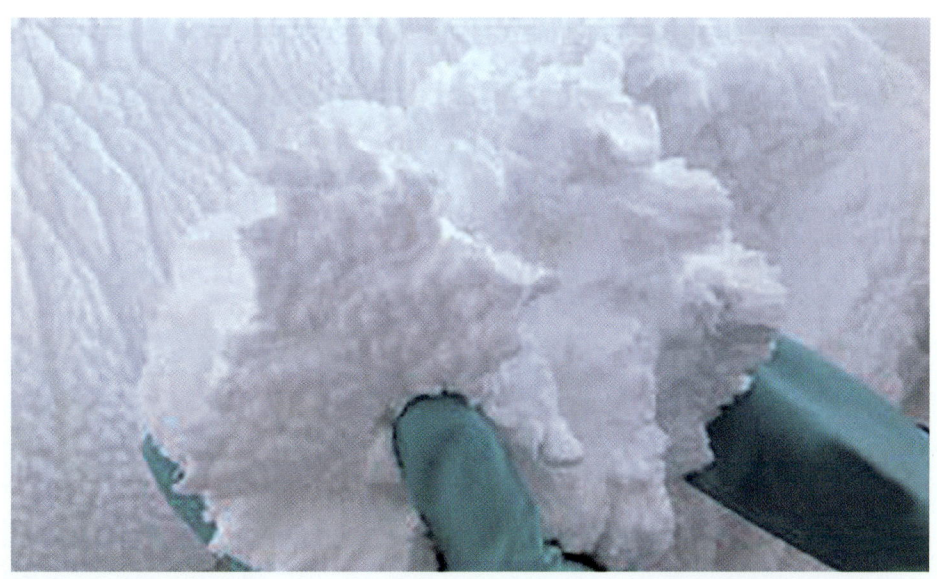

Q. 순간공중결정제염법은 무슨 뜻인가요

A. 순간공중결정제염법은 말 그대로 순간적으로 공중에서 소금이 결정되는, 소금 만드는 기술이라는 뜻입니다.

일반적으로 소금은 염전에서 오랜 시간이 걸려(15일에서 6개월 혹은 1년) 만들거나 땅속에 묻힌 소금(암염)을 캐내거나, 혹은 만들어진 소금을 재차 가공하여 만들어집니다. 이런 소금과는 달리 엠큐눈소금은 순간, 찰나의 시간에 소금이 만들어집니다. 그리고 소금이 만들어지는 곳도 염전이나 땅속이 아닌 공중입니다. 하늘에서 눈이 내리듯 만들어집니다. 그러기 때문에 해양심층수의 모든 미네랄을 소금에 담아낼 수 있고, 오랜 시간 동안 열린 공간에서 만들어지는 것이 아니고 위생적으로 차단된 공간에서 순간적으로 만들어지기 때문에 이물질의 혼입 가능성이 없어, 깨끗한 소금이 만들어집니다.

〈 순간공중결정제염기술로 눈처럼 내려 쌓인 미네랄 소금 〉

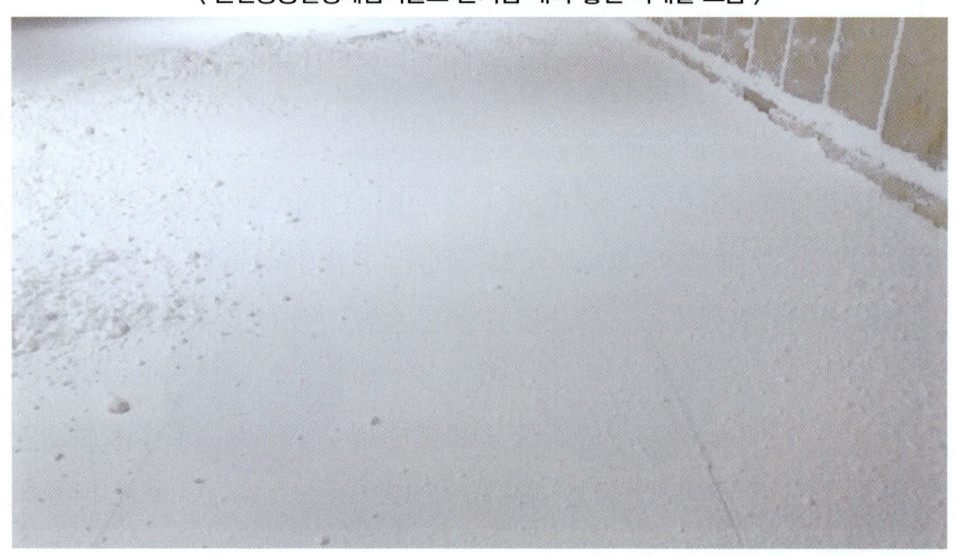

Q. 엠큐눈소금은 어떤 바닷물로 만들어지나요?

A. 엠큐눈소금은 해양심층수라는 깨끗한 바닷물로 만들어집니다.

강원 특별자치도 고성군 앞마다 수평선 너머 6Km 바다로 나가서 수심 605M 깊은 바닷속 깨끗한 바닷물을 길어 소금을 만듭니다. 바다의 모든 미네랄을 소금에 담기 위해서는 무엇보다 깨끗한 바닷물이 필요합니다. 수백 년 전에 가라앉아 해저를 따라 흐르는 청정한 해양심층수를 길어 마이크로 필터로 다시 한번 걸러서 청정성에 만전을 기한 깨끗한 해양심층수 100%로 만들어지는 특별한 제품입니다.

Q. 엠큐눈소금을 먹으면 건강에 도움이 많이 된다는데 그 이유는 무엇인가요

A. 풍부하고 다양한 미네랄 때문입니다.

엠큐눈소금에는 바다의 풍부한 미네랄이 하나도 빠지지 않고 100% 그대로 들어 있습니다. 다른 소금은 제조 과정에서 칼슘이나 마그네슘 같은 미네랄을 일부러 제거해서 만듭니다. 그리고 만든 후에도 다른 소금은 간수 뺀다고 하면서 간수가 간직하고 있는 수많은 미네랄을 제거하여 버리고 순수한 염화나트륨 중심의 소금을 만들고 있습니다. 간수는 마그네슘이 중심이 된 미네랄 농축수입니다. 몸에는 꼭 필요한 미네랄이지만 맛이 쓰다는 이유를 제거해버리는 것입니다. 반면에 엠큐눈소금은 어느 것 하나 빼놓지 않고 모든 미네랄을 포함하여 제품을 만듭니다. 특히나 오염물질이나, 중금속 등이 포함되지 않도록 깨끗한 해양심층수를 사용하며 그것도 마이크로(초미세) 필터로 다시 한번 더 걸러서 제품을 만듭니다.

칼슘이 없으면 골다공증, 마그네슘이 없으면 심혈관 질환, 아연이 없으면 성 기능 장애, 요오드가 없으면 갑상선 질환…. 이런 식으로 모든 미네랄은 우리 몸에서 우리 몸의 각 부분을 지키고, 병에 걸리지 않게 하고, 잘 기능하도록 하는 역할을 하고 있습니다. 그러기 때문에 어느 것 하나 부족하면 우리는 병에 걸리고 질환으로 고통을 받게 됩니다. 해양심층수의 모든 미네랄을 그대로 담은 진짜 소금이기에 섭취할 경우 건강에 도움이 되고 치유의 기적이 일어나는 것입니다.

〈 주요 미네랄 함유량 비교 〉

구분	염도	나트륨	칼슘	칼륨	마그네슘
일반 정제염	99%	38.99g	30mg	20mg	10mg
엠큐눈소금	75%	29.64g	988mg	992mg	3893mg
차이	24%	9.35g	33배	49배	380배

Q. 먹는 법은 어떻게 되는지요

A. 다른 소금 먹는 방법과 크게 다르지는 않습니다.

소금이니까요. 다만 짠맛만이 아니라 건강을 위해 먹고, 사용하고 한다는 것이 다를 뿐입니다. 한국인의 평균 소금 섭취량은 15g 정도로 알려졌습니다. 엠큐눈소금은 나트륨이 적으니까 이것보다 더 드셔도 같은 양의 나트륨을 섭취하는 것이 되고, 여분의 나트륨 배출을 촉진하는 칼륨이 많이 들어 있어서 섭취하는 양은 크게 걱정할 필요 없이 편안하게 각자의 몸에 맞추어 드시면 됩니다. 다만 건강에 좋다고 해서 많이 먹는다고 더 좋아지는 것은 아니기에 그 양을 최대 20g 이내로 하는 것이 좋을 것 같습니다. 다른 음식에도 소금들이 이미 들어 있기에 엠큐눈소금을 별도로 드시는 것은 하루 9g 이내가 적당할 것으로 판단됩니다. 물론 사람마다 다릅니다. 땀을 많이 흘리는 사람도 있고, 체격이 다른 사람도 있고, 염에 민감한 사람도 있습니다. 형편을 감안하여 드시면 될 것입니다.

음식에 넣어 드셔도 되고, 물에 타서 드시면 흡수도 빠르고 건강에 큰 도움이 됩니다. 차나, 음료, 과일을 먹을 때도 넣어 드시면 좋습니다. 500mL에 3g 정도가 보통 사람의 입맛에 맞는 것으로 나옵니다만 사람에 따라 다르니 몸에 맞추어 드시면 됩니다.

Q. 엠큐눈소금은 먹는 용도로만 사용하나요?

A. 아닙니다. 엠큐눈소금은 정말 다양한 용도로 사용할 수 있고 수많은 분이 이미 사용하고 있습니다.

건강을 위해 물에 타서 마시는 분들도 참 많지만, 물에 녹여 이를 닦는 분, 그냥 묻혀서 이를 닦는 분, 물에 녹여 세안제로 쓰시는 분, 팩하시는 분, 물에 녹여 피부 마사지를 하시는 분, 물에 풀어 족욕 하시는 분, 목욕하시는 분, 물에 녹여 피부 트러블에 바르시는 분, 샴푸 후에 머리에 바른 후 씻는 분, 녹여 안약 대신 사용하거나 콧속에 뿌리는 용도로 사용하는 분 등 실로 다양하게 사용하고 있습니다. * 눈에 사용하실 때는 충분히 녹인 후 농도를 낮추어서 입자가 들어가지 않도록 한 후 사용하시기 바랍니다.

〈 엠큐눈소금 사용하는 방법들 〉

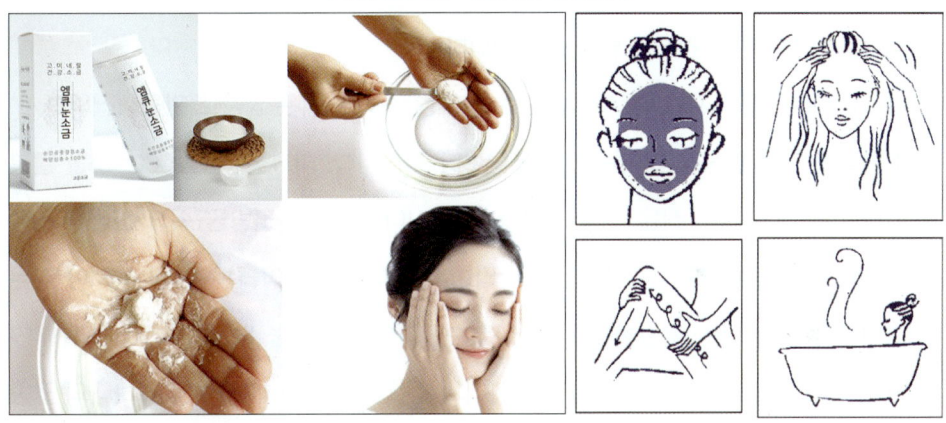

Q. 혈압이 높은 분들도 먹어도 되는지요

A. 네 드시면 좋습니다.

고혈압 환자라고 해서 소금을 안 드시면 안 됩니다. 그리고 이왕 먹는 것 엠큐눈소금이면 더욱 좋겠지요. 물론 혈압이 놓으신 분들은 조심을 해야 합니다. 혈압이 높다는 것은 이미 몸 어딘가에 문제가 있다는 것을 의미하니까요. 미네랄 부족이든, 혈관 벽이 두꺼워졌든, 혈관 내에 막힘이 있든, 몸에 나트륨이 많이 쌓여 있든 하여간 문제가 생기고 있다는 것을 나타내고 있는 것입니다. 물론 나이가 들어감에 따라 혈관도 노쇠화됨에 따라 점점 혈압이 높아지기도 합니다. 그러기 때문에 아무 소금이나 드시면 안 됩니다. 미네랄 풍부한 엠큐눈소금을 드시면 나트륨 배출도 촉진이 되고, 미네랄 부족으로 인한 증상도 줄어들고 하는 등 다양한 효과가 나타나서 엠큐눈소금 드시는 것만으로 혈압이 내려가는 사례가 많이 있습니다. 다만 민감성을 나타내는 분들이 있으니 주의해서 조절해서 드시면 됩니다. 드시면서 몸의 반응에 따라 양을 조절해서 드시면 됩니다. 물론 음식 조절 등 건강관리를 위한 다른 활동에도 소홀하시면 안 됩니다.

Q. 엠큐눈소금의 입자크기는 어떻게 만들어지나요?

A. 엠큐눈소금은 원래 입자가 없는 소금입니다.

나노입자로 만들어지기 때문에 눈에 보이지 않는 아주 작은 입자로 만들어집니다. 소금을 만드는 물방울 입자는 10미크론보다 작습니다. 미크론은 1/1000mm를 말합니다. 그러니 얼마나 작은지 알 수 있을 것입니다. 이 작은 물방울 속에 소금을 포함한 미네랄이 6% 정도 들어 있습니다. 나머지 94%는 수분이라는 뜻입니다. 이 작은 미네랄이 들어 있는 물방울이 공중에서 순간적으로 증발을 하면 10미크론의 1/17 크기 즉 0.5 미크론 크기의 미네랄 덩어리가 만들어지게 됩니다. 이것은 하나의 물방울이 하나의 미네랄 덩어리가 되었을 때의 이야기이고 증발과정에서 쪼개지는 경우가 많으므로 실제 크기는 더 작을 가능성이 큽니다. 결국, 나노입자 수준의 입자들이 될 가능성이 매우 큽니다. 실제 소금이 만들어지는 순간에 보면 눈에 보이지를 않습니다. 아지랑이 수준으로 보일 뿐입니다.

이렇게 만들어진 미네랄 소금은 너무나 입자가 고우므로 제품으로 하면 몇 가지 문제를 만들어 내게 됩니다. 따라서 특수 가공과정을 거쳐서 약간의 입자를 만들어서 사용에 편리하도록 하였습니다. 고운 소금은 1mm 이하의 크기, 굵은 소금은 1mm – 2mm 크기로 하여 구분하여 제품을 생산하고 있습니다.

〈 엠큐눈소금 굵은 소금, 고운 소금 〉

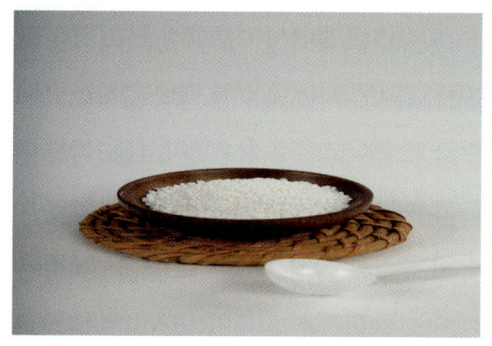
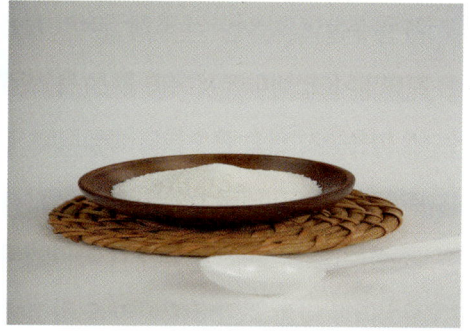

Q. 몸에 필요한 미네랄은 다른 건강식품이나 약으로 섭취할 수 있지 않나요?

A. 물론 가능합니다.

건강식품들을 대부분 저마다 특정 미네랄이 많다고 광고를 하고 있으니까요. 약 역시 특정의 미네랄이 몸에 필요하다고 하고 그런 미네랄이 많이 들어 있는 제품을 판매하고 있습니다. 그런데 문제는 미네랄의 종류와 양입니다. 지금까지 나온 그 어떤 제품도 해양심층수가 가진 미네랄만큼 다양하고 풍부한 미네랄을 포함한 제품은 없다는 것입니다. 그들은 특정의 몇 가지 미네랄에 관심이 있을 뿐입니다. 생명이 탄생한 바다의 모든 미네랄을 100% 그대로 담은 제품은 엠큐눈소금뿐입니다.

Q.바다의 미네랄은 무기 미네랄이어서 흡수가 안 된다고 하는 주장들도 있던데 맞는지요

A. 이치에 맞지 않는 틀린 이야기입니다.

미네랄의 흡수는 이온화에 의해 결정이 됩니다. 이온화되어 장벽을 통과할 수 있으면 일단은 흡수의 조건이 성립을 합니다. 그리고 몸의 상태, 미네랄의 양, 다른 미네랄과의 상관관계 등에 의해 흡수율이 결정이 될 뿐입니다. 무기 미네랄, 유기 미네랄 하는 구분은 의미가 별로 없습니다. 식물에서 뽑아낸 칼슘 제품을 보신 적이 있나요? 식물에서 뽑아낸 아연 제품이 있나요? 그런 것 없습니다. 미네랄 제품은 바다에서 추출한 것 아니면 조개껍데기 같은 거 아니면 광물에서 추출해서 만든 것이 대부분입니다. 바다에서 추출한 것은 원래 이온상태로 되어 있었기 때문에 물을 만나면 이온화가 쉽고 흡수율도 좋답니다. 흡수가 안 된다고 주장을 하는 분들은 다른 미네랄은 무기 미네랄이어서 흡수가 안 된다고 주장을 하면서 같은 무기 미네랄인 소금 즉 염화나트륨만은 흡수가 된다는 이상한 주장을 하고 있기도 합니다. 그분들의 주장이 맞다면 소금도 흡수가 되지 않아야 하는 것이지요. 그러니 무기 미네랄은 흡수가 안 된다는 주장은 틀린 것입니다. 바다에서 추출한 미네랄은 이온화가 잘 되고, 흡수가 아주 잘 되는 미네랄입니다.

Q. 해양심층수라는 신비의 바닷물로 만들었다고 하는데 해양심층수란 어떤 바닷물인가요

A. 해양심층수는 사용하는 것이 얼마 되지 않은 신비의 바닷물입니다.

표층 바닷물이 땅 위를 흐르는 개울물이라면 해양심층수는 수백 미터 지하를 흐르는 암반수라고 할 수가 있습니다. 오래전에 지하로 스며들어 걸러지고 걸러지면서 땅의 미네랄이 녹아서 함유된 물이 지하암반수라고 할 수 있는 것처럼, 해양심층수는 수백, 수천 년 전에 바다 밑으로 가라앉아 흐르는 신비의 바닷물입니다. 해양심층수는 수십 200m 이하의 바닷물을 말하며 청정성, 저온성 등 몇 가지 조건을 만족하는, 법으로 인정하는 안전하고 깨끗한 바닷물을 말합니다. 지구적으로는 4000년의 주기로 지구의 바다를 순환하여, 동해에서는 수백 년의 주기로 순환하는 바닷물입니다. 북쪽 추운 지역에서 바다 밑으로 가라앉아서 동해를 순환한 후 다시 북쪽으로 돌아가는 무한 재생하는 바닷물입니다. 수백 년 전에 가라앉은 상태에서 고압에 눌리면서 숙성되고, 미네랄은 더해지고 현재의 육상과 바다 위에서 벌어지는 오염과는 격리가 된 깨끗한 바닷물이라고 할 수 있습니다. 현재 먹는 해양심층수를 비롯하여 소금, 화장품, 식품, 기능성 식품, 의약품 등에 널리 사용이 되고 있습니다.

엠큐눈소금은 강원도 고성 죽왕면 오호리 앞바다에서 해양심층수를 취수하여 소금을 만듭니다. 육지에서 수평선 넘어 6Km를 나가서 수심 605m의 깊은 바다에서 취수한 청정하고 신비로운 바닷물이 바로 엠큐눈소금의 원료입니다.

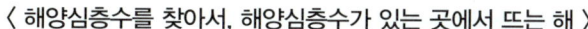

〈 해양심층수를 찾아서, 해양심층수가 있는 곳에서 뜨는 해 〉

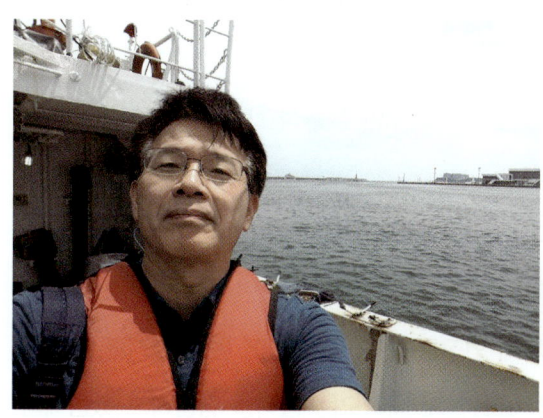
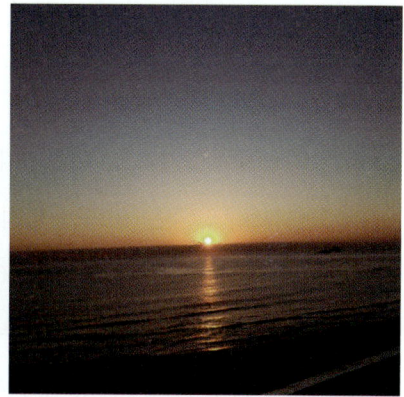

Q. 아이들에게 먹게 해도 되는지요?

A. 네, 물론 아이들도 먹어야 합니다.

아이들은 한창 크고 있습니다. 다른 영양소도 중요하지만, 미네랄 역시 중요합니다. 뼈가 크고, 이가 튼튼해지려면 칼슘이 있어야 하는 것처럼 수많은 미네랄이 아이들의 성장에 필요합니다. 그러기에 소금은 더 필요합니다. 미네랄 풍부한 소금이라면 더 좋겠지요. 물론 아이들은 전체적인 신체의 크기가 작으므로 어른에 비하면 훨씬 적은 양을 먹어야겠지만 미네랄 소금을 챙겨 먹는 일은 어른이나 아이들 모두 필요합니다. 나비 중에는 짝짓기의 선물로 소금을 모아서 암컷에게 주는 종류도 있습니다. 그 이유는 새끼들을 만들고 또 새끼들이 자라는 데 미네랄이 필요하기 때문입니다. 아기들이 배 속에 있을 때는 0.9%의 소금이 양수 속에 들어 있습니다. 탯줄로

60% 정도의 영양분을 공급받지만, 양수에서도 40% 정도의 영양을 공급받는다고 합니다. 소금은 생명체가 살아가는 데 필수 물질입니다. 고른 미네랄 섭취가 아이들이 바르고 건강하게 성장할 수 있는 지름길입니다

Q. 엠큐눈소금과 다른 소금들은 많이 다른가요? 다른 소금들도 미네랄이 많다고 주장을 하는 것을 본 적이 있습니다.

A. 미네랄이 많다고 주장하는 소금은 많습니다. 하지만 실질적으로 많은 소금은 엠큐눈소금 이외에는 찾기가 참 어렵습니다.

왜 그럴까요? 그것은 만드는 방법이 완전하게 다르고 제조기술이 차별화되어 있으므로 그렇습니다. 엠큐눈소금은 16년 동안의 연구개발 끝에 탄생한 첨단 기술로 만든 소금입니다. 국가연구기관과 수차례 연구를 통해 그 기술에 완벽을 기할 수 있었습니다. 다른 소금은 대부분 전통적으로 전해 내려오는 방식을 답습하고 있습니다. 그리고 바닷물로 직접 소금을 만들기보다는 그 소금을 이용하여 가공함으로써 뭔가 특별한 것이 만들어진다고 주장하고 있습니다. 하지만 처음 바닷물로 소금을 만들 때부터 이미 상당한 미네랄이 제거된 상태이기 때문에 후 가공과정에서 무엇을 하든 없는 미네랄이 도중에 생기는 일은 없습니다. 그러기 때문에 미네랄 함량에서 엄청난 차이가 발생합니다. 다른 소금은 이른바 간수 뺀다고 하는 것처럼 바닷물에서 소금을 제조하는 과정에서 여러 가지 미네랄을 제거하곤 합니다. 그러니 온전하게 바다의 미네랄을 모두 담은 소금은 엠큐눈소금 하나뿐입니다.

Q. 간수가 나쁜 것이어서 제거를 해야 한다고 하는데 엠큐눈소금은 간수를 제거한 소금인가요

A. 간수는 나쁜 것이 아니라 우리 몸에 꼭 필요한 미네랄입니다. 그래서 간수를 비롯한

모든 미네랄을 고스란히 소금에 담았습니다.

간수는 바닷물 속 미네랄이 농축된 미네랄농축수의 다른 이름입니다. 특히 마그네슘이 많이 들어 있습니다. 간수가 나쁜 것이고 독이라면 바닷물 속에 나쁜 것, 독이 들어 있다는 것인데 물고기와 해조류는 어떻게 사는 것일까요? 간수가 독이라면 마그네슘이 독이라는 뜻인데 그런 마그네슘을 먹지 말아야 할까요? 약국에서 파는 수많은 마그네슘이 들어간 약은 모두 독일까요? 전혀 그렇지 않습니다. 우리 몸에 유익하고 꼭 필요한 미네랄이 바로 간수이고 마그네슘입니다. 그러면 왜 그것을 그렇게 제거를 하려고 할까요? 모든 미네랄은 자기만의 맛을 가지고 있습니다. 나트륨이 짠 것처럼 말이죠. 마그네슘은 안타깝게도 쓴맛을 가지고 있습니다. 무지하게 쓴 맛을 가지고 있답니다. 그러니 이 마그네슘이 음식에 들어가면 음식 맛을 버리게 됩니다. 그래서 제거를 하려고 하는 것이지요. 칼슘도 소금제조 공정에서 대부분 제거를 합니다. 칼슘은 기계장치를 망가뜨리는 힘이 있습니다. 그러니 소금제조 공정에서 제거를 해야 합니다. 이런 식으로 우리 몸에 꼭 필요한 미네랄이 소금제조의 편리성, 소금의 짠맛을 위해 자기를 희생하여 제거되었던 것입니다. 어떤 분은 간수를 물고기가 들어 있는 물에 넣고 물고기가 죽으니 독이 있다고 주장하시는 분도 있더군요. 바닷물과 미네랄 균형이 같지 않은 물에 물고기가 살 수 없는 것은 당연한 것이 아닌가요. 이는 마치 민물고기를 바닷물에 넣어놓고 물고기가 죽으니 바닷물이 독이 있다고 주장하는 것과 마찬가지로 이치에 맞지 않는 주장입니다.

간수는 아주 중요한 미네랄입니다. 일본에서는 간수가 니가리로 불리는데 이 간수가 아주 비싼 값에 팔리고 다이어트 등에 도움이 된다고 해서 품귀현상까지 일어났던 적도 있을 정도로 널리 사용되고 있습니다.

엠큐눈소금은 바다의 모든 미네랄을 하나도 남김없이 소금에 담은 최고의 제품입니다.

Q. 소금은 오래 두고 먹어도 상관이 없나요?

A. 오래 두고 먹어도 상관이 없습니다.

다만 미네랄 소금은 습기에 취약한 측면이 있으므로 보관과 사용 시 주의할 필요가 있습니다. 특히 미네랄 소금 속의 미네랄은 습기를 빨아들이는 힘이 있습니다. 그러기 때문에 사용 시 용기를 늘 밀폐해주시고, 습기에서 멀리해주시기 바랍니다. 만약에 습기를 머금었다면 접시에 펴서 전자레인지에 잠시 돌린 후 다시 용기에 담아 사용하시면 됩니다.

Q. 왜 엠큐눈소금 같은 진짜 미네랄 소금이 너무나 늦은 이제야 제조기술이 개발되어 판매되었을까요?

A. 안타까운 일입니다.

제조기술의 개발과정에서도 우리 회사를 찾아와서 구할 수 없는지를 물어보는 사람들이 참 많았습니다. 삼성에서도 고 이건희 회장님의 지시로 찾아와서 공급해 줄 것을 요청하기도 했습니다. 그때는 기술개발이 완료되지 못했고 법으로 제조할 수도 없어서 때를 맞추어 제공해드릴 수가 없어서 매우 안타까웠습니다. 제조기술을 개발하고 실제로 상업화에 성공하기까지 16년의 세월이 걸렸습니다. 수많은 시행착오가 있었고 수십억 원의 개발비가 투자되었습니다. 수많은 사람의 불면의 밤이 있었습니다. 그러기에 유럽에도, 미국에도 없는 새로운 소금, 건강에 도움이 되는 미네랄 소금이 탄생할 수가 있었던 것입니다.

Q. 엠큐눈소금이 생산되기 위해서는 법을 바꾸어야 하는 일이 있었다는 데 사실인가요?

A. 사실입니다.

엠큐눈소금이 개발되기 시작하였을 때는 대한민국의 소금 관련 법과 식약청 규정이 미네랄이 많으면 소금으로 인정을 하지 않았습니다. 소금은 나트륨인데 무슨 미네랄 같은 소리를 하냐는 식이었습니다.

보통의 소금의 염도는 99%, 95% 정도 합니다. 당시 천일염은 염도가 80% 이상으로 되어 있었지만, 수분함량이 높아서 수분을 제거하면 천일염 또한 염도는 90%가 넘었습니다. 그런 상황에서 바다의 미네랄을 그대로 살려 미네랄을 100% 담은 소금을 만들겠다고 하니 미친놈 취급을 받은 것이지요. 염도를 70%까지 내려 달라고 하니 받아들여질 리가 없었습니다.

법을 바꾸고, 식약청 고시를 바꾸고 하는 작업을 거친 후에야 소금을 생산할 수 있게 된 것입니다. 법을 바꾸는 일은 매우 어렵습니다. 식약청 규정이나 고시 또한 마찬가지이지요.

그것을 작은 중소기업 오씨아드가 오랜 시간을 투자하고 각고의 노력 끝에 해내어서 지금 여러분들이 미네랄 풍부한 소금을 드실 수 있게 된 것입니다.

그 과정에 많은 깨어있는 분들의 도움과 격려가 있었습니다.

감사할 일뿐입니다.

Q. 엠큐눈소금은 바다의 오염과는 상관이 없나요?

A. 네 상관이 없습니다 안심하고 드셔도 됩니다.

엠큐눈소금의 원료가 되는 해양심층수는 지금 바다 표층을 따라 흐르고 있는 바닷물이 아니라, 수백 년 전에 가라앉아 숙성과정을 거친 법으로 인정한 특별한 바닷물입니다. 동해안을 따라 수백 년 주기로 생성과 소멸을 반복하는 신비의 바닷물이기에 현재 표층에서 벌어지는 각종 오염과는 전혀 관련이 없는 깨끗한 청정수 입니다.

해양수산부에서 법으로 정해서 특별관리를 하고 있는 수심 200m 이하의 깊은 바닷물이기도 합니다.

일본의 후쿠시마 사태로 인해 걱정하시는 분들이 많이 있는 것으로 알고 있습니다. 후쿠시마는 일본의 동쪽 즉 태평양쪽에 있는 지역 이름입니다. 우리가 접하고 있는 동해 바다와는 아무런 관련이 없고 일본 본토에 의해 차단이 되어 있습니다. 그리고 후쿠시마 앞바다에는 쿠루시오 해류라는 폭이 170Km 에 이르는 거대한 해류가 남쪽 필리핀 쪽에서 발생하여 북상하여 흐르고 있습니다.

 이 해류는 후쿠시마 앞바다를 지나 멀리 태평양을 건너 캐나다. 미국 쪽으로 흐릅니다. 동일본 대지진 발생시 발생한 쓰레기가 캐나다 앞바다에서 발견되는 것이 그 증거입니다. 그리고 그렇게 흘러가는 과정에서 방사능 관련 오염물질은 바닷물에 희석이 되어 거의 존재유무를 판정할 수 없을 정도가 되어버립니다. 그러니 미국과 캐나다에서 이의를 제기하지 않는 것입니다.

그 물이 돌고 돌아 남태평양으로 가서 다시 돌아올때 쯤이면 5-6년의 시간이 걸리고 그 물이 우리 쪽으로 올 가능성은 희박합니다.

만약 온다고 해도 오염물은 흔적을 찾기도 어렵고, 또 해양심층수는 그 물과는 상관없이 수백년 전에 가라앉은 물이기 때문에 방사능 오염 가능성은 제로라고 보시면 됩니다. 그럼에도 불구하고 더욱더 완벽을 기하기 위해 해양심층수는 취수 면허를 내줄 때부터 방사능 검사를 해서 안정성이 확인이 되어야 취수 허가가 나며 지금도 정기적으로 검사를 하고 있습니다.

엠큐눈소금은 안전에 안전을 더한 깨끗한 해양심층수로 만들고 있으니 안심하고 드시면 됩니다.

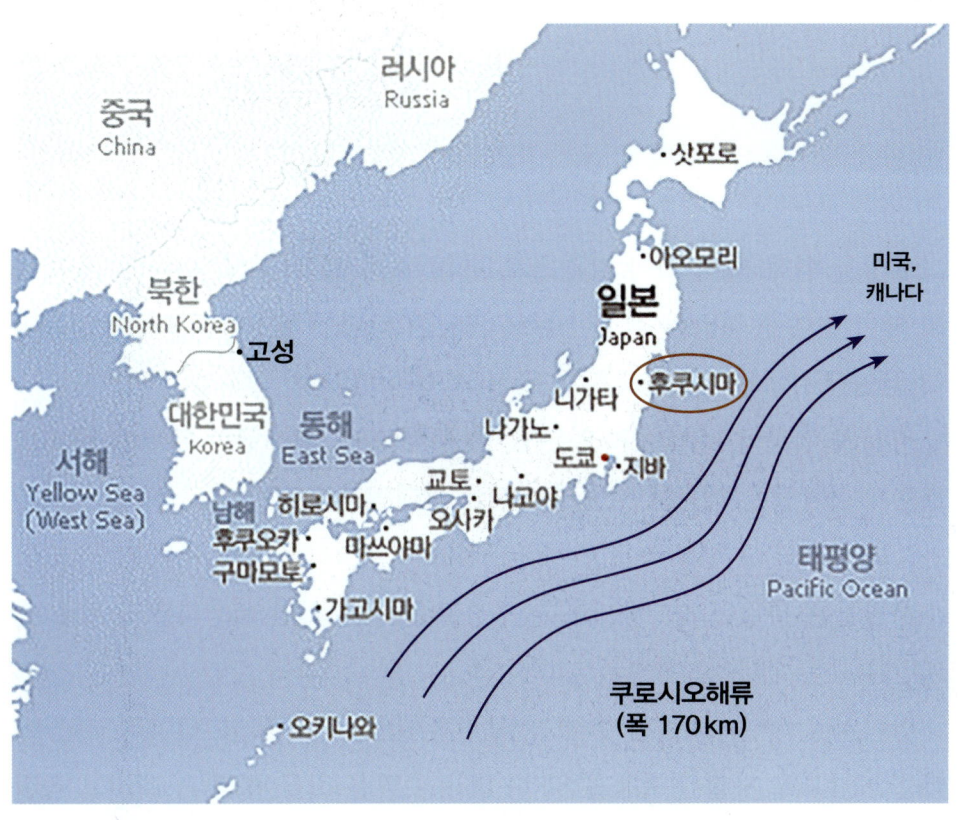

에필로그

　세상을 향해 외쳐 봐야 계란으로 바위 치기 같은 주장이지만 이렇게라도 해야 한다는 절박한 심정이 나를 조금씩 나아가게 한다. 그런 발걸음이 "소금인간"에 이어서 이 책을 쓸 수 있게 해주었다.
　자신의 건강이 망가지고 있는데, 인류의 건강 시스템이 무너져 내리고 있는데 사람들은 엉뚱한 것들에 정신이 팔려있다.

　사람들은 수많은 경고음에도 불구하고 진실을 외면하고 파멸의 길로 걸어간다….
　망가지는 바다, 오염된 소금, 미네랄 없는 그저 나트륨 덩어리, 가공이라는 이름으로 덧칠한 효능을 알 수 없는 수많은 소금 제품…. 그리고 속절없이 무너지는 건강들….

　많은 영화 TV 프로, 소설의 줄거리, 대부분 해피엔딩이지만 현실은 녹녹지 않다. 더 많은 절망이 우리를 기다리고 있다.
　너무 늦지 않게 발걸음을, 생각의 방향을 돌렸으면 좋겠다.
　건강을, 삶을 다시 돌아봤으면 좋겠다. 그리고 정보 부족으로 건강을 잃고 헤매고 있는 이웃들을 찾아보았으면 좋겠다.

　어떤 유튜브에서 친구 간에 간 이식을 하는 이야기가 있었다. 왜 가족도 아닌데, 간을 떼어주려고 하느냐고 물으니…. "이 친구가 수술을 못 받아서 죽으면 나 혼자 남는데 혼자 무슨 재미로 세상을 사느냐고, 이 친구가 살아 있어야 내 노년이 살만할 거 아니겠냐"고 대답하였다.

고령화 사회, 다들 늙어간다. 그렇다고 모두 다 오래 사는 것은 아니다. 수많은 사람이 보다 젊은 나이에 병에 걸리고, 명을 달리한다. 평균 수명이 늘어난다는 뜻일 뿐이다. 어디까지나 평균이라는 뜻이다. 그렇다고 죽을 때까지 건강하게 살아간다는 뜻도 아니다. 죽음보다 못한 삶도 많을 수가 있다.

아픈 사람들이 넘쳐나는 이 험악한 세상에서 건강하게 살아간다는 것은 나도 건강해야 하고 가족 친지, 이웃들이 건강하게 살아가야 한다는 것이다. 건강한 삶을 위해 우리는 어떤 선택을 해야 할 것인가?

지금 우리 곁에는 건강을 팔고 사는 각종 이미지 상품이 판을 치고 있다.
소금 치약이라고 판매를 하지만 소금은 겨우 1% 정도 들어가 있는 경우가 많다. 99%가 소금이 아닌데 어떻게 소금 치약이라고 하는지 모르겠다. 해양심층수 제품이라고 하는데 해양심층수는 몇 %쯤 들어가 있을까? 진짜 효능은 있기나 한 것일까? 많은 것이 의문투성이다.

해양심층수 소금이라고 하지만 어떤 제품은 수입 천일염, 정제염을 가져다가 해양심층수 물에 담갔다가 다시 끓여 소금을 만든 후 이를 해양심층수 소금이라고 하기도 한다. 해양심층수 몇 방울 떨어뜨린 후 해양심층수 제품이라고 판매하는 제품도 많다. 효능이, 효과가 있을까? 다른 건강기능식품이라고 해서, 의약품이라고 해서 이것과는 별반 다르지 않다. 그렇게 좋다는 것을 먹고 또 먹지만 아픈 사람은 늘어만 간다.

소금에, 바다가 간직한 수많은 미네랄에, 그리고 건강에 진심이 되지 않으면 승리할 수 없다.
건강을 찾아가는 길은 진실을 찾아가는 길이고, 참을 찾아가는 길이고,

자신을 찾아가는 길이다. 그 참을 바탕으로 내 몸이 원하는 진짜를 찾아서 먹을 때, 내 몸이 원하는 자세를 찾아서 행동할 때 건강이 찾아온다.

어제처럼 오늘도 온갖 거짓과 엉터리가 난무하는 세상이다.
그런데도 내일은 조금은 달라져야 하기에 발버둥을 쳐본다. 소금 혁명, 환자의 반란 그리고 건강혁명, 쉽지 않은 길이지만 누군가 앞장서가고, 또 누군가는 동참하고, 그렇게 어깨동무하고 가다 보면 넓은 길이 만들어질 것이라고 확신한다.

그런 간절한 믿음을 안고 나는 오늘도 연구하고, 소금을 만들고, 행동하고 글을 쓴다.
소금 혁명, 환자의 반란, 건강혁명의 길에 동참할 수많은 선각자분을 기다리고 있다.

소금전문가
박주용

참고 문헌

화학교재연구회 옮김, **줌달의 일반화학** : 사이플러스,2014

高安正勝 , **건강혁명 기적의 소금 누치마스** : 국문사 2005

박주용, **소금인간**, 홍익재 : 2020

방태환, **기적을 만드는 식생활 혁명, 좋은땅** : 2018

새뮤얼 애드셰드, 박영준 옮김, **소금과 문명** : 지호,2001

반봉찬 편저, **천연간수와 천일염** : 홍익재, 2011

후지타 다이스케, 아까하시 마사유키, 안희도, 추용식 역, **해양심층수 이용학** : 북 미디어,2007

히라시마 히로마사, **일본인의 건강과 鹽** : 삼광서방,1986

마지마 신페이, 이광경 역, **하얀 소금의 공포** : 도서출판 서울프레스,2000

사토우 미노루, 우에다 히데오, 홍유선 역, **한국소금에 미친 남자** : 맑은 소리, 2005

함경식, 정종희, 양호철, **우리 몸 살리는 천연미네랄 소금이야기** : 동아일보사,2008

안국준, **물과 소금 어떻게 섭취하면 좋을까** : 태웅출판사, 2006

피에르라즐로, 김병욱 옮김, **소금의 문화사** : 가람기획, 2001

이혜진, **소금이 필요해** : 과학어린이, 2002

高橋正征, **쉽게 알 수 있는 해양심층수** : 코스모토-원,2000

천연간수연구회 편집부저, 이희윤 역 : **천연간수 건강혁명** : 유일종합기술단, 2003

김현원, **생명의 물 기적의 물** : 동아일보사, 2008

하시모토 도시오,l **鹽의 과학** : 조창 서방, 2003

玉井 惠, **鹽과 니가리** : 동경서적, 2004

일본해수학회, 솔트사이언스재단 공저, **해수의 과학과 공업** : 동해대학출판회, 1994

조기성, **소금의 진실과 건강** : 책과 나무, 2022

출간 후기

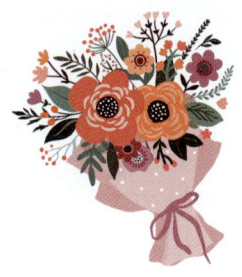

우리가 당연하게 여겨온 것들과 전혀 다른
새로운 소금 이야기

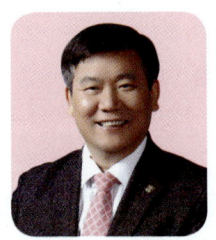

권선복 | 도서출판 행복에너지 대표이사

우리의 몸은 다양한 영양소를 통해 건강의 균형을 관리하고 있습니다. 그중에서도 극미량이지만 다양한 생명 활동에 중요한 기능을 수행하는 성분들을 비타민 그리고 미네랄로 구분해서 부르고 있는데 이 중에 미네랄은 극미량이지만 우리 몸에 없어서는 안 되는 성분이며, 필요한 미네랄을 공급하는 것은 건강한 생활의 중요한 부분입니다.

'소금 전문가' 박주용 저자는 이 책 『건강혁명이 시작된다 소금혁명! 환자의 반란』을 통해 단순히 '짠맛을 내는 염화나트륨 화합물'로서의 소금이 아닌 지구 생명의 근원, 바닷물 속의 미네랄을 100%에 가깝게 공급할 수 있는 '영양소'로서의 소금을 연구하고 전파하는 열정적인 모습을 보여주고 있습니다.

우리가 먹는 소금을 단순히 염화나트륨 화합물, NaCl로 정의할 수 있을까 하는 의문에서부터 시작하는 이 책은 좋은 소금을 단순히 '염화나트륨 외의 불순물이 낮은 소금'으로 정의하는 개념에서 벗어나 '생명의 근원인 바닷물이 가지고 있는 모든 미네랄을 갖추고 있어야 좋은 소금'이라는 새로운 개념을 제시합니다.

여기에 더해 이러한 신념을 가지고 여러 어려움을 극복하며 '좋은 소금'을 생산하고 있는 국내 유일의 기업, ㈜오씨아드의 '엠큐눈소금'의 발자취를 따라가며 소금의 중요성과 미네랄이 우리 몸에 끼치는 영향을 새롭게 분석, 정의합니다.

마지막으로 저자는 소금을 단순한 염화나트륨 화합물로 여기는 오랜 개념을 우리 사회를 지배하는 구시대의 거대 권력으로 규정하며 생명의 원천인 미네랄을 고루 갖춘 새로운 시대의 소금에 관심을 갖고 새로운 방식으로 자신과 가족의 건강을 지키려는 사람들이 힘을 합쳐 '소금 혁명'을 일으켜야 한다고 역설합니다.

삼성그룹의 고 이건희 회장께서도 생전에 큰 관심을 보이며 상업성 이전에 국민 건강을 위해 본격적 상품화를 추진했었다는 ㈜오씨아드의 엠큐눈소금. 동해 깊은 곳의 해양심층수가 간직한 태곳적 생명의 미네랄을 가진 이 소금을 상품화시키고 많은 이들에게 알리기 위해 힘쓴 박주용 저자의 노력에 박수를 보내며 더 많은 분들이 해양심층수 미네랄 소금에 관심을 갖고 '소금 혁명'을 이뤄낼 수 있도록 응원합니다.

그 길에 행복에너지가 함께 하고자 합니다.

좋은 **원고**나 **출판 기획**이 있으신 분은 언제든지 **행복에너지**의 문을 두드려 주시기 바랍니다.
ksbdata@hanmail.net www.happybook.or.kr 문의 ☎ 010-3267-6277

'행복에너지'의 해피 대한민국 프로젝트!

〈모교 책 보내기 운동〉 〈군부대 책 보내기 운동〉

한 권의 책은 한 사람의 인생을 바꾸는 힘을 가지고 있습니다. 한 사람의 인생이 바뀌면 한 나라의 국운이 바뀝니다. 그럼에도 불구하고 많은 학교의 도서관이 가난하며 나라를 지키는 군인들은 사회와 단절되어 자기계발을 하기 어렵습니다. 저희 행복에너지에서는 베스트셀러와 각종 기관에서 우수도서로 선정된 도서를 중심으로 〈모교 책 보내기 운동〉과 〈군부대 책 보내기 운동〉을 펼치고 있습니다. 책을 제공해 주시면 수요기관에서 감사장과 함께 기부금 영수증을 받을 수 있어 좋은 일에 따르는 적절한 세액 공제의 혜택도 뒤따르게 됩니다. 대한민국의 미래, 젊은이들에게 좋은 책을 보내주십시오. 독자 여러분의 자랑스러운 모교와 군부대에 보내진 한 권의 책은 더 크게 성장할 대한민국의 발판이 될 것입니다.

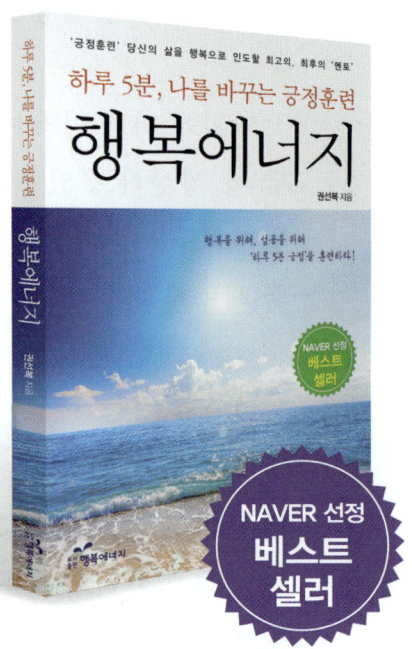

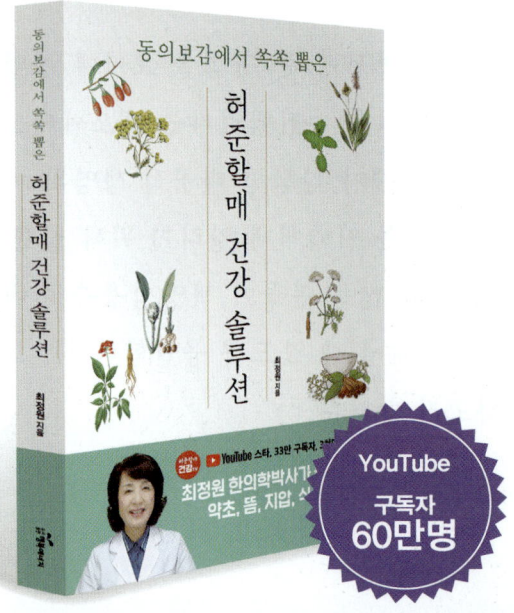

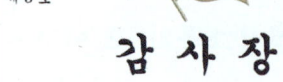